AF558508

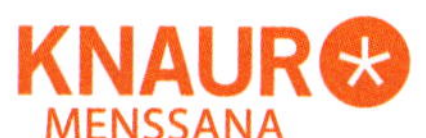
KNAUR
MENSSANA

Helga Pohl
Birgit Kaemper

# *Natürlich sitzen!*

**Beschwerden durch falsches Sitzen mit der Pohltherapie® auflösen**

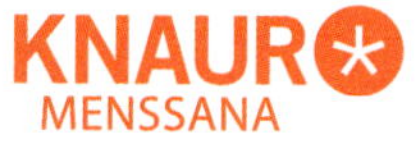

Die in diesem Buch vorgestellten Anwendungen wurden von den Autorinnen und dem Verlag sorgfältig geprüft und haben sich in der Praxis bewährt. Da jeder Mensch für sich besonders ist, können wir allerdings Ergebnisse nicht garantieren. Der Verlag und die Autorinnen schließen jegliche Haftung für Gesundheits- und Personenschäden aus.

**Besuchen Sie uns im Internet:**
**www.mens-sana.de**

Die Verlagsgruppe Droemer Knaur hat sich zu einer nachhaltigen Buchproduktion verpflichtet. Gemeinsam mit unseren Partnern und Lieferanten setzen wir uns für eine klimaneutrale Buchproduktion ein, die den Erwerb von Klimazertifikaten zur Kompensation des $CO_2$-Ausstoßes einschließt.
Weitere Informationen finden Sie unter www.klimaneutralerverlag.de

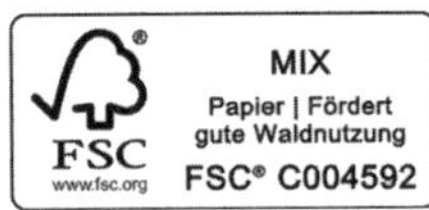


Originalausgabe November 2023

Ein Imprint der Verlagsgruppe Droemer Knaur GmbH & Co. KG, München

Redaktion: Dr. Ulrike Strerath-Bolz
Covergestaltung: ZERO Werbeagentur, München
Coverabbildung: © Greg and Jan Ritchie/Shutterstock.com
Abbildungen im Innenteil: Fotoshooting von Christian Kaufmann; S. 18 kryzhov/Shutterstock.com; S. 33 Getty Images/E+/Getty Images; S. 34 Marcin Balcerzak/Shutterstock.com; S. 40 ingibitor/Shutterstock.com; S. 55, li. Bildarchiv Pisarek/akg-images; S. 55, re. picture-alliance/Frank May; S. 59 akg-images; S. 64 Helga Pohl; S. 71 ANNA GRANT/Shutterstock.com; S. 71 stock.adobe.com/Julie Boro; S. 71 stock.adobe.com/moodboard; S. 72 stock.adobe.com/FAB.1; S. 72 stock.adobe.com/Nick Dale; S. 85 Nele Reimer; S. 89 Constanze Krietsch; S. 90 Carolin Jacklin; S. 104 Geradhalter. Ein orthopädisches Gerät für aufrechte Sitzhaltung. Entworfen von Moritz Schreber; https://commons.wikimedia.org/wiki/File:Geradhalter_(Schreber).png; S. 105 Nele Reimer; S. 112 Nele Reimer; S. 113 Nele Reimer; S. 125 Nele Reimer; S. 127 Constanze Krietsch; S. 133 Constanze Krietsch; S. 144 Nele Reimer; S. 147 Nele Reimer; S. 164 Nele Reimer; S. 165 Nele Reimer; S. 166 Nele Reimer; S. 170 Nele Reimer
Satz und Layout: Adobe InDesign im Verlag
Druck und Bindung: Firmengruppe APPL, aprinta druck GmbH, Wemding
ISBN 978-3-426-65926-7

5 4 3 2 1

# Inhalt

**Kleine Anmerkung für unsere Leserinnen und Leser**

Zu annähernd allen Beschwerden, die in den ersten 8 Kapiteln erwähnt werden, finden Sie im 9. Kapitel (ab Seite 177) genaue Beschreibungen. Es lohnt sich dort mal nachzuschauen.

Außerdem finden Sie überall im Buch QR-Codes, die Sie beim Einscannen direkt zu empfohlenen Übungen (YouTube-Filmen) führen.

Natürlich können Sie die Filme auch ohne den Scanvorgang bei YouTube finden. Geben Sie dafür dort einfach den Titel der empfohlenen Übung oder Playlist ein.

Viele neue Erkenntnisse beim Lesen und viel Erfolg beim Üben wünschen Ihnen

*Helga Pohl und Birgit Kaemper*

# 1 *Warum dieses Buch?*

Wir beide, Helga Pohl (Psychologische Psychotherapeutin) und Birgit Kaemper (Physiotherapeutin und Heilpraktikerin), behandeln seit vielen Jahren schwer leidende Patienten mit Beschwerden, bei denen ihnen oft jahrelang niemand helfen konnte.

Es handelt sich dabei nicht nur um »die üblichen Verdächtigen« wie Rückenschmerzen, Nackenschmerzen, Kopfschmerzen, sondern auch um viele Beschwerden, die als »psychisch« oder »psychosomatisch« oder gar als »eingebildet« gelten wie Schwindel, depressive Verstimmungen, »Kloß im Hals«, Tinnitus, »unerklärliche« Magen- und Darmbeschwerden, eine Vielzahl von Blasen- und urogenitalen Beschwerden, Bein-, Knie- und Fußbeschwerden sowie manche Leiden, die zum Teil so individuell sind, dass sie überhaupt noch nirgends beschrieben wurden. Gemeinsam ist all diesen Beschwerden, dass sie sämtlichen Behandlungen bisher trotzten und dass sie vor allem niemand nachhaltig heilen konnte.

Von Anfang an wussten wir, dass es mit rein physiotherapeutischen und/oder mentalen, psychologischen Maßnahmen allein nicht getan ist (auch wenn es sehr gut ist, wenn man die richtigen davon anwendet!), sondern dass wir auf Dauer nur dann nachhaltig helfen können, wenn zuerst wir selbst und dann die Patienten

**erkennen und verstehen,**

wie die jeweiligen Beschwerden entstanden sind und wie sie aufrechterhalten werden.

Im Laufe der Zeit fanden wir heraus:

**Die meisten Beschwerden kommen von – oft ganz banal anmutenden – Alltagsgewohnheiten.**

Daher fragen wir uns heute schon dann, wenn der Patient/die Patientin das erste Mal in der Praxis erscheint und seine/ihre Leiden schildert:

**Und was tut sie/er, sodass sie/er diese Leiden erzeugt?**

Das klingt zunächst vielleicht zynisch, ist es aber überhaupt nicht. Denn das Selbsterzeugen geschieht ganz unbewusst, niemand macht das absichtlich, niemand will das – auch nicht unbewusst. Oft wird es auch gefördert durch ungünstige, aber glücklicherweise meist änderbare äußere Umstände.
Dem nachzugehen, wie man selbst, ohne es zu wollen, seine Beschwerden erzeugt und wie man das ändern kann, erwies sich als das Wichtigste bei der Behandlung mit der Pohltherapie® überhaupt. Mit der Zeit erkannten wir immer mehr, dass die Antwort auf die Frage, was man selbst zur Entstehung seiner Leiden beiträgt, lautet:

**Die meisten der als unerklärlich geltenden Beschwerden unserer Patienten entstehen durch falsches Sitzen.**

Sodass wir unsere Eingangsfrage und -beobachtung eigentlich abwandeln können in:

**Und wie sitzt jemand, dass er/sie diese Beschwerden hat?**

Diesen Zusammenhang können wir oft schon erkennen, wenn die Patient*innen das erste Mal vor uns sitzen. Das Sitzen als Erklärung gilt selbst dann, wenn ursprünglich eine Verletzung, ein Unfall o. Ä. dazu geführt hat, dass jemand dauerhaft nach vorn, nach hinten, zur Seite gebeugt oder verdreht sitzt. Denn anschließend, so erkannten wir, erhält das falsche Sitzen diese Fehlhaltung aufrecht und schleift sie immer mehr ein.
Diese Erklärung mit dem falschen Sitzen gilt nicht nur für Patien*innen, sondern für so ziemlich alle von uns. Denn leider mussten wir entdecken:

**Die allermeisten von uns sitzen falsch.**

Da das schädliche Sitzen insgesamt sehr verbreitet ist (wie auch die entsprechenden Beschwerden), werden Sie es bald erkennen können, nicht nur bei sich selbst, Ihrer Familie und Ihren Freunden, Nachbarn und Bekannten, sondern auch bei sehr vielen anderen Menschen. Wenn Sie sich in Büros oder in öffentlichen Verkehrsmitteln und auf Parkbänken einmal umschauen, werden Sie ganz verschiedene Arten zu sitzen entdecken – und meistens sind das nicht die besten.

Gibt es denn überhaupt eine »richtige« Art zu sitzen?, werden Sie sich jetzt fragen. Ja, die gibt es, Gott sei Dank!

**Die richtige/gesunde Art zu sitzen ist die entspannt aufrechte Sitzhaltung.**

Man kann diese Haltung genau beschreiben. Sie ist vollkommen natürlich, jedes kleine Kind kann sie und nimmt sie von Natur aus ein.
Dabei macht es überhaupt nichts, wenn wir Erwachsenen mal so oder anders sitzen, wir Menschen sind ja flexibel und können uns an alle möglichen Umstände anpassen. Auf die Dauer aber sollten wir besser die Umstände an uns anpassen. Dafür muss man wissen:

**Von welchen Faktoren hängt es ab, wie wir sitzen?**

Das sind ganz andere, als man zunächst denkt. So erfahren Sie in diesem Buch, welche Rolle

- Ihre Augen,
- die Schwerkraft,
- Ihre Büroeinrichtung und
- seelische Faktoren

für Ihr Sitzen spielen.

Natürlich erfahren Sie auch,

**wie die äußeren Faktoren für das natürliche Sitzen idealerweise beschaffen sein sollen,**

z. B. die Höhe und Entfernung
- des Stuhls,
- des Sessels,
- der Couch,
- des Tischs,
- des Schreibtischs,

und wie Sie sie an Ihre Bedürfnisse anpassen können. Und natürlich auch, wo sich
- der Bildschirm,
- die Tastatur,
- die Handarbeit,
- das Schriftstück usw.

am besten befinden sollten.

Damit können Sie die Grundvoraussetzungen schaffen, um gut und richtig und vor allem auch auf Dauer beschwerdefrei zu sitzen.

Aber auch dann ist es nicht leicht, die natürliche, entspannt aufrechte Haltung einzunehmen, denn:

**Die meisten von uns haben eingefleischte schädliche Sitzgewohnheiten,**

die uns daran hindern, richtig zu sitzen. Daher zeigen wir Ihnen, wie diese unterschiedlichen Sitzgewohnheiten aussehen, sodass Sie bei sich selbst (und bei anderen) erkennen können, welche Sitz-Fehlhaltungen zu welchen Beschwerden führen.
Umgekehrt finden Sie auch eine Aufstellung der unterschiedlichen

Beschwerden und können erkennen, welche Beschwerden von welcher Sitz-Fehlhaltung kommen.

Im Kapitel über die schädlichen Sitzhaltungen erfahren Sie viel zum Problem des »Geradesitzens«. Damit Sie sich – oft schmerzvolle – Umwege sparen, indem Sie selbst erst alles ausprobieren, was Ihnen bei Ihren Beschwerden helfen könnte, erfahren Sie von uns, was es noch alles gibt, was nicht hilft und warum.

Und dann wollen Sie natürlich wissen, was Sie tun können, um Ihre Beschwerden loszuwerden.

**Daher erfahren Sie von uns, was wirklich hilft,**

um ihre schädlichen Sitzgewohnheiten abzustellen und das natürliche Sitzen wieder zu erlernen.
Sie bekommen viele Übungen, Selbstbehandlungen und Tipps, mit denen Sie sich selbst von Ihren schädlichen Sitzgewohnheiten befreien können. Im Buch werden Sie QR-Codes finden, die Sie mit Ihrem Smartphone einlesen können. So werden Sie direkt zu unseren Übungsvideos weitergeleitet und können sofort mit den Übungen loslegen. Natürlich finden Sie die Videos und Playlists auch direkt bei YouTube, falls es mit dem Einlesen nicht klappen sollte. Geben Sie bei YouTube einfach »Pohltherapie« ein und den vorgeschlagenen Titel, und schon kann es losgehen! Viel Freude und vor allem Erfolg beim Üben! Übrigens werden im Laufe der Zeit noch weitere Videos erscheinen, die Sie dann automatisch in »Ihrer« Playlist finden werden.
Falls diese Selbstbehandlung für Ihre Beschwerden noch nicht ausreicht, finden Sie auch Hinweise darauf, was ein/e ausgebildete/r, erfahrene/r Pohltherapeut*in für Sie außerdem tun kann, und erhalten einen Link zu einer Liste von qualifizierten Pohltherapeut*innen.
Viel Erfolg und viel Spaß beim guten, natürlichen Sitzen wünschen Ihnen
*Helga Pohl und Birgit Kaemper*

## Ist Sitzen generell schädlich? Führt Sitzen immer zu Beschwerden?

Sitzen ist in letzter Zeit ins Gerede gekommen, um nicht zu sagen: in Verruf geraten. Es gilt neuerdings generell als schädlich. Slogans wie »Sitzen ist das neue Rauchen« machen die Runde.
Aber: Sitzen gehört zur Grundausstattung des Menschen. Noch bevor es stehen oder gehen kann, sitzt das Kleinkind auf dem Arm oder dem Schoß der Mutter. Das ist ein wichtiger Entwicklungsschritt, den jedes gesunde Kind mit etwa sechs Monaten vollzieht. Es kann nicht sein, dass die Evolution sich so geirrt hat – sonst wären wir vermutlich schon lange ausgestorben.
Unserer Erfahrung nach ist Sitzen auch keineswegs als solches schädlich. Auch der Vergleich mit dem Rauchen ist einfach falsch und irreführend. Rauchen ist von Haus aus gesundheitsschädlich, schon kleine Mengen tun dem Körper nicht gut. Außerdem kann man vom Rauchen fatal süchtig werden und sich wider besseres Wissen immer weiter selbst schädigen. All das trifft auf das Sitzen überhaupt nicht zu!
Wenn wir das Sitzen mit dem Rauchen vergleichen, schrecken wir womöglich auch vor einer ganz normalen und in der richtigen Art gesunden Position zurück. Einer Position, die durch nichts zu ersetzen ist. Stehen ist zum Beispiel weitaus ungesünder als natürliches Sitzen! (siehe Kapitel 2).
Was die Beschwerden macht, ist vielmehr das **falsche Sitzen.**

## Wir sitzen zu viel – der quantitative Aspekt

Natürlich stimmt auch: Viele von uns sitzen wie festgenagelt, angewurzelt und unbeweglich den lieben langen Tag, unterbrochen allenfalls von ein paar Schritten zur Toilette oder zur Kantine und dann zum Auto, zum Essen, zum Fernsehen, wo wir überall wieder sitzen. Das ist definitiv zu viel. Und zwar nicht, weil dieses Zuviel an Sitzen selbst Beschwerden und Krankheiten erzeugt, sondern weil unsere Bewegung insgesamt, und zwar die des ganzen Körpers, zu kurz kommt.

**Wir sitzen nicht zu viel, sondern bewegen uns zu wenig!**

Rohkohl hat 2018 die Studien – und zwar vor allem die Metaanalysen und Reviews – bezüglich der gesundheitlichen Folgen des Sitzens zusammengefasst, also quasi die Zusammenfassung der Zusammenfassungen geschrieben und sich dabei auf qualitativ hochwertige Studien konzentriert. Es gab damals bereits weltweit Hunderttausende Studien zum Thema »gesundheitliche Schäden durch Sitzen«, allerdings immer nur zur Quantität des Sitzens, und dabei fast ausschließlich des beruflichen Sitzens.
Dabei wurden über alle Studien, Länder, Jahre hinweg eindeutige Zusammenhänge zwischen Herz-Kreislauf-Erkrankungen und der Dauer des beruflichen Sitzens festgestellt. Auch bei einzelnen Erkrankungen wie Diabetes hat man solche Zusammenhänge aufgedeckt.

**Insofern stimmt: Langes Sitzen macht krank!**

Keine Zusammenhänge ergaben sich zwischen der Sitzdauer und muskuloskelettalen Erkrankungen – wobei die Untersuchungen sich auf Schmerzen im unteren Rücken beschränkten. Dieser fehlende Zusammenhang darf als sehr gesichert gelten, denn Rohkohl hat in seine Analyse zweiundvierzig Studien mit insgesamt 95 603 Stichproben einbezogen (über fünfundneunzigtausend ist nicht die Anzahl der untersuchten Personen, sondern die Anzahl der Stichproben!). Mehr geht nicht an Beweis. Es ist also gesichert nachgewiesen:

**Langes Sitzen verursacht *keine* Schmerzen im unteren Rücken!**

Dieser Fokus auf den unteren Rücken mutet uns Pohltherapeut*innen sehr seltsam an. Warum soll langes Sitzen Schmerzen im unteren Rücken erzeugen? Offensichtlich hatten die Autoren dieser Studien einen solchen Zusammenhang aber vermutet bzw. als selbstverständlich vorausgesetzt und deshalb wieder und wieder untersucht. Die Hypothese muss immer wieder gelautet haben: Je länger man sitzt, desto mehr bekommt man Schmerzen im unteren Rücken. Sitzen ist als solches schädlich für den unteren Rücken … oder so ähnlich.

Auch in der Laienpresse und im Internet wird praktisch als selbstverständlich und bewiesen dargestellt, dass Sitzen zu Rückenschmerzen führt. Deshalb führen moderne Unternehmen zur Vermeidung von Rückenschmerzen Stehpulte ein. Sehr befremdlich, wenn man bedenkt, dass durch fast 100 000 Untersuchungen nachgewiesen ist, dass das Sitzen gar nicht zu Rückenschmerzen führt! Wir werden später sehen, welche Fehlhaltungen beim Sitzen tatsächlich Schmerzen im unteren Rücken erzeugen können. Die häufigste ist ironischerweise als Mittel gegen Schmerzen im unteren Rücken gedacht (siehe Kapitel 5). So viel vorweg: Der runde Rücken ist es nicht! Und die »schlechte Haltung« ist es auch nicht!

Hätte man vor allem Nackenschmerzen und Schmerzen im oberen Rücken untersucht, dann wäre man wahrscheinlich viel eher zu aussagekräftigen Ergebnissen gekommen. Allerdings hätte man das nicht als Folge von »normalem« Sitzen feststellen können, sondern als Folge einer häufigen Fehlhaltung beim Sitzen im heutigen Büro bzw. Homeoffice.

**Unsere These lautet: Je länger man in einer Fehlhaltung sitzt, desto mehr bekommt man Beschwerden – und zwar je nach Fehlhaltung unterschiedliche!**

Fehlhaltungen beim Sitzen wurden bisher noch nicht untersucht, wie Rohkohl betont. Die Ergebnisse der Untersuchungen zum langen Sitzen sind aber fast deckungsgleich mit den Untersuchungen

zum Bewegungsmangel. Das dürfte der fatale Faktor sein beim langen Sitzen.
Daher gilt einstweilen und wurde immer wieder und wird immer häufiger nachgewiesen:

**Bewegungsmangel macht krank – und die häufigste Form von Bewegungsmangel ist ununterbrochenes langes Sitzen.**

Einer aktuellen Übersicht der AOK zufolge ist Bewegungsmangel mitverantwortlich für Adipositas (Fettleibigkeit), Herz-Kreislauf-Erkrankungen, Diabetes mellitus Typ 2, verschiedene Krebsarten und psychische Erkrankungen. Ohne sportlichen Ausgleich kann ein Alltag im Sitzen zu Schlafstörungen, Stimmungsschwankungen und Stress führen. Schätzungen zufolge verkürzt Bewegungsmangel sogar die Lebenserwartung: Die Lebenszeit für wenig aktive Männer ist ein halbes Jahr kürzer, für Frauen sogar eineinhalb Jahre. Man geht davon aus, dass circa sieben Prozent aller Todesfälle in Deutschland auf mangelnde körperliche Aktivität zurückzuführen sind.

Wir können das Rad nicht zurückdrehen, uns nicht in die Steinzeit zurückbeamen und die meiste Zeit des Tages jagen und sammeln. Wir können auch nicht alle körperlich anspruchsvolle Jobs wie z.B. Tierpfleger*in oder Reinigungskraft haben, um tagsüber genügend Bewegung zu bekommen. Selbst als Landwirt*in sitzt man heute viel an Maschinen oder auf Fahrzeugen.
Und sehr viele von uns haben heutzutage nun einmal Sitzberufe. Die meisten sitzen im Büro oder im Homeoffice. Wenn man konzentriert arbeiten will, kann man leider auch nicht auf dem Laufband vor dem Schreibtisch sein Leben fristen. Irgendwann möchte man sich setzen, um sich in Ruhe auf etwas zu konzentrieren.
Wenn wir bei der Arbeit nicht sitzen würden, müssten wir viel stehen (was viel schädlicher ist, siehe Kapitel 2: Ist Stehen gesünder als Sitzen?). Auch die Hocke mit den stark gebeugten Knie- und Hüftgelenken und dem runden Rücken ist keineswegs ge-

sundheitlich besser als das Sitzen. Irgendeine stationäre Position brauchen wir für viele unserer Tätigkeiten, und da ist (richtiges!, natürliches!) Sitzen noch die gesündeste.

Es ist aber eine gute Idee, das Sitzen zwischendrin immer wieder zu unterbrechen.

Da hat die Anti-Sitz-Kampagne der letzten Jahre bei vielen schon eine größere Sensibilität für die Länge ihres Sitzens und den Mangel an Bewegung bewirkt. Manche lassen sich z.B. von ihrem Handy jede Stunde daran erinnern, dass sie zumindest kurz aufstehen, herumgehen, Übungen machen etc. Es gibt viele Lösungen.

**Fallbeispiel:** Bei mir selbst (H.P.) ergibt sich das von ganz alleine: Ich unterbreche mein Sitzen beim Schreiben automatisch, weil ich zum Nachdenken zwischendurch immer wieder aufstehe und herumgehe. Wie so viele Menschen kann ich im Gehen am besten denken (das wusste schon Sokrates). Und: Ich laufe beim Telefonieren herum, auch das aus eigenem Antrieb. Ich stecke mir meine kleine, schnurlose Freisprechanlage an und tigere herum – nicht, weil es mir der Arzt oder meine Vernunft geraten haben, sondern weil es mir ein Bedürfnis ist.

Die Forderung nach mehr Bewegung und weniger Stillsitzen gilt natürlich für Kinder erst recht. Manche Lehrer*innen lassen inzwischen ihre Schüler*innen während des Unterrichts aufstehen und sich bewegen und bieten Alternativen zum starren Sitzen beim Frontalunterricht. Auch in Kindergärten ist man längst hellhörig geworden und hat nach Abhilfen gesucht.

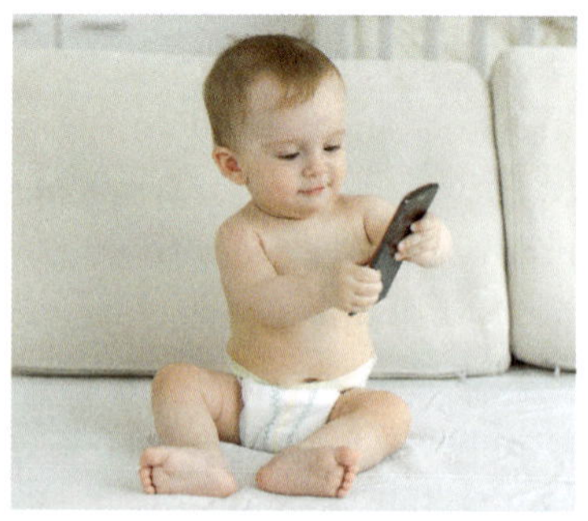

Ein neues Problem stellt sich heute durch die Faszination von Handy, Tablet, Spielekonsolen,

Fernsehen bereits für die Jüngsten. Schon Dreijährige sieht man wie gebannt vor allerlei Bildschirmen sitzen.
Aber auch hier wächst das öffentliche Problembewusstsein, sinnt man auf Abhilfen, erprobt Lösungen.

## Wir sitzen falsch! Der qualitative Aspekt

Unserer Erfahrung nach liegen die funktionellen Beschwerden, vor allem die allgegenwärtigen chronischen Schmerzen, nicht so sehr an der Quantität, dem Wieviel des Sitzens, sondern an der Qualität des Sitzens.
Die oben aufgezählten quälenden Alltagsbeschwerden ohne organischen Befund sind nicht dadurch entstanden, dass wir zu viel sitzen, sondern dadurch, dass wir falsch sitzen. Dieser Aspekt wurde aber bis jetzt praktisch noch nie untersucht.
So schreibt Rohkohl 2018: »Offene Fragen sind weiterhin, ob die Sitzdauer tatsächlich die wichtigste zu überprüfende Variable in diesem Kontext ist. Nicht betrachtet werden konnte der Zusammenhang zwischen unterschiedlichen Sitzhaltungen und deren Auswirkungen auf die Gesundheit.«
Das heißt: In keiner der Darstellungen, die auf die Schädlichkeit des Sitzens verweisen, die sie sogar anhand physiologischer Parameter festgestellt haben (»Sitzen macht krank« – »Sitzen trägt zur Entstehung/Förderung vieler Krankheiten bei«), wird bisher das Wie des Sitzens berücksichtigt, und daher wird auch nie zwischen schlechtem und gutem, also natürlichem Sitzen unterschieden.
Dabei scheint jeder zu wissen, wie gutes, richtiges Sitzen aussieht. Wenn wir über dieses Thema sprechen, setzt sich unser Gegenüber meist automatisch »gerade« hin (wir würden sagen: übergerade, unnatürlich gerade, angestrengt gerade). Hier wirken offensichtlich frühe Ermahnungen: »Setz dich ordentlich hin!« – »Kind, wie sitzt du denn da?« – »Setz dich mal gerade hin!« – »Lümmel nicht so herum!« – »Fläz nicht so auf der Couch rum!« usw. Die

Älteren unter uns kennen auch noch das berühmte »Bauch rein, Brust raus!« als Haltungsideal.

**Wie ist es Ihnen beim Durchlesen der ersten Zeile dieses Absatzes gegangen? Hat es schon auf die Ferne gewirkt?**

Doch nach kurzer Zeit rutschen alle wieder in ihre alte, für sie typische Sitzposition zurück. Der Knick vorn, die Querfalte im Pullover ist z. B. genau wieder an der gleichen Stelle, direkt unter der Brust. Von der Seite sieht man genau die gleiche nach vorn geneigte Kopfstellung wie zuvor. Von vorn sieht man die gleiche Seitneigung wie zuvor. Die Beine werden wieder genauso wie vorher übereinandergeschlagen oder unter dem Stuhl überkreuzt usw. Jede/r findet sich nach ein paar Minuten genau in seiner/ihrer individuellen Sitzhaltung wieder. Wie kommt das?

## Die Macht der Gewohnheit

Wir alle haben nicht nur Verhaltensgewohnheiten (z. B., dass wir immer abends vor dem Schlafengehen die Zähne putzen), sondern wir haben auch automatisierte Bewegungen. Das ist gut, denn wir können nicht bei jedem Griff, jedem Schritt überlegen, wie es geht, und uns erst dann entscheiden.
Wir haben sogar die meiste Zeit bei unseren Bewegungen im Alltag auf Automatik geschaltet. Sie merken das, wenn Sie z. B. ein neues Auto haben, das etwas anders zu bedienen ist als Ihr vorheriges. In der ersten Zeit werden Sie sich immer wieder dabei ertappen, dass Sie mit der Hand auf die alte Stelle zur Bedienung gehen wollen. (Glücklicherweise sind lebenswichtige Funktionen wie Gas und Bremse bei allen Fahrzeugen gleich!) Diese Gewohnheit können Sie aber relativ leicht loswerden: Innerhalb von ein paar Tagen haben Sie die neuen Bedienungsgriffe automatisiert.

Bei vielen unserer Alltagsgewohnheiten geht das aber nicht ganz so einfach.

Warum …

- steht jemand immer wieder mit durchgedrückten Knien, obwohl er weiß, dass das nicht gut für Beine und Knie ist?
- haut ein anderer immer die Hacken auf beim Gehen?
- lässt eine Dritte immer wieder den Kopf hängen?
- sitzen Teenies immer wieder krummbucklig da, trotz aller Ermahnungen?
- haben viele Menschen im Alter einen kleinschrittigen Tippelgang – andere Gleichaltrige aber nicht?

Und schließlich: Warum sitzen die meisten Menschen immer in der gleichen, für sie charakteristischen Weise da? Man erkennt sie häufig schon von Weitem nur an ihrer persönlichen Sitzhaltung. Die Antwort ist einfach: Sie haben eingefleischte Gewohnheiten in Form von Fehlhaltungen, die sie immer wieder einnehmen, in die es sie auf magische Weise immer wieder hineinzieht. Das heißt, es gibt einen Unterschied zwischen automatisierten Bewegungen und automatisierten Haltungen.

### Der Unterschied zwischen Bewegung und Haltung

Man denkt, »eingefleischte Gewohnheit« ist nur eine Redensart. Hätten Sie gedacht, dass es »eingefleischte« Gewohnheiten wirklich gibt? Dass sie im wahrsten Sinne des Wortes wirklich im Fleisch, d. h. in Muskeln, Faszien, Sehnen, Bändern »drin« sind? Und dass Sie selbst mit großer Wahrscheinlichkeit auch mindestens eine eingefleischte Gewohnheit haben?

Eingefleischt ist eine schlechte Angewohnheit, eine Fehlhaltung deshalb, weil Sie die ganzen Muskelverspannungen nicht ohne Weiteres wieder wegbekommen. Sie kommen aus Ihrer Sitzhaltung nicht mehr raus! Jedenfalls nicht, wenn Sie diese Haltung jahrelang von früh bis spät immer wieder eingenommen haben,

wenn Sie den ganzen Tag über so gesessen haben: z. B. das rechte Bein über das linke, die Schultern hochgezogen, den Kopf nach vorn gestreckt, die Beine stark abgeknickt unter dem Stuhl, die linke Schulter zurückgezogen, den Bauch eingedrückt, den Oberkörper nach links geneigt usw.
Ihre Muskeln, Faszien und Ihr Haut-Bindegewebe sind dann so verkürzt, dass sie Sie automatisch immer wieder in die gleiche Position ziehen, jede/n in seine/ihre spezifische. Sosehr Sie sich auch Mühe geben, sobald Sie sich auch nur zwei Minuten nicht darauf konzentrieren: Schwupp!, machen Sie wieder den alten schädlichen Blödsinn, den Sie doch lassen wollten.

## So werden Sitz-Gewohnheiten »eingefleischt«

Wenn Sie z. B. Ihren Kopf bewegen, indem Sie ihn senken, müssen Sie dazu die vorderen Halsmuskeln anspannen, verkürzen, während Sie die hinteren Halsmuskeln, also die Nackenmuskeln, länger werden lassen.

**Probieren Sie es aus:** *Legen Sie sich eine Hand leicht vorn auf Ihren Hals und die andere hinten. Senken Sie dann den Kopf und spüren Sie, was dabei passiert: Ihr Hals wird vorn kürzer und hinten länger. Machen Sie das als wechselnde Bewegung. Wenn Sie jetzt Ihren Kopf noch tiefer senken, können Sie spüren, wie zusätzlich Ihre Bauchmuskeln am Oberbauch, in der »Magengegend«, sich verkürzen und fester werden.*

**Probieren Sie es aus:** *Legen Sie sich eine Hand auf Ihren Oberbauch, senken Sie dann Ihren Kopf weit nach vorn und spüren Sie, was unter Ihrer Hand passiert: Es wird auch hier kürzer und fester. Und spüren Sie auch, was passiert, wenn Sie sich wieder aufrichten: Wie sich alles zurück in den Ausgangszustand verlängert und weicher wird, wenn Sie den Kopf wieder heben. Außerdem können Sie vielleicht spüren, wie Ihr oberer Rücken sich beim stärkeren Kopfsenken verlängert und wieder in die Ausgangslänge geht, wenn Sie Ihren Kopf wieder aufrichten.*

So weit, so wunderbar! So funktioniert die funktionelle Anatomie, die wir alle ständig und ganz selbstverständlich nutzen. Das ist sehr praktisch.
Was aber, wenn Sie Ihren Kopf nicht nach unten bewegen, sondern ihn gesenkt halten? Um zum Beispiel längere Zeit auf Ihr Handy zu schauen?

**Probieren Sie es aus:** *Legen Sie sich eine Hand auf den Nacken, halten Sie mit der anderen Hand Ihr Smartphone direkt vor sich, direkt am Körper in Höhe Ihres Oberbauchs, und schauen Sie hinein. Spüren Sie, was dabei mit Ihren Nackenmuskeln passiert: Sie werden fest, weil sie sich ja jetzt nicht bewegen sollen, sondern Ihren Kopf gegen die Schwerkraft halten müssen. Wenn das nicht wäre, würden Sie nach vorn zusammensacken und schließlich nach vorn umfallen. (Bitte daher nur ganz leicht ausprobieren!)*

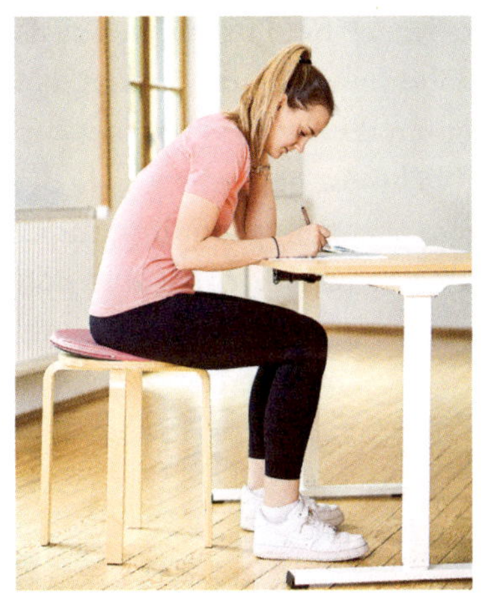

Und was passiert, wenn Sie viele Stunden am Tag, und das jeden Tag, nach unten schauen, weil Sie z. B. vor einem Tablet sitzen, das Sie auf dem Tisch liegen haben, um daran zu arbeiten? Das können Sie jetzt hier natürlich nicht sofort ausprobieren. Aber Sie können es sich vielleicht denken: Nicht nur die Muskeln Ihrer Vorderseite bleiben verkürzt, sondern auch die Ihrer Schulter-, Nacken- und oberen Rückenmuskeln – weil Sie ja jetzt ständig Ihren Kopf gegen die Schwerkraft halten müssen. Alle diese Muskeln kommen in Dauerkontraktion, die Faszien darauf und das Bindegewebe der Haut schrumpfen zusammen, sodass sie genau diese Form annehmen.
Sie bekommen eine vorgebeugte Haltung, die Sie jetzt, ohne es zu merken, immer wieder einnehmen. Wirklich immer! Sie sitzen dann auch so vor dem Fernseher, beim Essen, beim gemütlichen

Sitzen in der Runde mit Familie oder Freunden. Ja, selbst auf der Parkbank und im Fitnessstudio haben Sie jetzt eine vorgebeugte Haltung, denn Sie nehmen zwangsweise die Sitzhaltung überallhin mit. Man erkennt Sie schon von Weitem daran. Und Sie richten sich die Dinge in Ihrer Umgebung entsprechend ein, sodass sie zu Ihrer Haltung passen: Das Handy halten Sie dann immer so tief, und wenn Sie etwas mit den Händen tun (z. B. Kartoffeln schälen oder Zeitung lesen), halten Sie alles so tief, dass es zu Ihrer Haltung passt. Sogar die Rückspiegel in Ihrem Auto passen Sie vermutlich an diese Fehlhaltung an. Alles andere käme Ihnen jetzt unbequem vor.

## Gefangen in der Fehlhaltung

Das Schlimme ist: Sie empfinden Ihre eigene Fehlhaltung selbst als sehr entspannend und nehmen sie daher, ohne es zu merken, bei jeder Gelegenheit gern immer wieder ein. Dadurch verstärken Sie sie, schleifen sie immer weiter ein. Nichts ist gemütlicher als die eigene Fehlhaltung, da man damit dem eigenen Spannungsmuster nachgibt. Das empfindet man als ganz normal, entspannt und wohltuend – und spürt weder Fehlhaltung noch Muskelspannung. Und so bringen Sie es allmählich auch nicht mehr fertig, zu Hause am Küchentisch oder vor dem Fernseher aufrecht zu sitzen.
Dumm gelaufen! (oder dumm gesessen?)

### ... auch nachts

Ja, selbst wenn Sie morgens aufwachen, werden Sie feststellen, dass Sie genau in Ihrer Fehlhaltung geschlafen haben (bei vorgebeugter Haltung zusammengekrümmt, meist in Seitenlage).
Das Ganze ist im Schlaf zwar entspannter, weil Sie im Liegen nicht mehr das Gewicht Ihres Kopfes und Oberkörpers gegen die Schwerkraft zu halten brauchen, aber die Verkürzung von Muskeln, Faszien und Bindegewebe bleibt – und mit ihr bleiben die

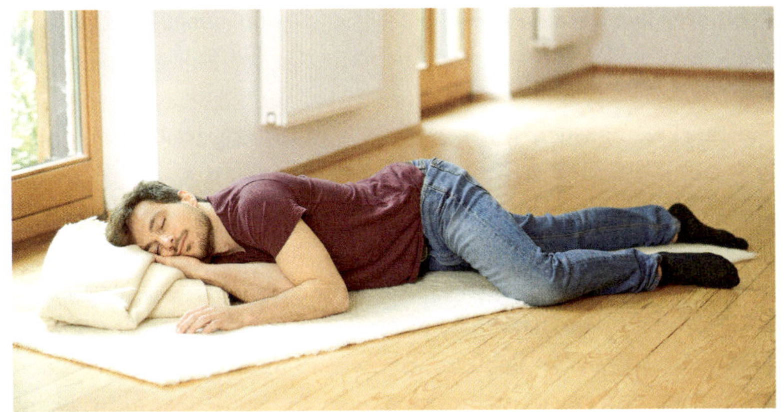

*Schlafen in der Lieblings-Fehlhaltung, hier: oben Buckel, unten Hohlkreuz*

Beschwerden. Sie wachen vielleicht schon mit Kopf- und Nackenschmerzen auf. Tatsächlich sind alle Menschen morgens nach der Unbeweglichkeit der Nacht am steifsten. Wer etwas hat, hat es morgens am schlimmsten, und viele denken sich, es liegt am Kissen oder an der Matratze. Von diesem Irrtum lebt ein ganzer Industriezweig, der Ihnen verspricht, eine dort gekaufte Bettausrüstung werde Ihr Problem lösen. Leider tut sie das nicht.

## Eine »sensomotorische Amnesie« entwickelt sich

»Daher kann es nicht kommen, denn das tut mir ja nicht weh!«, sagen manche Patient*innen, wenn wir ihnen ihre Fehlhaltung zeigen. Leider tut aber eine Fehlhaltung nicht weh – sonst würde man sie ja nie und nimmer einnehmen.

Doch wenn andere Menschen, die vielleicht keine Beschwerden (das soll ab und zu vorkommen!) oder eine andere Fehlhaltung als die Ihre haben, Ihre Position einnehmen, empfinden sie das wahrscheinlich als sehr anstrengend.

**Probieren Sie es aus:** *Ahmen Sie einmal die Fehlhaltung eines anderen Menschen nach, die Ihrer eigenen gar nicht entspricht. Sehr anstrengend!*

Sie merken nämlich noch, welche Muskeln Sie dabei stark angespannt halten müssen, nämlich vermutlich ganz andere als die Ihrer eigenen Fehlhaltung. Die anderen wundern sich vielleicht, wie Sie es in Ihrer Haltung den ganzen Tag aushalten. Sie dagegen spüren von der ganzen Anspannung, die mit Ihrer eigenen Fehlhaltung verbunden ist, nichts mehr.

Das geht jedem so bei der eigenen Fehlhaltung, der eigenen schlechten Sitzgewohnheit: Man spürt die Anspannung nicht, die damit verbunden ist. Es entwickelt sich nämlich eine »sensomotorische Amnesie« (ein Ausdruck, den der amerikanische Körpertherapeut Thomas Hanna prägte).

Damit ist Folgendes gemeint: Unsere ganze Wahrnehmung – Sehen, Hören, Riechen, Spüren – beruht auf Unterschieden. Wenn alles gleich ist, können wir nichts wahrnehmen. Ein Beispiel, das Sie alle kennen: Sie sitzen eine Weile mit anderen zusammen in einem engen Raum ohne Belüftung. Wenn Sie jetzt mal kurz auf die Toilette gehen und zurückkommen, haut es Sie fast um: Was für ein Mief in diesem Raum herrscht! Alle anderen, die inzwischen sitzen geblieben sind, merken davon überhaupt nichts. Ihr Rausgehen, bei dem Sie etwas anderes gerochen haben, hat Ihnen den Unterschied bewusst gemacht.

Die meisten Unterschiede erzeugen wir ständig selbst durch Bewegung. Das gilt für alle Sinneskanäle. Hier ein Beispiel aus dem Bereich des Sehens:

**Probieren Sie es aus:** *Machen Sie eine leichte Faust und strecken Sie den Daumen dieser Hand nach oben. Halten Sie die Hand in einer Entfernung, sodass Sie den Daumen gut sehen können.*

- *Studieren Sie jetzt Ihren Daumennagel in allen Einzelheiten. Umfahren Sie mit den Augen die Kontur. Betrachten Sie den kleinen weißen Halbmond, vergleichen Sie, wie kurz der Daumennagel geschnitten ist, vergleichen Sie die Länge des überstehenden Randes auf beiden*

*Seiten und in der Mitte usw. Sie werden bemerken, dass Sie dabei Ihre Augen in alle Richtungen bewegen, um das alles genau zu studieren. Sie sehen alles sehr klar.*

- *Starren Sie Ihren Daumennagel jetzt längere Zeit an. Dabei halten Sie Ihre Augen starr, bewegen Sie möglichst überhaupt nicht (was durchaus schwierig ist). Nach einer gewissen Zeit werden Sie bemerken, dass Sie Ihren Daumennagel immer verschwommener, undeutlicher sehen.*

Je starrer Sie Ihre Augen halten, je weniger Sie sie bewegen, desto weniger gut sehen Sie.

Übersetzt auf unser Beispiel mit dem krummen Buckel, auf den Bereich des Spürens: Alle Buckel sind starr, sie bewegen sich nicht. Buckel sowie alle anderen Fehlhaltungen kann man daher selbst nicht spüren, weil wir kein sensorisches Feedback über das Bewegen bekommen. Wenn Sie z. B. gehen, werden sich, wenn Sie ausreichend krummbucklig sind, nur Ihre Arme bewegen, nicht aber Ihre Schultern. Und schon gar nicht wird sich Ihr Oberkörper dabei drehen oder schwingen. Die Nichtbewegung spüren Sie aber nicht. Vielleicht merken Sie diffus, dass Sie früher schon mal lockerer gegangen sind. Wenn Sie beim Gehen Schultern und Oberkörper (automatisch) bewegen würden, könnten Sie das selbstverständlich spüren, sobald Sie darauf achten. Denn Bewegung (Motorik) funktioniert mit ständigem Spür-Feedback (Sensorik).

Das heißt aber umgekehrt auch:

**Keine Bewegungen, keine Motorik**
**= kein Spüren, keine Sensorik, keine Körperwahrnehmung**

Ihr Hirn (nicht in dem Bereich, wo Sie denken, sondern da, wo Sie Bewegung und Spüren registrieren und steuern) hat vergessen, wie sich die entsprechenden Muskeln anfühlen und wie sie sich bewegen lassen, nicht nur im Sitzen, sondern auch beim Gehen und bei jeder anderen Tätigkeit. Ihre Bürohaltung haben Sie dann selbst beim Sport – und merken es nicht. Auf Ihrer Körperlandkarte im Gehirn ist ein weißer Fleck entstanden – von dem Sie keine Ahnung haben.

Meistens sehen wir auch bei anderen nur die Form und nicht die Nicht-Bewegung. Wahrscheinlich ist es Ihnen noch nie aufgefallen, dass Menschen mit einer oben vorgebeugten Haltung ihre Schultern und ihren oberen Oberkörper nicht bewegen. Das liegt aber nur daran, dass wir in unserer Kultur nicht auf die Beobachtung von Bewegung gebrieft sind.

## Verflixt, warum kann ich mir meine schlechte Sitzhaltung so schwer abgewöhnen?

Weil Ihnen Ihr Hirn und Ihr Körper einen Streich spielen. Das ist eine Folge der sensomotorischen Amnesie.

Die sensomotorische Amnesie ist etwas Vertracktes. Keine/r unserer Patient*innen glaubt, so etwas zu haben, und von unseren Leser*innen glaubt das sicher auch niemand. Von weißen Flecken auf der Hirnlandkarte kann man per se keine Ahnung haben. Viele Patient*innen erschrecken, wenn man sie ihnen anhand der Auswirkungen zeigt.

**Fallbeispiel:** Ein junger, durchtrainierter Mann mit Schmerzen in der rechten Schulter. Wie er vor mir sitzt, kann ich sehen, dass seine rechte Schulter weiter vorn ist als seine linke und etwas nach unten weist. Man sieht eine kleine Kuhle vorn an der rechten Schulter. Diese Kuhle kommt, das weiß ich, von einem verspannten kleinen Brustmuskel. Ich lasse den Patienten sich in Rückenlage auf die Behandlungsliege legen (man sieht, dass die Schulter etwas nach vorn in die Höhe steht, nicht flach auf der Liege liegt) und setze mich hinter ihn, in Faserrichtung des kleinen Brustmuskels. Dann lege ich meine Hand vorn auf seine Schulter und bitte ihn, mit seiner Schulter gegen meine Hand nach vorn Richtung Zimmerdecke zu drücken. Er schaut erst ratlos, bewegt dann etwas den Unterarm, auch den Fuß sieht man leicht zucken. Der Blick bleibt abwesend, in sich gewandt (alle Pohltherapeut*innen kennen diesen typischen Blick der sensomotorischen Amnesie: die Patient*innen suchen im sensomotorischen Teil ihres Gehirns herum, was sehr anstrengend ist und viel Konzentration erfordert). Dem Patienten wird es peinlich, dass ausgerechnet er, der so gut trainiert ist, so eine einfache Bewegung nicht ausführen kann. Er kommt sich blöd vor. Ich tröste ihn, dass das eine schnell vorübergehende Schein-Blödheit ist.

Das ist ein Beispiel für sensomotorische Amnesie. Von einem weißen Fleck auf der Körperlandkarte kann man nichts wissen! (*Wie es weiterging bei diesem jungen Mann, erfahren Sie in* Kapitel 5).

# 2 *Ist Stehen gesünder als Sitzen?*

Mit der Diskussion um die Schädlichkeit des Sitzens kam die Idee auf, stattdessen bei der Arbeit zu stehen. In vielen Büros, ja sogar in Schulen wurden Stehpulte angeschafft.

Ist das nun gesünder? Ganz sicher nicht! **Für den Zweibeiner Mensch ist Stehen die schwierigste Position überhaupt.** Gehen, Liegen und Sitzen sind für ihn adäquat.

Jede Kuh kann stundenlang im Stall stehen, denn sie steht auf vier Beinen. Es ist nicht artgerecht, sie den ganzen Tag ohne Auslauf eingepfercht im Stall stehen zu lassen, aber prinzipiell, rein anatomisch, ist das möglich. Für den Zweibeiner Mensch nicht. Irgendwann wird er es nicht mehr aushalten und sich setzen oder legen wollen oder zumindest mal irgendwo anlehnen oder abstützen. Gehen und Sitzen sind für den Menschen wesentlich leichter.

Stehen ist für Zweibeiner deshalb so schwierig, weil die Standfläche, auf die sich das Gewicht verteilt, im Stehen sehr klein ist (die beiden Fußsohlen) und der Schwerpunkt sehr weit oben liegt (in der Beckenregion). Deshalb erfordert das Stehen viel mehr Arbeit als das Sitzen, um den Körper in der Schwerkraft aufrecht zu halten. Stehen ist dem Menschen insgesamt nur dadurch halbwegs möglich, dass er sich ständig leicht bewegt. Nach ein paar Minuten Stehen fängt er daher an, etwas zu schwanken. Je starrer er steht (zum Beispiel mit durchgedrückten Knien), desto instabiler wird er – auch wenn der subjektive Eindruck ganz anders sein mag.

**Probieren Sie es aus:** *Suchen Sie sich einen Partner/eine Partnerin und bitten Sie ihn/sie, sich ganz fest zu machen, vor allem die Knie ganz durchzudrücken. Versuchen Sie dann, ihn/sie umzustoßen. (Achtung, halten Sie dabei einen Arm hinter ihn/sie, falls er/sie umfällt, weil er/sie sich nicht halten kann). Er/sie wird ziemlich leicht aus dem Gleichgewicht kommen und Mühe haben, sich abzufangen.*

*Bitten Sie Ihr Gegenüber dann, sich möglichst locker hinzustellen, das Gewicht auf beiden Beinen gleich verteilt. Stoßen Sie ihn/sie dann genauso an wie vorher und beobachten Sie, wie der andere Körper nicht nachgibt, nicht ins Straucheln gerät.*

Ein Standbild eines Menschen ist, auch wenn es noch so schwer ist, ganz leicht umzustürzen. Deswegen stehen alle Bismarcks und Lenins auf einem schweren, dicken, breiten Sockel: Die Standfläche ist dann viel größer und der Schwerpunkt weiter unten.

Im Stehen braucht es viele Mikrobewegungen, um sich in der Schwerkraft aufrecht zu halten. Stehen ist daher sehr viel anstrengender als Sitzen. Über die Beine ist man insgesamt im Stehen angespannter, vor allem in den Unterschenkeln. Daher ist Stehen auch viel unbequemer und ungesünder als Sitzen. Davon können alle Menschen in Stehberufen ein Lied singen. Und deshalb ist der Zwang zum ununterbrochenen langen Stehen bis heute in manchen Teilen der Welt eine Foltermethode.

Im Sitzen ist die Fläche, auf die sich das Gewicht verteilt, größer (Gesäß und obere Oberschenkel) und der Schwerpunkt (das Becken) relativ tiefer. Deshalb ist man von Haus aus beim Sitzen viel stabiler und ruht besser im Gleichgewicht.

Das einzig Gute am Stehen mit Stehpult ist, dass man so viel leichter dazu kommt, ein paar Schritte zu machen, herumzugehen, um etwas zu holen, sich die Beine zu vertreten etc. Das ist in der Tat viel einfacher, als am Schreibtisch erst den Stuhl oder Sessel zurückzuschieben und sich dann zu erheben. Man setzt sich vom Stehen aus aber auch deshalb viel eher in Bewegung, weil es so unbequem ist. Im Sitzen siegen eher die Faulheit und Gemütlichkeit. Es spricht also nichts dagegen, bei der Arbeit hin und wieder auch mal zu stehen.

Zum Glück wird das Stehen jetzt auch wissenschaftlich untersucht, und dabei stellt sich heraus, dass es gesundheitsschädlich ist. Wenn es Sie näher interessiert: Untersuchungen dazu finden Sie im Literaturverzeichnis am Ende dieses Buchs.

Die gesundheitsschädliche Wirkung des dauerhaften Stehens bei

der Arbeit ist aber eigentlich schon lange bekannt. Viele Menschen aus Stehberufen haben Leidvolles erfahren. Daher heißt es auch schon im deutschen Arbeitsschutzgesetz von 1996: »**§§ 3, 4 und 5 Arbeitsschutzgesetz: Andauernde Steharbeit kann die Gesundheit beeinträchtigen.**«
Viele kennen z. B. die Krampfadern, die bei langem Stehen entstehen, die wehen Beine, über die Menschen in Stehberufen klagen, die Rückenschmerzen, die sich beim Stehen erst so richtig entwickeln, usw. Es ist uns total unverständlich, wie man sich über diese früheren Erfahrungen einfach hinwegsetzen konnte! Wir halten es für unverantwortlich, Steharbeitsplätze und Stehschulplätze zu empfehlen und einzurichten. Wahrscheinlich könnte man dagegen sogar juristisch vorgehen.
Leichter und gesünder als Sitzen ist nur das Gehen. Der Mensch kann ohne Weiteres stundenlang, ja den ganzen Tag lang gehen, ohne zu ermüden. Vor der Einführung von Ackerbau und Viehzucht, die den Menschen sesshaft machten, war das Nomadentum die normale Lebensform des Menschen. Lange zu stehen war es nie, in keiner Kultur, zu keinem Zeitpunkt der menschlichen Geschichte.

Und der Mensch kann auch ohne Weiteres ein paar Stunden am Tag sitzen, ohne zu ermüden, ohne Schaden zu nehmen. Vorausgesetzt, er sitzt richtig. **Aber der Mensch kann nicht stundenlang beschwerdefrei stehen!** Meist gewöhnt er sich dabei eine (bleibende) Fehlhaltung an (siehe Foto).

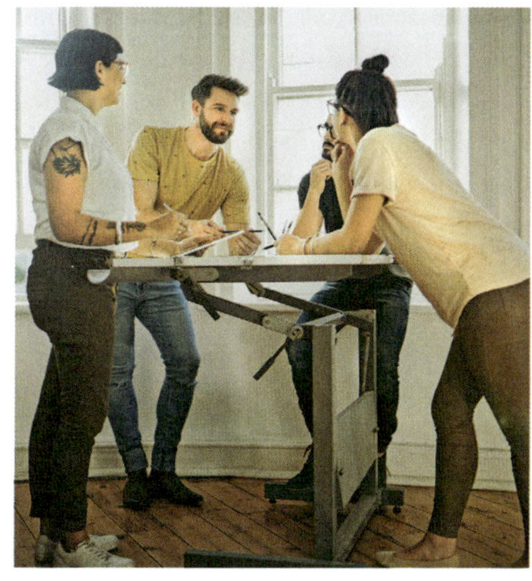

**Probieren Sie es aus:** *Stellen Sie sich, während Sie dieses Buch lesen, für eine Viertelstunde hin. Wie geht es Ihnen danach?*

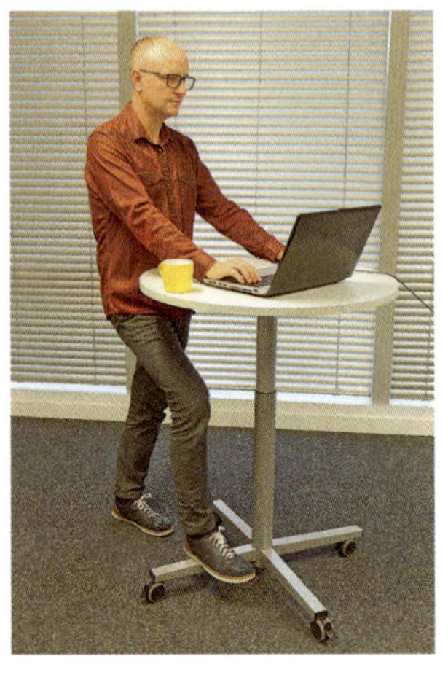

Man schafft es kaum, ohne Erstarrung oder Abstützung längere Zeit gerade und aufrecht zu stehen. Auf den Stehpult-Abbildungen sieht man außerdem, dass diese Möbel geradezu für Schiefhaltungen gebaut sind: Der Reif unten soll dazu verführen, einen Fuß darauf abzustellen und das Gewicht auf das andere Bein zu verlagern. Die Models auf den Abbildungen führen das vor. Dadurch schiebt sich das Becken auf der gewichtsbelasteten Seite hoch, die Lendenwirbelsäule bekommt eine auf dieser Seite konkave Seitwärtsneigung. Man verkürzt sich nämlich auf der gewichtsbelasteten Seite in der Taille und macht sich schief, das Knie der gewichtsbelasteten Seite drückt sich durch, das gewichtsbelastete Bein wird steif, man kann es schließlich im Alltag nicht mehr so gut beugen, denn die Muskeln auf dieser Seite geraten in Dauerspannung, verkürzen sich dauerhaft, vor allem am Oberschenkel vorn und an den Waden, daher z. B. die Krampfadern.
Da kein Mensch beim Stehen ständig die Beine abwechselt, sondern ein Lieblingsstandbein entwickelt und nur kurz zwischendrin auf die andere Seite geht, wird man am Stehpult von unten her schief und übt sich einseitige Rückenschmerzen, Hüftschmerzen, Bein-, Knie- und Fußschmerzen ein.

**Probieren Sie es aus:** *Stellen Sie sich für ein paar Minuten hin. Welches ist Ihr Lieblingsbein? Das Stehen darauf fühlt sich meistens irgendwie richtiger, bequemer, gemütlicher an. Fassen Sie auf die Oberschenkel beider Beine vorn und vergleichen Sie die Härte der Muskeln: Auf dem Standbein sind die Muskeln fester. Legen Sie Ihre Hände rechts und links oben auf den Beckenkamm und schauen Sie sich in einem Spiegel die Höhendifferenz an. Auf der*

*Standbeinseite ist das Becken höher. Wenn Sie auf beiden Seiten zwischen Becken und Brustkorb greifen, werden Sie feststellen, dass auf Ihrer Standbeinseite der Abstand zwischen beiden geringer ist, d. h., nach dahin ist Ihre Lendenwirbelsäule gekrümmt. Natürlich können Sie auch leicht die größere Gewichtsbelastung auf der Fußsohle dieser Seite spüren.*

Macht man das jeden Tag, dann bekommt man auf die Dauer einen Beckenschiefstand und eine Skoliose der Wirbelsäule, die auch im Röntgenbild sichtbar sind. Außerdem entwickelt man an Stehpulten, wenn man sie wie auf den Abbildungen benutzt, noch leichter als im Sitzen eine nach vorn gebeugte Haltung. Die Platte des Stehpults ist meistens zu tief – häufiger als die Schreibtischplatten im Sitzen.
Ein Laptop auf dem Stehpult ist der Super-GAU für die Haltung! Man muss sich weit hinunterbeugen, um auf den Bildschirm zu sehen, Nackenschmerzen sind garantiert, oft gesellen sich Tinnitus und Schwindel dazu, ebenso können chronische Übelkeit und Magenbeschwerden entstehen.
Wie man sieht, neigt man außerdem dazu, sich am Stehpult auf einen Unterarm oder einen Ellbogen abzustützen (noch viel mehr als im Sitzen, weil man insgesamt instabiler ist und gerne ein »drittes Bein« zur Abstützung hätte). Das vorgebeugte Stehen mit Abstützen ergibt auf die Dauer einen schiefen Buckel (die Knickfalte vorn ist oben direkt unter Brust und schief, meist links stärker ausgeprägt), einseitige Nacken-, Schulter- und Armschmerzen sowie Atemeinschränkungen, die man im übrigen Alltag nicht mehr loswird. Knickt man dabei links nach vorn, können sogar funktionelle Herzbeschwerden entstehen. Auch Armschmerzen am aufgestützten Arm sind häufig, und da der Arm nach vorn gehen muss, schmerzt meist der obere Deltamuskel am Oberarm oben vorn. Außerdem können natürlich Ellbogen und Unterarm auf der aufgestützten Kante mit der Zeit zu schmerzen anfangen. Eventuell lässt sich der betroffene Ellbogen mit der Zeit auch nicht mehr ganz strecken.
Und man entwickelt am Stehpult leicht eine Schiefhaltung von oben, Rechtshänder meist nach links, was z. B. zu einseitigen Rückenschmerzen links führen kann.

Ein Stehpult hilft auch deshalb nicht, weil man die verbogene und erstarrte Sitz-Fehlhaltung beim Stehen beibehält, oft sogar noch verstärkt oder um neue Nuancen erweitert. Wer z. B. im Sitzen dazu neigt, sich immer wieder auf die linke Hand und den linken Ellbogen zu stützen, wird genau das Gleiche beim Stehen am Stehpult tun – nur kann man sich hier gewöhnlich noch stärker nach unten links neigen und mehr Gewicht auf den abstützenden Arm bringen, was die Situation verschlechtert. Verstärkte einseitige Nacken-, Schulter- und Armschmerzen sind die Folge. Manche beginnen aber auch erst am Stehpult, sich nach links abzustützen, weil das Bedürfnis, sich abzustützen, im Stehen stärker ist. Das verstärkt natürlich die linksseitigen Nacken-, Schulter- und Armschmerzen. Besonders stark ist dieses Bedürfnis, sich nach links abzustützen, wenn Sie auch noch hauptsächlich auf dem linken Bein stehen. Sie stellen nach einiger Zeit am Stehpult fest, dass Sie jetzt auch am Schreibtisch nach links geneigt sind, das Gewicht auf dem linken Sitzbein, auf der linken Pobacke haben und die linksseitigen Rücken- und Gesäßschmerzen auch nach längerem Sitzen am Schreibtisch auftreten.
Das klingt alles nach Horrorszenarien, und Sie werden vielleicht sagen, dass Sie seit einiger Zeit am Stehpult arbeiten und von alledem noch nichts gemerkt haben. Leider liegt das wahrscheinlich daran, dass Sie Ihr Stehpult längst noch nicht so lange benutzen wie vorher Tisch oder Schreibtisch. Das Tückische ist ja, dass eingefleischte Gewohnheiten, die man überallhin mitnimmt, gewöhnlich erst nach Jahren entstehen. Sorgen Sie vor!

**Trennen Sie sich möglichst bald vom Stehpult und:**
**Lernen Sie mit uns, gesund zu sitzen!**

Das geht, indem Sie Ihre schlechten, eingefleischten Sitzhaltungen zunächst erkennen, dann mit Übungen und Selbstbehandlungen allmählich loswerden und lernen, richtig, d. h. entspannt aufrecht zu sitzen.

# *3 Das Sitzen verstehen*

Wovon hängt es ab, ob man auf Dauer gut sitzen kann? Wie kann das einfache Sitzen, das jedes Kind beherrscht, in seiner ganzen Komplexität erfasst werden, sodass wir wirklich gut sitzen?

## Die Komplexität des Einfachen

Wie jeder weiß, ist Sitzen nun wirklich das Einfachste, was man sich vorstellen kann. Warum dann in letzter Zeit so viel Geschrei und Diskussion darum? Warum so viele Abhandlungen? Warum ein ganzes Buch darüber? Und wäre es gut, dass Sie lernen, das Sitzen zu verstehen?

Näher betrachtet, ist Sitzen – bei aller Einfachheit – ein hochkomplexer Vorgang, der von sehr vielen Faktoren abhängig ist. Die nimmt man im Alltag allerdings kaum wahr. Und im eigenen Zuhause schon gar nicht, denn da ist durch die Gewohnheit alles völlig selbstverständlich. Nur wenn wir woanders zu Besuch sind und die Selbstverständlichkeiten von anderen erleben, staunen wir manchmal, wie wir da sitzen, in welchen verrückten Sitzmöbeln die anderen es klaglos aushalten (aber vielleicht geht's anderen bei uns zu Hause genauso?). Wer hat z. B. »Cocktailsessel« als Sitzgelegenheit für Erwachsene erfunden? Oder das Sitzen am Couchtisch? Und auch noch daran zu essen oder gar zu arbeiten?

Wir wundern uns auch in öffentlichen Verkehrsmitteln, wer sich da die Sitze ausgedacht hat, z. B. bei der Deutschen Bahn. Oder im Flugzeug. Oder auch die Sitze in normalen Autos. Warum müssen sie hinten immer tiefer sein als vorn? Und insgesamt so tief, dass man kaum weiß, wie man seine Beine verstauen soll? Es sei sicherer, heißt es. Oder man ist vielleicht etwas schneller, weil das Auto flacher gebaut werden kann. Aber warum sitzt man in Vans oder

Bussen so viel besser? Die müssen zum Glück nicht möglichst flach gebaut werden. Lohnt es sich wirklich, sich im Auto so zusammenzuknautschen, dass man, vor allem als älterer Mensch, nur mit Mühe wieder herauskommt und sich nach der Fahrt häufig wie erschlagen fühlt?
Das sind nur einige der äußeren Faktoren, die unser Sitzen bestimmen. Wie Sie gleich erfahren werden, gibt es aber auch biologische, physikalische und psychologische Faktoren, die über das Wie unseres Sitzens und damit über unsere Gesundheit bestimmen.

## Die Macht der Augen

Wahrscheinlich wundern Sie sich, was Ihre Augen mit dem Sitzen zu tun haben sollen und warum wir sie sogar an erster Stelle nennen. Tatsächlich bewegen wir immer den Kopf und in der Folge den Oberkörper dahin, wo wir etwas sehen, hören oder riechen. Der Kopf geht mit den Telerezeptoren, und der Körper folgt. Das ist Teil unseres Interesses an der Welt, ein biologisches, physiologisches Gesetz, das uns in der Orientierung und Steuerung sehr viel hilft, dem wir aber auch nicht entkommen können. Das heißt, wir bewegen automatisch Kopf, Hals und Oberkörper immer in Richtung der Reizquelle – vor allem, wenn sie neu für uns ist. Piept es z. B. links hinten von uns, werden wir automatisch den Kopf nach links drehen, sodass das linke Ohr in Richtung des Pieptons zeigt, um festzustellen, woher genau das Geräusch kommt und was es damit auf sich hat.
Die häufigsten und wichtigsten Reizquellen sind für uns Menschen die visuellen, also das, was wir mit den Augen wahrnehmen. Deshalb haben Sie z. B., wenn Sie im Kino zu nah an der Leinwand sitzen und hochschauen müssen, möglicherweise eine Genickstarre, wenn Sie nach der Vorstellung aufstehen.
Es gibt eine enge Verbindung der Augenbewegungen mit der oberen Nackenmuskulatur.

**Probieren Sie es aus:** *Legen Sie die Fingerspitzen Ihrer beiden Hände ganz oben auf den Nacken, direkt unter den Hinterkopf, und bewegen Sie nur die Augen: Sie werden eine Muskelbewegung unter Ihren Fingerspitzen spüren, obgleich Sie den Kopf gar nicht bewegen.*

Die Macht der Augen hat dramatische Folgen für unser Sitzen bei der Arbeit. Ist die Reizquelle nämlich der **Bildschirm eines Laptops,** dann können wir nicht lange gerade und aufrecht davor sitzen und nur die Augen hinunterbewegen, um auf dem Monitor etwas zu sehen – das hält maximal fünf Minuten. Genug, um wunderbare Fotos für Werbeprospekte davon zu machen. Mit unserem Alltag hat das nichts zu tun. Spätestens nämlich, wenn unsere Aufmerksamkeit wieder dem Inhalt dessen gilt, was wir da sehen, beugen und strecken wir uns automatisch mit Kopf, Hals, Schultern, Oberkörper so weit nach vorn und unten, dass wir das Geschehen auf dem Bildschirm, auf der senkrechten Fläche vor uns, bequem ansehen und studieren können. Punkt. Das ist so. Wir können dieses Naturgesetz nicht ändern. Das hat die Evolution für uns so eingerichtet, und es ist für unsere Orientierung in der Welt auch sehr vorteilhaft. Dass wir stundenlang auf kleine, tiefe Bildschirme starren, war im Schöpfungsplan allerdings noch nicht vorgesehen.

Wir können im Alltag nur dafür sorgen, dass die Reizquelle, in diesem Fall der Bildschirm, so hoch steht, dass wir unseren Kopf nicht nach vorn strecken und nach unten beugen müssen, um den interessanten Inhalt zu sehen.

Ist die uns interessierende **Fläche vor uns unten waagerecht** (z. B. der Bildschirm eines Smartphones, Tablets oder ein Blatt Papier, auf dem wir schreiben wollen, ein Buch, das auf dem Tisch liegt …), strecken wir den Kopf nicht nach vorn, sondern senken ihn, bis unser Gesicht fast parallel zu dieser Fläche ist. Das ist ebenfalls nicht änderbar. Wir können nur das Handy oder was auch immer höher und senkrechter halten, wenn wir in Bezug auf Nackenschmerzen ungeschoren davonkommen wollen.

**Fallbeispiel:** Eine fünfzigjährige Patientin, der ich schon viel hatte helfen können, vor allem auch bei ihren Nacken- und Kopfschmerzen, die sie seit Jahrzehnten geplagt hatten, wunderte sich, dass sie beim Stricken (sie war eine begeisterte Strickerin) im Sitzen immer noch Kopfschmerzen bekam. Ich wunderte mich auch, denn ich bekomme beim Stricken keine Kopfschmerzen. Ich holte also uns beiden ein Strickzeug und verglich meine Art zu stricken mit der ihren. Was war der Unterschied? Ich hielt mein Strickzeug so hoch, dass ich es gut sehen konnte, ohne den Kopf zu senken. Sie dagegen strickte vor ihrem Bauch und brachte Kopf und Augen zum Strickzeug. Das kommt einem natürlich leichter vor, wenn der Pullover schon ziemlich groß und schwer ist, weil er dann auf dem Schoß liegt, anstatt gehalten zu werden. Aber: Man kann das Strickzeug dann auch auf einen Tisch legen (eventuell mit einer Erhöhung). Das leuchtete ihr ein, und sie strickte fortan mit noch größerer Begeisterung und ohne Kopfschmerzen.

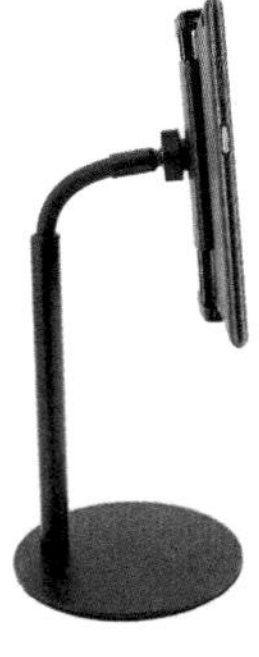

Wenn Sie ein **Tablet** benutzen, legen Sie es nicht auf den Tisch, sondern schaffen Sie sich einen verstellbaren Tablet-Halter an. Wenn Sie an dem Tablet schreiben wollen, schaffen Sie sich am besten, wie beim Laptop, eine externe Tastatur und eine Maus an, damit Sie »normal« schreiben (die Ellbogen bilden rechte Winkel) und sich gleichzeitig den Bildschirm in die Höhe schieben können, sodass das obere Drittel sich in Ihrer Augenhöhe befindet.

Auch **Bücher** sollten Sie zum Lesen schräg senkrecht vor sich halten. Da das mit den Händen recht mühsam ist und diese Ihnen schnell erlahmen werden, schaffen Sie sich zum Lesen am besten einen (höhenverstellbaren) **Notenständer** oder einen beweglichen Klemmarm mit Buchhalterung an. Es gibt Notenständer, die Sie auf den Tisch stellen können (oft aus Metall und leicht zusammenlegbar, sodass sie auch unterwegs zu gebrauchen sind), oder frei stehende, häufig massive, aus Holz. Sie lassen sich sowohl in der Höhe wie auch in der Neigung des eigentlichen Buchträgers verstellen und eignen sich auch für schwere Folianten. Sie können so einen Ständer vor sich stellen, wenn Sie gemütlich in Ihrem Lieblingssessel sitzen.

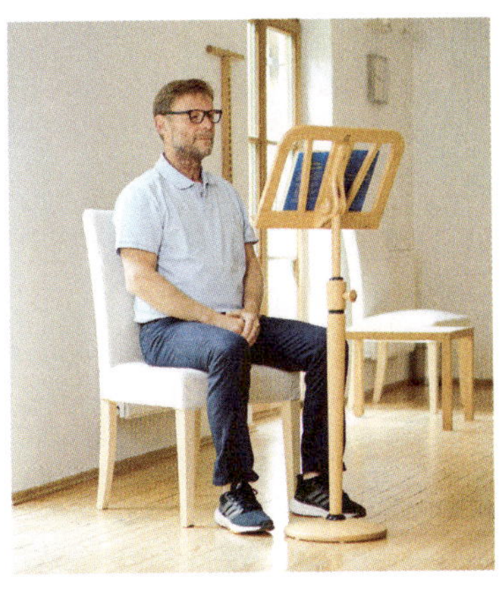

Zum Schreiben per Hand schaffen Sie sich am besten ein **schräges Schreibpult** an, das höhen- und neigungsverstellbar ist.
Auch die **Höhe eines senkrechten Bildschirms** lässt sich nach Naturgesetzen bestimmen und an die jeweilige Person anpassen. Wir schauen keineswegs nur geradeaus, wenn wir geradeaus schauen. Unsere Augen sind eingerichtet wie Autoscheinwerfer, das heißt, wir schauen immer etwa 15 Grad nach unten, sodass wir auch den Weg vor uns sehen. In der Natur schauen wir so auf den Horizont.
Das heißt für die Höhe unserer Bildschirme, Bücher, Zeitschriften, Werkzeuge, Handarbeiten usw.: Wir brauchen sie nicht gerade vor uns zu halten, wenn wir auf sie schauen, sondern können und sollten sie immer etwas tiefer halten.
Da die meisten heute an einem Bildschirm arbeiten, heißt das Geradeausschauen, dass etwa das obere Drittel (nicht die Mitte!) des Bildschirms in Augenhöhe sein sollte!
Alles andere führt zu Nackenschmerzen, eventuell auch zu Kopfschmerzen, Schwindel usw.

**Unkorrigierte Weitsichtigkeit** führt dazu, dass man sich mit Kopf, Nacken, Oberkörper zurückbeugt. Davon bekommt man leicht Rückenschmerzen, vor allem im unteren Rücken, in der Taille hinten.

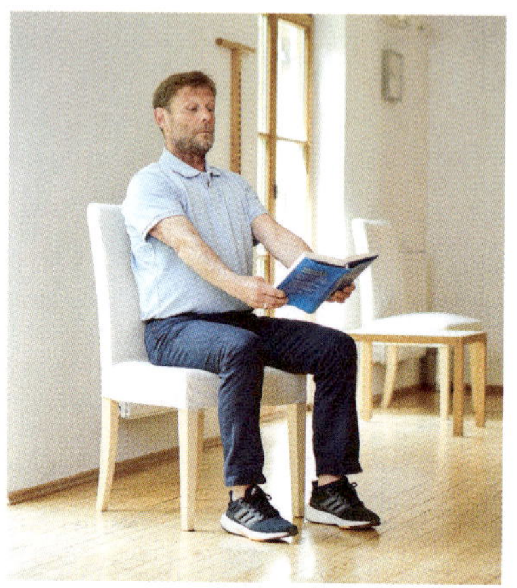

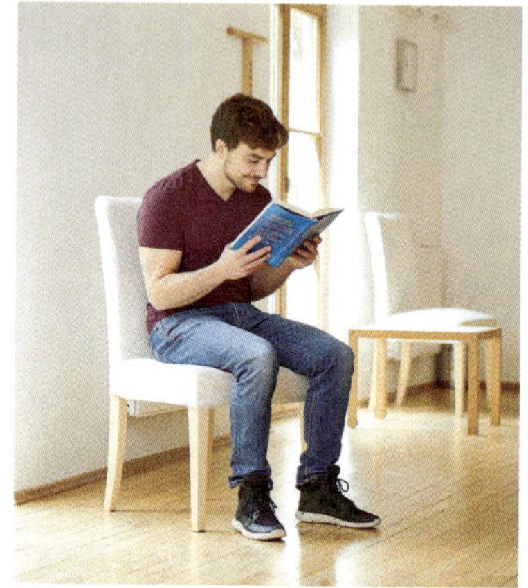

**Unkorrigierte Kurzsichtigkeit** führt umgekehrt dazu, dass man den Kopf und meist auch den oberen Oberkörper nach vorn streckt. Davon bekommt man leicht Nackenschmerzen, Schwindel u. a. m.

Daher unser Rat: Gehen Sie zum Optiker und lassen Sie überprüfen, ob Ihre Brillenstärke noch stimmt. Es gibt auch spezielle Computer- oder Officebrillen, die genau auf die übliche Entfernung eines Bildschirms ausgerichtet sind.

**Bifokalbrillen** und **Gleitsichtbrillen** sind nur dann empfehlenswert, wenn Sie Tätigkeiten haben, bei denen Sie kurze Zeit durch den unteren Teil der Brillengläser schauen (z.B. im Auto, wo Sie die meiste Zeit durch den größeren, oberen Teil der Gläser geradeaus schauen und nur kurz durch den unteren Teil auf die Armatur). Wenn Sie dagegen längere Zeit durch den unteren Teil der Gläser schauen, müssen Sie Ihren Kopf ständig in den Nacken legen, und zwar ganz oben in der Verbindung von Halswirbelsäule und Kopf (in den Atlanto-Okzipitalgelenken). Davon bekommen Sie auf die Dauer Verspannungen in den oberen Nackenmuskeln, vor allem in den kurzen Nackenmuskeln, was Ihnen nicht nur Nackenschmerzen, Kopfschmerzen, Schwindel und Ohrgeräusche, sondern sogar einen erhöhten Blutdruck und allerlei vegetative Symptome bescheren kann. Schaffen Sie sich in diesem Fall lieber zwei verschiedene Brillen an, die Sie nach Bedarf wechseln. Der Aufwand lohnt sich!

## Die Rolle der Schwerkraft

Auch dies ist ein Faktor, in diesem Fall ein physikalischer, ein Naturgesetz, mit dem wir leben müssen, dem wir nicht entkommen können, es sei denn, wir fliegen ins All. Für unser Sitzen heißt das: Wenn wir, um bei dem Beispiel zu bleiben, mit vorgebeugtem Kopf und Oberkörper sitzen, würde die Schwerkraft an uns ziehen, bis wir mit der Nase auf dem Schreibtisch landen. Damit das nicht passiert, müssen wir bei vorgebeugtem Kopf die Muskeln im Nacken und oberen Rücken angespannt halten, und zwar so stark, dass wir unseren Kopf genau an einer bestimmten Stelle im Raum halten können. Das nennt man eine exzentrische Kontraktion.

### Ein wenig Anatomie

Wenn Sie mit dem Bizeps (und anderen Armbeugern = hier »Agonisten«) eine Hantel anheben, ist das eine **konzentrische Kontraktion.** Wenn Sie das Gewicht der Hantel langsam wieder absetzen, ist das eine gesteuerte, ganz allmählich nachlassende **exzentrische Muskelarbeit** der Armbeuger und eine gleichzeitige allmähliche konzentrische Kontraktion der Armstrecker (der Trizepsmuskeln, hier »Antagonisten«).

Nur durch das subtile Zusammenwirken von Agonisten und Antagonisten, von konzentrischer und exzentrischer Kontraktion können wir uns im Schwerkraftfeld der Erde sicher bewegen. Nur dadurch können wir uns, auch wenn wir uns noch so stark nach vorn, nach hinten oder zur Seite beugen, halbwegs aufrecht bewegen, stehen und sitzen.
Wenn wir in der Senkrechten ganz aufrecht sind, also im Lot (beim Stehen, Gehen, Sitzen), sind unsere Muskeln, Nerven und unser Gehirn ständig damit beschäftigt, uns in der Schwerkraft auszutarieren. Wie erholsam ist das Liegen am Ende des Tages, wenn wir unser Gewicht einfach an die Unterlage abgeben können! Und wie angenehm ist es, sich zwischendrin auch einmal anzulehnen und das Gewicht abzugeben (siehe oben). Deshalb sollten wir auch für den Arbeitsalltag Stühlen den Vorzug vor Hockern geben.

## Schwerkraft und Fehlhaltung

Sind wir allerdings in einer Fehlhaltung gefangen, dann bleiben wir nach vorn, nach hinten oder zur Seite gebogen. Diese Haltungen sind sehr viel mühsamer und letztlich unsicherer als die aufrechte Haltung, bei der alle Gewichte genau übereinander, also im Lot sind und wir keine Kraft brauchen, um sie dort zu halten. Daher erheben wir uns in entspannt aufrechter Haltung leicht, schnell und mühelos vom Sitz, während wir uns mit jeder Fehlhaltung oft nur ächzend, mühsam und schwerfällig erheben – und uns z. B. den beim Aufrichten schmerzenden Nacken reiben, dessen Muskeln die ganze Zeit am Bildschirm Schwerstarbeit verrichten mussten, indem sie den etwa 6 bis 7 Kilo schweren Kopf immer in seiner Position gehalten haben.
Auch deshalb bleiben wir in einer Fehlhaltung häufiger und länger sitzen und stehen nicht eben mal schnell auf, um z. B. etwas zu erledigen oder mit jemandem zu sprechen.

## Schwerkraft und Alter

Dagegen ist die Schwerkraft definitiv nicht daran schuld, dass viele Menschen im Alter nach vorn gebeugt sind. Die Schwerkraft hält uns eigentlich wunderbar senkrecht. Dass wir im Laufe des Lebens eher nach vorn geneigt sind, liegt daran, dass unsere Sinnesorgane, vor allem die Augen, vorn sind und unsere Hände auch. Hinten können wir mit unseren Händen nicht viel anfangen. Und wenn wir einmal durch viel gebeugtes Arbeiten nach vorn entsprechend krumm gebogen sind, zieht uns die Schwerkraft erbarmungslos immer noch weiter runter. Ständig müssen wir hinten entsprechend gegenhalten, damit wir nicht auf der Nase landen – und werden dadurch, je älter wir werden, immer steifer, wenn wir nichts dagegen tun. Oder von Anfang darauf achten, dass wir bei unseren Tätigkeiten aufrecht bleiben – dann hat die Schwerkraft keinen Angriffspunkt.

## Die äußeren Faktoren

Wir geben Ihnen hier Tipps, wie Sie Ihre äußere Umgebung am besten gestalten, und zwar vor allem am Arbeitsplatz, wo wir ja gewöhnlich sehr viel Zeit verbringen. Dabei ist uns vollkommen bewusst, dass die Gestaltung oft nicht in Ihrer Hand liegt. Manchmal helfen nur etwas unkonventionelle Methoden, wie einen guten Stuhl selber mitzubringen. Manchmal wird es auch sehr schwer sein, wenn Sie z. B. gar keinen festen Arbeitsplatz haben, sondern jeweils einen anderen zugewiesen bekommen bzw. nehmen müssen, was gerade frei ist. Hier müssen sicher noch Lösungen gefunden werden, z. B. sehr leicht verstellbare Möbel und Bildschirme, sodass man sich die individuellen Höhen stufenlos elektrisch oder hydraulisch und vor allem ganz schnell einstellen kann.

## Der gute Sitz (Stuhl, Sessel, Hocker, Bank, Couch, Sattel etc.)

Leider gibt es bis heute eigentlich nur Sitzgelegenheiten in Einheitsgröße.

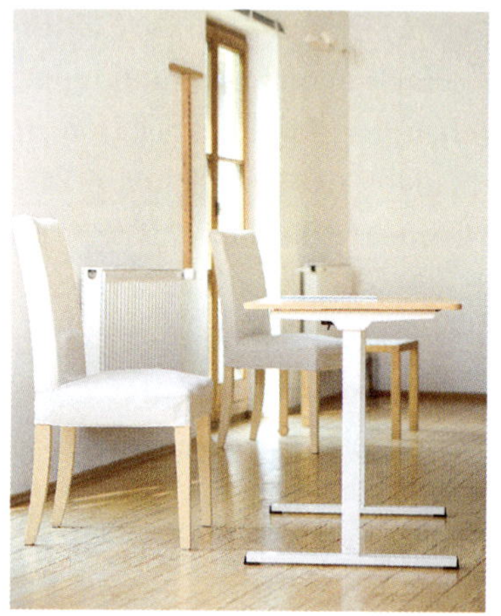

Verstellen lassen sich bisher meist nur Drehstühle und Bürostühle. Am besten sollten aber (abgesehen von der Einheitsgröße) auch die Bürostühle wie der Urtyp von Stuhl aussehen, also so, wie heute noch Küchenstühle oder Esszimmerstühle. Folgende Merkmale sind dabei wichtig:

### *Vier Beine*

Das ist auch im Büro besser als ein Drehstuhl auf einem Bein, denn mit dem dreht man nicht mehr den Körper, sondern den Stuhl. Und damit bringt man sich um eine Bewegungsmöglichkeit im Alltag.

### *Ohne Rollen (was ja bei vierbeinigen Stühlen das Normale ist)*

Denn sonst bringt man sich wiederum um eine Bewegungsmöglichkeit, indem man kurze Strecken mit dem Stuhl herumfährt, anstatt aufzustehen und ein paar Schritte zu gehen. Die Versuchung ist zu groß, auch wenn man sich mit dem Kopf sagt, dass man besser aufstehen sollte.

### *So hoch, dass Hüftgelenke und Knie beim Sitzen rechte Winkel bilden können*

**Ist der Sitz zu tief,** werden die Winkel von Hüftgelenken und Knien spitzer als 90 Grad, und man sitzt zwangsläufig in einer Fehlhaltung mit rundem Rücken (siehe Kapitel 6) und bekommt

leicht Nackenschmerzen, Atemeinschränkungen, funktionelle Unterbauch-, Beckenboden- und Blasenbeschwerden wie ständigen Harndrang. Da der Sitz außerdem für die Beine nicht passt, muss man sich notwendigerweise Fehlhaltungen der Beine (siehe Kapitel 7) antrainieren. Die meisten knicken sie in den Kniegelenken stark ab und bringen sie nach hinten oder wickeln sie um die Stuhlbeine.
Wer die Füße nach hinten unter den Sitz bringt, stellt sie entweder auf die Zehen: (in den Grundgelenken nach oben oder (seltener) nach unten gebeugt. Unbedingt Abbildungen dazu. Das kann sich sonst keiner vorstellen. Das kann dazu führen, dass man die Knie nicht mehr strecken kann, weil die Kniebeuger so verspannt sind, dass man Knieschmerzen bekommt, und natürlich kann es auch zu Zehenschmerzen führen. Auch die Hüftgelenke sind zu stark gebeugt, was zu Leistenschmerzen führen kann.

Schwierig ist es besonders für **große Menschen,** da die einzigen höhenverstellbaren Stühle gewöhnlich Drehstühle sind. Leider gibt es keine speziellen Vierbeiner-Stühle für große Menschen (eine Pohltherapeutin mit einem besonders großen Mann hat bei Möbelherstellern nachgefragt: Sie lehnen solche Spezialanfertigungen von Stühlen in unterschiedlichen Größen ab. Sie machen, was für 80 Prozent der Menschen passt, alles andere verkaufe sich nicht genügend). Man kann sich als Große/r noch mit Polstern für den Sitz behelfen. Aber dann stimmt leider die Höhe der Rückenlehne nicht mehr. Die beste Lösung ist wahrscheinlich, sich vom Schreiner einen Stuhl fürs Büro und einen für zu Hause anfertigen zu lassen.

**Ist der Sitz zu hoch,** kommt man als **kleiner Mensch** mit den Füßen nicht auf den Boden. Keiner baumelt aber auf die Dauer gern mit den Beinen in der Luft. Jeder Mensch möchte Bodenkontakt, unbedingt. Also versucht man, wenigstens mit den Zehen noch den Boden zu berühren – eine Haltung, die irgendwann

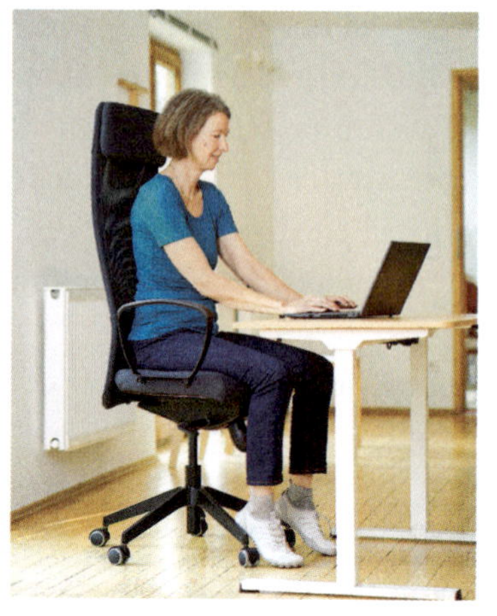

Wadenschmerzen, Fußschmerzen, Ballenschmerzen, Zehenschmerzen verursachen kann.

Zum Glück kann man als kleiner Mensch – wenigstens zu Hause – leicht Abhilfe schaffen, wenn man einen Holzstuhl mit vier Beinen hat: Absägen hilft! Im Büro kann man den Drehstuhl tiefer stellen oder sich einen abgesägten Vierbeiner mitbringen (das haben manche unserer Patientinnen schon getan, meist trifft es ja die Frauen, da diese im Schnitt etwas kleiner sind als die Männer).

**Sitz gepolstert** (vor allem für Menschen, deren Hintern von Haus aus nicht so gut gepolstert ist)

- Das Sitzen wird sonst unangenehm, mit der Zeit sind Gesäßschmerzen möglich. Tatsächlich ist es so, dass bei allen Menschen beim Hinsetzen die großen Gesäßmuskeln (Gluteus maximus) zur Seite ausweichen, sodass wir mehr oder weniger direkt auf unseren **Sitzbeinen** sitzen (was die Sitzbeine sind, wird in Kapitel 4 erklärt). Das ist gut so, denn wir quetschen dann auch bei langem Sitzen unsere Muskeln im Gesäß nicht und drücken ihnen nicht die Blutversorgung ab, auch wenn wir noch so schwer sind. Auch daran sieht man, dass Sitzen im biologischen Plan des Menschen durchaus vorgesehen ist und dass die Natur an alles gedacht hat. Wir sitzen also nicht auf unseren Muskeln, sondern allenfalls auf unserem Speck. Daher wird ein harter Holzsitz für die Dünnen mit flachem Hintern leicht ungemütlich.

- **Eine Rückenlehne,** am besten auch gepolstert, sonst kommt es leicht zu Müdigkeit und Erschöpfung im Laufe des Arbeitstages, weil auch das Balancieren auf Dauer anstrengend ist und man zwischendrin ein bisschen Erholung durch Anlehnen braucht. Man kann gut auch immer mit dem Becken unten angelehnt bleiben.

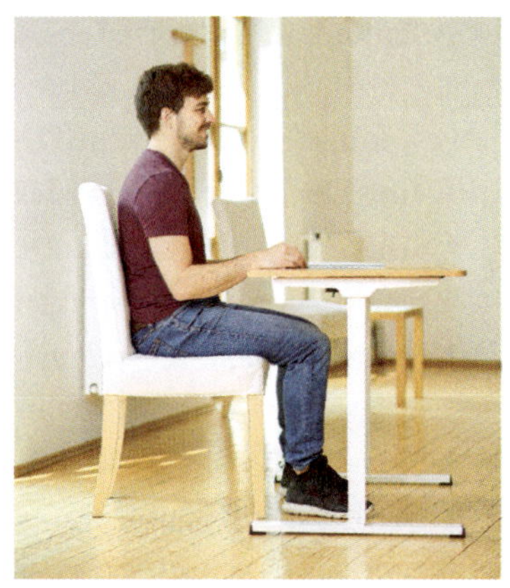

- **Keine Lordosestütze**

  Die braucht kein Mensch. Ihre Konstruktion beruht auf der falschen Annahme, dass die Einwärtswölbung des unteren Rückens im Sitzen erhalten bleiben soll. Jedes Kind kann uns eines Besseren belehren (siehe Kapitel 4).

  Die Einzigen, denen Lordosestützen kurzfristig helfen, sind Menschen, die Rückenschmerzen haben, weil sie ein Hohlkreuz machen. Verstärkt in die Fehlhaltung reinzugehen hilft momentan (!) immer. Das ist aber kein Grund, alle gesunden Menschen mit Lordosestützen auch in diese Fehlhaltung zu zwingen. Von Lordosestützen bekommen gesunde Menschen leicht Schmerzen im unteren Rücken.

  Werfen Sie zu Hause alle Stühle mit Lordosestütze raus! Wenn Sie bei der Arbeit einen Stuhl mit eingebauter Lordosestütze haben: Bringen Sie sich privat einen anderen Stuhl mit. Versuchen Sie, in Ihrem Betrieb Aufklärungsarbeit zu leisten. Damit tun Sie Ihren Kolleg*innen etwas Gutes.

- **Keine Armlehnen**

  Auch die braucht kein Mensch. Häufig sind sie sogar hinderlich, vor allem, wenn sie genau in der gleichen Höhe angebracht sind wie die Arbeitsplatte des Tischs bzw. Schreibtischs. Dann verhindern sie nämlich, dass man sich nahe genug an die Arbeitsplatte heransetzen kann. Man beugt sich dann in den Hüftgelenken nach vorn, bekommt Leistenschmerzen u. Ä. Sind sie zu hoch, hat man leicht die Schultern hochgezogen und bekommt Schmerzen auf den Schultern oben.

- **Keine Drehmöglichkeit des Sitzes**
  Damit drehen Sie nur noch die Sitzfläche, aber nicht mehr den eigenen Körper. So werden Sie steif und unbeweglich in der Körpermitte, ja, selbst Ihr Hals wird eher steif, weil Sie statt des Kopfes den Stuhl drehen. Schaffen Sie alle Drehstühle ab! Setzen Sie sich stattdessen auf einen normalen Küchen- oder Esszimmerstuhl, um die Voraussetzung für entspannt aufrechtes Sitzen zu schaffen. Schwierig wird es wieder nur für die sehr Großen, da die Drehstühle gewöhnlich die einzig höhenverstellbaren sind. Ansonsten: Raus damit!

## Die Arbeitsplatte, der Tisch

- **So hoch,** dass man mit rechtwinkligen Ellbogen, Hüftgelenken und Knien daran sitzen kann.
  **Ist der Tisch zu hoch,** neigt man dazu, die Schultern hochzuziehen. Davon bekommt man leicht Schmerzen auf den Schultern oben.

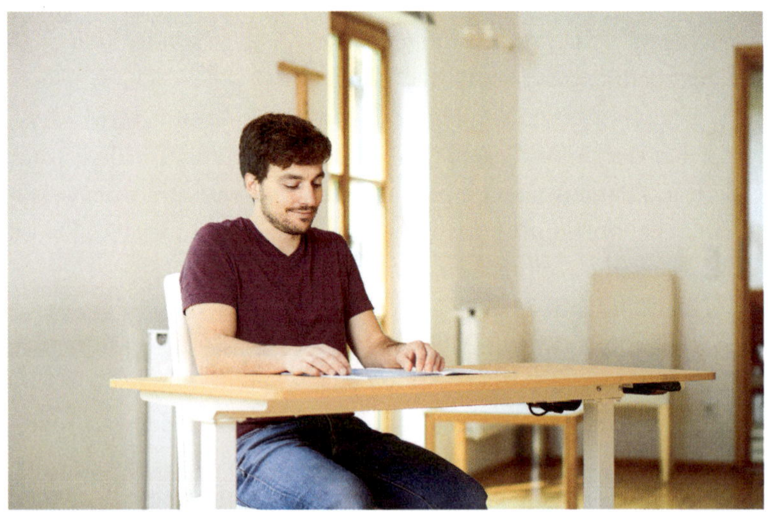

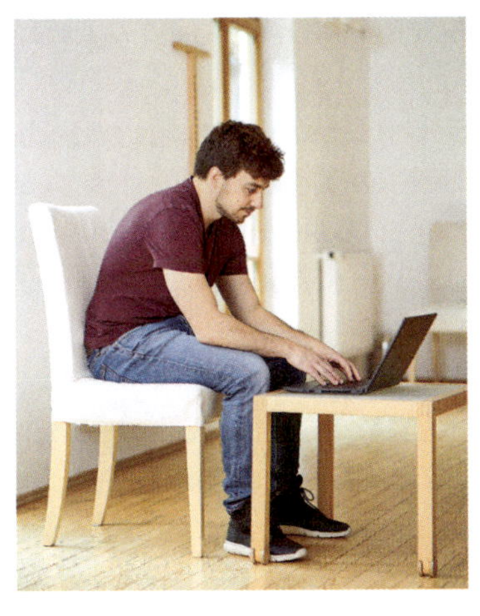

Außerdem sind die Ellbogen zu stark gebeugt, sodass man mit der Zeit steife Arme mit nicht mehr ganz streckbaren Ellbogen bekommt. Menschen mit diesem Leiden können Sie manchmal draußen beobachten, wenn Sie darauf achten: Beim Gehen schwingen ihre Unterarme nicht, sondern die Arme bleiben starr immer im gleichen Winkel gebeugt.

**Ist der Tisch zu niedrig,** beugt man sich leicht nach vorn unten und bekommt auf die Dauer eine oben vorgebeugte Haltung (siehe Kapitel 6) mit allem, was dazugehört, wie Atemeinschränkungen und Nackenschmerzen.

## Der Bildschirm

- **Die richtige Entfernung**
  So weit entfernt, dass Sie alles gut erkennen und lesen können. Das ist individuell unterschiedlich, bedingt auch durch eventuelle Kurz- oder Weitsichtigkeit. Passen Sie die Entfernung also auf sich an, sodass Sie weder vor- noch zurückgebeugt davorsitzen. Lassen Sie sich ruhig auch von der Seite her fotografieren oder filmen. Sitzen Sie wirklich aufrecht davor? Wenn Sie lange vor- oder zurückgebeugt davorgesessen haben, sollten Sie vielleicht etwas gegen eine oben vorgebeugte Haltung mit allen zugehörigen Beschwerden oder gegen eine Haltung mit »Hohlkreuz von

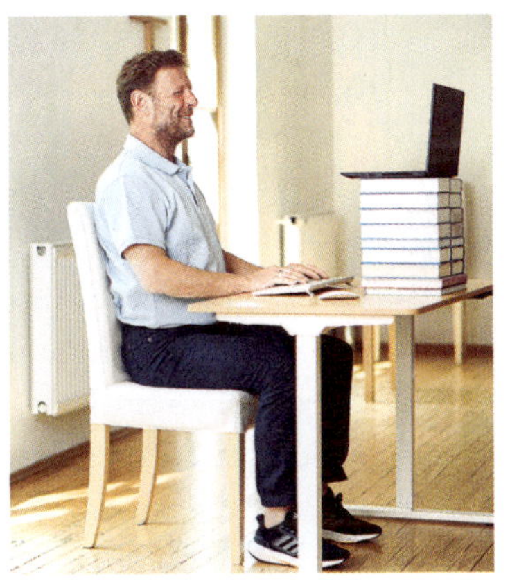

oben« mit allen dazugehörigen Beschwerden tun (siehe Kapitel 6).

Die Korrektur ist einfach: Sie schieben den Bildschirm einfach weiter nach vorn oder weiter nach hinten. Wenn Sie sich den Arbeitsplatz mit einem Kollegen, einer Kollegin teilen, müssen Sie die Entfernung bei jedem Wechsel neu einstellen. Die kleine Mühe lohnt sich aber.

- **Die richtige Höhe**
  So hoch, dass das obere Drittel sich in Augenhöhe befindet (zur Erklärung schauen Sie bitte noch mal auf Kapitel 3: Die Macht der Augen). Es kann sein, dass Sie nach der Behandlung oder Selbstbehandlung Ihrer Fehlhaltung den Monitor (ebenso wie alle Spiegel im Auto) neu einstellen müssen, denn es hat keinen Sinn, die alten Bedingungen beizubehalten: Sie zwingen einen nur wieder in das alte Muster mit allen Problemen und Beschwerden.
- **Die richtige Größe**
  So groß wie möglich! Je größer der Bildschirm, desto weniger Erstarrung, desto mehr Bewegung von Augen, Nacken, Körper. Wenn der Monitor schön groß ist, machen Sie, während Sie arbeiten oder sich etwas anschauen, gleichzeitig Augen-, Nacken-, Wirbelsäulen- und Oberkörpergymnastik! Wie praktisch!

**Tipp:** Schon für kleines Geld gibt es hervorragende Halterungen für Monitore zu kaufen. Sie ermöglichen es, meist kinderleicht mit einem Handgriff, den Monitor (oder auch mehrere) in die für Sie optimale Position zu bringen. Die ideale Lösung auch, wenn man sich einen Schreibtisch mit mehreren Personen teilt!

## Die Tastatur

Platzierung auf dem Schreibtisch: So nah, dass Ihre Oberarme am Körper senkrecht herunterhängen können und Ihre Ellbogen rechte Winkel bilden. Oder gehören Sie zu den Menschen, die an so etwas nicht denken und die Tastatur so weit weg stellen, dass sie ihre Arme voll ausstrecken müssen? Das tut auf die Dauer nicht gut, und Sie bekommen leicht einen Serratus-anterior-Buckel, d. h. einen Buckel ganz oben, und vielleicht auch taube oder einschlafende Hände sowie Schmerzen am Brustkorb seitlich unter den Achseln, denn da sitzt der Serratus-anterior-Muskel, der die Schultern nach vorn zieht (siehe Kapitel 8).

Von Vorteil ist es, das Zehnfinger-Schreibsystem zu beherrschen, sodass Sie beim Schreiben nicht auf die Tastatur blicken müssen. Sonst besteht die Gefahr einer vorgebeugten Haltung mit allen Folgebeschwerden wie Nackenschmerzen, Magenschmerzen etc. (siehe Kapitel 6). Die Tastatur sollte auch nicht zu klein sein, sonst müssen Sie die Arme sehr dicht am Körper halten und die Hände vorn eng zusammenführen. Bei einem kleinen Laptop ist die eingebaute Tastatur natürlich zu klein, aber wenn Sie an einem Laptop arbeiten, nehmen Sie auf unsere Empfehlung hin sowieso eine externe Tastatur und eine Maus dazu, nicht wahr? (siehe Kapitel 3). Außerdem ist bei einem kleinen Laptop auch der Bildschirm natürlich viel zu klein, sodass Sie leicht Augen- und Rückenprobleme bekommen und insgesamt in der Drehung steif werden (siehe Kapitel 10).

## Das Handy/Smartphone

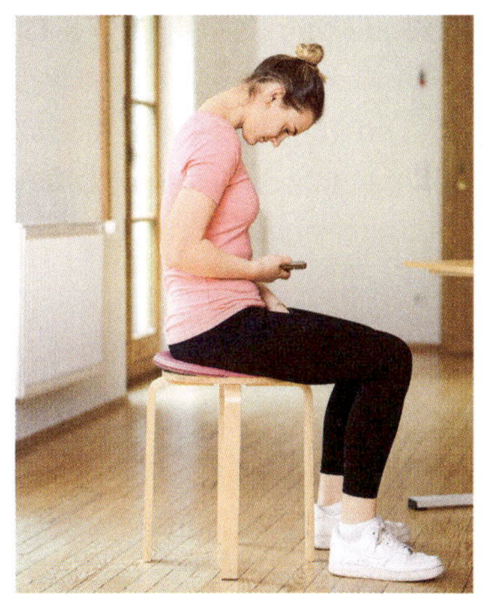

O ja, auch das Handy, bzw. wie man es hält, kann viele Beschwerden verursachen! In den letzten Jahren kommen zu uns zunehmend junge Leute, die bereits chronische Schmerzen und »unerklärliche« Beschwerden haben. Der »Handynacken« ist inzwischen zum stehenden Begriff geworden. Man bekommt ihn allerdings nicht automatisch, wenn man das Handy bzw. das

Smartphone viel benutzt. Nur, wenn man es zu niedrig und zu dicht am Körper hält: In Kapitel 6 erfahren Sie mehr darüber. Auffallend viele junge Menschen, die in unsere Praxen kommen, haben aber Beschwerden am Hals vorn, mit denen keiner richtig etwas anfangen kann. Das »Handy-Hals-vorn-Syndrom« gibt es noch nicht. Die Patient*innen kommen mit quälenden »Kloß im Hals«-Empfindungen, mit Druck- und Engegefühlen im Hals, mit chronischem Räuspern, chronischer Übelkeit und Angstempfindungen vorn im Hals. Die Palette ist groß, nur hat sie bisher noch niemand dem Handy zugeordnet. Die gute Nachricht auch hier: Diese Beschwerden kann man wieder wegbekommen, und sie sind keine automatische Folge der Handynutzung. Man bekommt sie nur, wenn man das Smartphone oder Tablet oft und lange zu dicht am Körper hält und den Kopf zum Handy bringt statt das Handy zum Kopf, zu den Augen.

## Und die Kinder?

Ja, die sind oft von allen am ärmsten dran! Immer wieder hören wir, dass die Kinder in der Schule (und manchmal schon im Kindergarten!) auf und an völlig unpassendem Mobiliar sitzen. Da gibt es oft nur ein oder zwei Einheitsgrößen von Stühlen oder Tischen, die noch dazu nicht verstellbar sind: Sie sind meist für die Kleinen zu groß und für die Großen zu klein. Dazu kommt, dass die Schüler*innen für bestimmte Unterrichtsstunden oft in ein anderes Klassenzimmer umziehen müssen, das von verschiedenen Altersgruppen genutzt wird. Möglicherweise haben Sie selbst schon den einen oder anderen Elternabend selbst auf solchen Stühlen verbracht und wissen genau, wovon wir hier sprechen.

**Fallbeispiel:** Eine auch als Erwachsene relativ große Patientin mit Beinbeschwerden berichtet: Früh war ich viel größer als die anderen Kinder, und entsprechend unpassend waren die Sitzmöbel. Schnell begann ich meine Beine und Füße um die Stuhlbeine zu wickeln, um meine Beine »aufzuräumen«.

Und dann haben die meisten Tische eine gerade Platte. Ganz früher gab es Schulbänke mit schrägen Pulten zum Schreiben. Warum man sie abgeschafft hat, weiß kein Mensch. Irgendwie galten und gelten sie als altmodisch. Natürlich müssen und sollten sie keine Verbindung zu einer Bank haben, sondern es sollten einzelne Stühle davorstehen, und natürlich sollten die Pulte höhenverstellbar sein. Immer aber **sollten sie schräg sein.** Das hält die Kinder aufrecht.

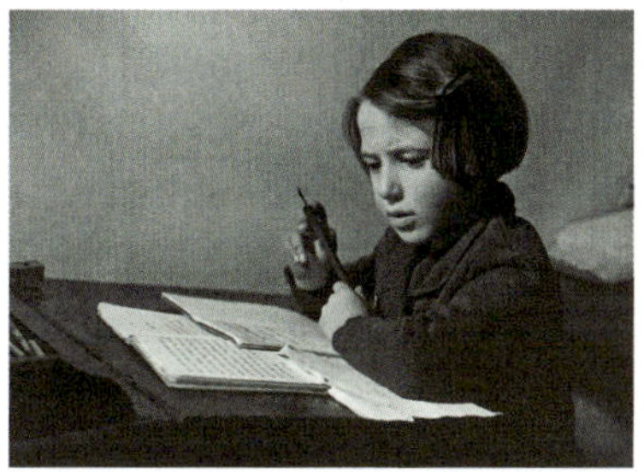

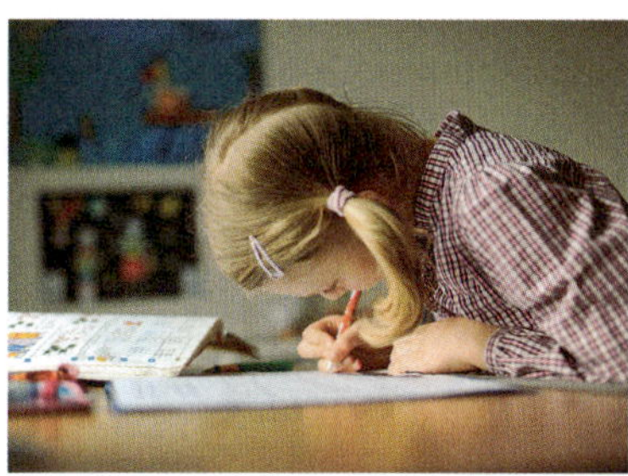

*Kind am schrägen Pult um 1950, Kind am geraden, waagerechten Pult heute*

Bei geraden, waagerechten Tischplatten können die Kinder nicht anders, als vornübergebeugt zu sitzen. So wird die bucklige Haltung mit gesenktem Kopf (siehe Kapitel 6) antrainiert, und es gibt heute schon viele Kinder mit Kopfschmerzen. Nackenschmerzen, Kloß im Hals etc. Und das liegt nicht am langen Sitzen – so wenig wie bei den Erwachsenen –, sondern am verkehrten Sitzen an verkehrten Möbeln! Das ist wirklich unverantwortlich! Appelle wie »Halte dich gerade« helfen da überhaupt nicht. Sie nerven die Kinder nur, und das zu Recht!

Uns gruselt es bei der Vorstellung, dass jetzt gerade eine ganze Generation Schulkinder auf das Arbeiten am Tablet geeicht wird. Es ist wirklich nicht möglich, mit einem Tablet in einer natürlichen Sitzhaltung zu arbeiten, nicht am Tisch und schon gar nicht im Bett oder auf der Couch … schade … ist doch soooo gemütlich! Ein **einfacher Buchständer,** wenn möglich höhenverstellbar, und die klare Vereinbarung, dass Hausaufgaben nicht im Liegen erledigt werden, könnten zu Hause schon helfen. Zum Glück gibt es schon vereinzelte Initiativen in Schulen und Kindergärten, um die äußeren Faktoren zu ändern. Buchständer wären auch hier eine gute Idee. In Kapitel 3 erfahren Sie mehr zu den äußeren Faktoren, die einen guten Arbeitsplatz ausmachen.

## Und die Lehrer*innen?

**Fallbeispiel:** Ein Pohltherapeut berichtet: Mich suchte eine junge Lehrerin auf. Sie hatte eine Burn-out-Diagnose, Panikattacken, chronifizierte Ängste und eine sehr umfassende Erschöpfung. Außerdem hatte sie Haarausfall, der eindeutig stressbedingt war (mit abnehmendem Stress verbesserte sich die Situation an den Haaren). Sie stand kurz vor der Frühberentung (mit Anfang dreißig!) bzw. überlegte, ihren Beruf an den Nagel zu hängen, weil sie eigentlich nicht mehr als 20 Minuten am Stück arbeiten konnte.

Wie so viele Lehrer*innen mit viel Vorbereitungs- und Korrekturaufwand hatte auch diese Patientin die ganze Zeit in extrem vorgebeugter Haltung über ihren Blättern gehockt, dahinter (!) die Tastatur, auf der sie dann ab und zu – natürlich weit nach vorn verbogen – schrieb, und das Ganze am Laptop. Das Stresslevel hat über die Jahre zugenommen, die Atmung hat natürlich abgenommen, das eine verursachte das andere. Was ich mit ihr besprochen habe:

**Das ganz normale Einrichten des Arbeitsplatzes:**

- Monitor – oberes Drittel auf Augenhöhe,
- mit dem Bauch vorn an die Tischkante,
- Laptop entweder hoch stellen und externe Tastatur und Maus dran
- oder aber einen ganz neuen PC kaufen, wo die Tastatur eben vorn an der Tischkante sein kann,
- Stuhl hoch bzw. Tisch runter, je nachdem, was geht (im Falle von Stuhl hoch natürlich Höckerchen unter die Füße),

- Stuhllehne beachten usw.
- Für Lehrkräfte, die viel mit Papier arbeiten, empfehle ich dann immer noch einen schräg einstellbaren Tischrahmen (»Schrägpult«, »Buchhalter«, »Schrägbrett«, »Tischstaffelei«, gibt es im Internet in A3 und A2), sodass sie nicht ganz so viel im 90-Grad-Winkel lesen und schreiben müssen. Ein Kompromiss, der aber viel bringt. Jedes Grad, das der Nacken und der Oberkörper nicht nach vorn müssen, hilft ja ein bisschen. Außerdem den konsequenten Wechsel zwischen Tastatur und Papier an der Tischkante, je nachdem, was gerade gebraucht wird.
- Zum Schluss noch die Einstellung von Monitor-Entfernung, Schriftgröße und Zoom-Möglichkeiten.

Dann habe ich ihr gleich noch den **Cat Stretch 2** gezeigt und den **»Trick mit dem Knick«:** So nenne ich die Behandlung der Falten am vorderen Rumpf mit dem Kochlöffel. Ich hab das in der Stunde gleich mit ihr ausprobiert und sie auch die Auswirkungen auf die Atmung fühlen lassen.

Und das alles zusammen hatte dann einen gewaltigen Effekt: In der zweiten Stunde (ca. drei Wochen später) war bereits eine extreme Besserung der Beschwerden erkennbar: Der Beruf machte wieder Spaß, die Leistungsfähigkeit war deutlich wiederhergestellt. Für uns beide ein Wunder!

Und ja, das ist gewiss sehr beispielhaft. Wir haben viele Lehrer*innen in unseren Praxen, und die meisten haben ähnliche Probleme wie die hier beschriebenen. Ich habe im Studium gelernt, dass »Burn-out« sehr Lehrer-typisch ist und dass es an der sozial engagierten Art der Arbeit (und dem Frust, vieles nicht umsetzen zu können) liegt. Inzwischen glaube ich, dass es eben auch rein »mechanische« Gründe hat, dass Angehörige dieses Berufes so stark gefährdet sind, atembedingte Probleme zu entwickeln, also auch einige psychische.

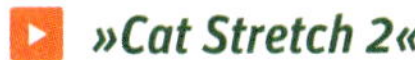

# Die inneren Faktoren

Jedem von uns wird schon aufgefallen sein, dass die Sitzhaltung wie auch die Körperhaltung generell etwas mit unserer Stimmung zu tun hat. Wenn Sie über Ihrer Steuererklärung brüten, werden Sie bestimmt anders dasitzen, als wenn Sie beschwingt einen Liebesbrief schreiben.
In Kunstwerken können wir den leidenden, resignierten, trauernden, deprimierten Menschen immer wieder nach vorn geneigt dargestellt sehen. Auch für Menschen, die unter einer Depression leiden, ist die nach vorn gebeugte Haltung charakteristisch.
Wenn man »wie ein Häufchen Elend« dasitzt, ist man bestimmt nicht kerzengerade aufrecht, sondern nach vorn »zusammengesackt«. Letzteres stimmt aber auch nicht ganz, denn wenn wir so ein Häufchen Elend (oder uns selbst in diesem Zustand) einmal untersuchen, werden wir feststellen, dass man eigentlich nicht aus Schwäche zusammengesackt ist, sondern dass die Muskeln auf der Vorderseite verkürzt und härter sind als normalerweise. Und diese verkürzten Bauch- und Brustmuskeln ziehen uns nach vorn. Nochmals: **Krumm sitzen ist keine Schwäche der Rückseite, sondern eine Anspannung/Verkürzung der Vorderseite!**

**Probieren Sie es aus:** *Wenn Sie nicht von Haus aus schon krumm nach vorn gebeugt sitzen, setzen Sie sich erst aufrecht hin und befühlen Sie Ihren Bauch. Er müsste sich weich anfühlen. Beugen Sie sich dann im Sitzen nach vorn: Jetzt wird sich Ihr Bauch fester anfühlen.*

Da sich der vorgebeugte Körper im Stehen wegen der Schwerkraft schwierig balancieren lässt, ist für alle Depressiven und Traurigen das Sitzen eine viel adäquatere Haltung. Wir sehen daher depressive Menschen vorwiegend sitzend abgebildet (Käthe Kollwitz war eine Meisterin dieser Darstellungen). Das stimmt mit der Realität überein. Depressive Menschen können sich kaum auf den Beinen halten, die vorgebeugte Haltung macht sie in der Schwer-

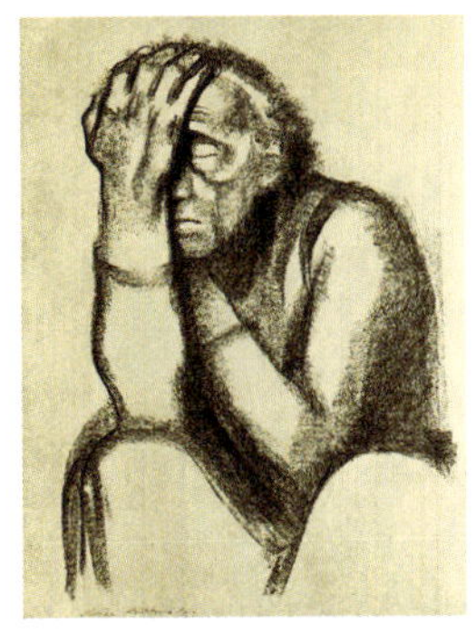

kraft instabil, sie sind der Gefahr ausgesetzt, nach vorn zu fallen (deswegen brauchen ältere, eher versteifte und vorgebeugte Menschen einen Stock beim Gehen oder einen Rollator). Sie setzen sich erleichtert hin, sobald es nur geht. Wie gut das tut!

*Bild von Käthe Kollwitz*

**Probieren Sie es aus:** *Wenn Sie nicht von Haus aus schon krumm nach vorn gebeugt sitzen, beugen Sie sich mit dem Oberkörper oben rund nach vorn und gehen Sie umher. Spüren Sie, wie Ihr Gang kleinschrittig und unsicher wird, Ihre Füße nicht mehr abrollen und Ihre Schultern und Arme sich nicht mehr mitbewegen, wie alles anstrengend und mühsam wird.*
*Setzen Sie sich dann in dieser Haltung hin. Merken Sie, wie auch im Sitzen alles mühsam ist, sogar das Atmen, aber doch viel weniger anstrengend als im Stehen und Gehen? Am besten lehnen Sie sich hinten unten an (oben anlehnen geht natürlich nicht!) und stützen sich vorn mit den Armen auf den Oberschenkeln auf.*

Wenn Sie nicht gut drauf sind, wird es auch für Sie leichter sein, sich ermattet und nach vorn gebeugt hinzusetzen, statt zu stehen oder zu gehen. Und Sie haben es schwer, aus dieser gekrümmten Haltung wieder aufzustehen, vor allem, wenn sie auch noch auf einem niedrigen Sessel sitzen, der womöglich hinten tiefer ist als vorn. Und wenn Sie dann noch einiges an Gewicht zu stemmen haben, ist es wirklich viel weniger mühsam, gleich sitzen zu bleiben.
In der Praxis bringen wir manchmal solchen, meist älteren, Patient*innen bei, wie sie am besten vom Sitzen aufstehen. Manche haben sich angewöhnt, die Hände auf die seitlichen Lehnen zu legen und sich mit den Armen hochzustemmen. Das ist sehr mühsam! Und definitiv die falsche Methode. Man unterlässt es gern und erhebt sich nur im Notfall – z. B., weil man auf die Toilette muss.

## Wie steht man vom Sitzen richtig auf?

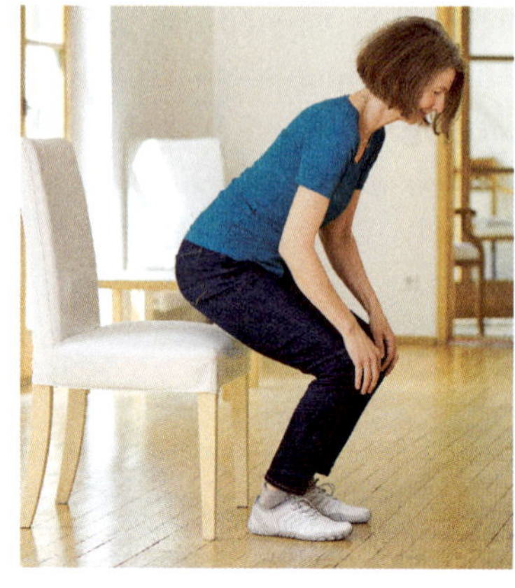

**Probieren Sie es aus:** *Die richtige Aufstehmethode geht so: Ausgangsposition: Sie sitzen am besten auf einem Stuhl, der so hoch ist, dass Ihre Hüftgelenke, Knie und Sprunggelenke je einen rechten Winkel bilden, und haben die Beine parallel vor sich, etwa hüftbreit auseinander.*
*Dann stellen Sie Ihre Füße etwas zurück, sodass sie hinter die Knie kommen. Als Nächstes beugen Sie den Oberkörper nach vorn und gehen auch mit den Knien etwas nach vorn, sodass Sie schließlich Ihr Gewicht über den Füßen haben. Dann brauchen Sie nur noch die Knie, die Sprunggelenke und die Hüftgelenke zu strecken – und schon stehen Sie mühelos aufrecht, alle Gewichte übereinander.*

Sie werden sehen, das macht Spaß. Ich (H. P.) habe das z. B. einmal einer fast neunzigjährigen Dame beigebracht (die vorher am besten von zwei Männern an den Ellbogen hochgehievt wurde, um sich zu erheben. Allein mit der Armmethode auf den Lehnen ging fast nichts mehr). Sie lernte die neue Methode sehr schnell und wurde zum Stehaufweibchen: Sie erhob sich begeistert oft zehn Mal hintereinander, und das schon morgens als Erstes!
Was weniger bekannt sein dürfte: Zusammengekrümmt sitzen und miese Stimmung ist keine Einbahnstraße. **Wenn wir lange Zeit nach vorn gekrümmt z. B. vor dem Laptop sitzen, leidet unsere Stimmung.** Wir werden müder, träger, übellauniger. Diesen Zusammenhang konnten Sie auch an dem Beispiel der Lehrerin am Ende des letzten Kapitels studieren.
So entsteht ein **Teufelskreis:** Je missmutiger wir sind, desto mehr setzen wir uns so vorgebeugt hin, dass wir kaum atmen können und einen runden Rücken machen, bis wir Nackenschmerzen be-

kommen. Die Augen sind oft halb geschlossen und erstarrt, das Interesse an der Umwelt dadurch erloschen. Vor allem durch die Kopfhaltung gehen die Gedanken zäh im Kreis, etwas Neues will uns nicht einfallen. Je länger wir so dasitzen, desto schlechter wird unsere Stimmung, desto müder und erschöpfter werden wir. Das geht klinisch depressiven Patienten erst recht so. Und das ist auch – in etwas geringerer Ausprägung – das Schicksal vieler Büroarbeiter*innen, zumal, wenn sie vor einem niedrigen Bildschirm oder gar einem Laptop sitzen. Abends sind sie erschöpft, nicht vom vielen, sondern vom vielen **falschen** Sitzen. So erschöpft, dass sie sich zu Hause gleich wieder hinsetzen müssen. Sich gerade zu halten ist in dieser Haltung zu anstrengend, weil man ja die Rückenmuskeln ständig angespannt halten muss, um nicht ganz nach vorn zu fallen. Was wiederum … usw. … Vielleicht kommt Ihnen dieser Teufelskreis bekannt vor. Man sitzt da als unbeweglicher Trauerkloß, der sich nicht aufraffen kann, abends noch etwas zu unternehmen. Depressiv sein macht müde und bewegungsunlustig. Stundenlang bewegungslos dazusitzen macht depressiv usw. Nach dem Essen lässt man sich abends am besten aufs Sofa plumpsen – und zwar in die gleiche vorgebeugte Haltung. Die meisten Sofas sind so niedrig und das Sitzteil möglichst noch hinten tiefer als vorn, dass einem gar nicht anderes übrig bleibt, als krumm vor dem Fernseher zu sitzen und vor Erschöpfung einzuschlafen.

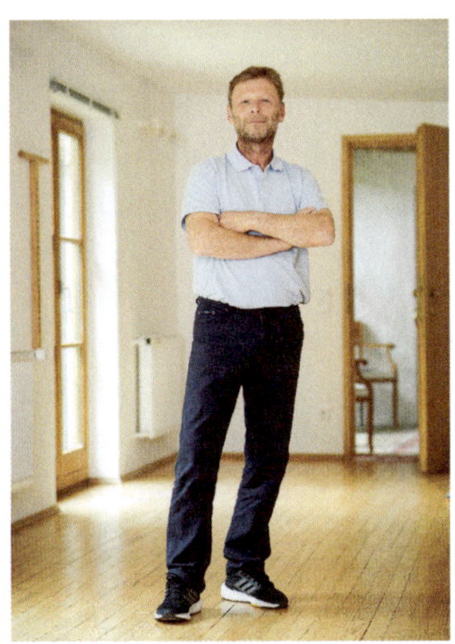

**Wenn wir beim Lesen oder Schreiben eher kampfeslustig sind, werden wir in überaufgerichteter Haltung dasitzen:** mit Hohlkreuz von oben, den Kopf zurück, das Kinn angehoben. Aber es wird uns nicht lange auf Stuhl oder Sessel halten. Viel lieber stehen wir in dieser Stimmung auf und gehen angriffslustig herum. Wir tigern herum, oft die Fäuste schon geballt: »Wo ist der Feind? Wenn der mir in die Quere kommt!« Sitzen ist nichts für Wutnickel.

Auch hier geht das Karussell auch andersherum: Wenn wir viel Zeit in dieser überaufgerichteten Haltung verbringen (z. B., weil wir das in Rückenschulen etc. gelernt haben) werden wir von der Stimmung her eher angriffslustig, gereizt, kämpferisch. Dann ist nicht so gut Kirschen essen mit uns. Unser Gegenüber ist allerdings durch unsere Körperhaltung schon vorgewarnt: »Komm mir nicht zu nahe! Willst du es mit mir aufnehmen?«, signalisieren wir, oft ohne es zu merken.

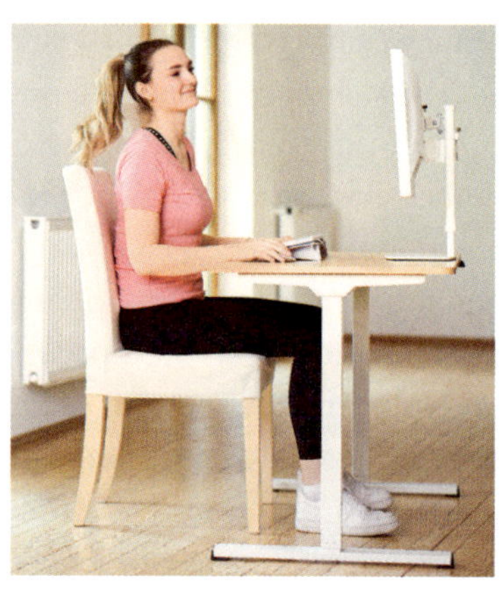

**Wenn wir gut drauf sind,** werden wir in entspannt aufrechter Haltung (siehe Kapitel 4) dasitzen wie die kleinen Kinder: den Kopf erhoben, den Rücken locker gerade, die Augen munter herumblickend, den Kopf beweglich auf dem Hals, unternehmungslustig.

Wir bewegen uns im Sitzen mehr, drehen uns zum Beispiel häufiger, um herumzuschauen. In dieser aufrecht entspannten Haltung können wir gleich aufstehen, sind wir gleich in der Senkrechten. Stundenlang bewegungslos dazusitzen ist bei guter Laune nicht unser Ding. Gute Laune macht munter. Wir stehen viel eher auf, z. B. wenn wir einen Gedankenblitz haben. Uns fällt eher etwas ein. Das Denken ist beflügelt. Wir nehmen leicht und gern Kontakt zu unseren Mitmenschen auf, z. B., um ihnen unsere neuesten Einfälle mitzuteilen.

Umgekehrt gilt wieder: Wenn wir entspannt aufrecht sitzen, sind wir eher guter Laune – was ansteckend auf die anderen wirkt. Es lohnt sich also, die schlechten Sitzgewohnheiten loszuwerden und in eine entspannt aufrechte Haltung zu kommen.

# 4 *Natürliches, entspannt aufrechtes Sitzen*

Gibt es eine »richtige« Körperhaltung beim Sitzen? Die Antwort ist einfach: JA! Wegen der Schwerkraft gibt es eine »richtige« Haltung: Wie beim aufrechten Stehen sind beim aufrechten Sitzen alle Gewichte des Körpers übereinander, man ist sitzend im Lot. Das ist die natürliche »Haltung«, die sich in der Evolution, die ja in der Schwerkraft stattfand, entwickelt hat und die sich eigentlich von allein ergibt.

## Entspannt und aufrecht

Die natürliche, entspannt aufrechte Sitzhaltung trägt ihren Namen »Haltung« eigentlich zu Unrecht, denn dabei wird gar nichts gehalten. Die Gewichte werden stattdessen nur balanciert, man bleibt aufrecht immer etwas in Bewegung und ist absolut durchlässig in der Bewegung. Alles geht mit, nirgends ist etwas festgehalten. Alle davon abweichenden Haltungen des Zweibeiners Mensch, ob nach vorn, nach hinten oder zur Seite geneigt, müssen von den Muskeln gegen die Schwerkraft gehalten werden.

Unsere Überzeugung: Die richtige Sitzhaltung ist diejenige, die sich von allein ergibt, wenn man von allen Verspannungen befreit ist und nicht mehr von äußeren Umständen (wie z. B. einem Laptop auf den Knien oder Sitzen, die hinten niedriger sind als vorn) in eine Fehlhaltung gezwungen wird. Man sitzt mühelos aufrecht.

## Bei der natürlichen, entspannt aufrechten Sitzhaltung sitzt man auf den Sitzbeinen

Wissen Sie, was Ihre Sitzbeine sind und wo Sie sie finden?

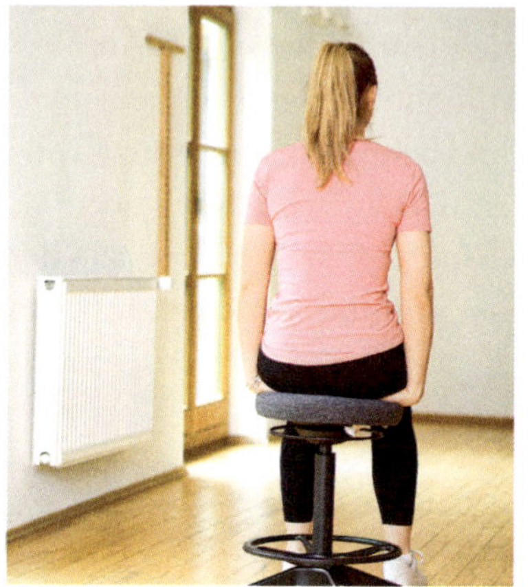

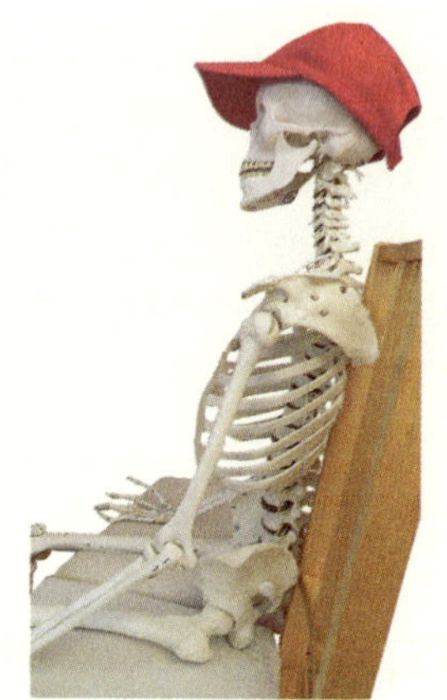

Die beiden Sitzbeine oder auch »Sitzknochen« sind die untersten Punkte des Beckens. Jede der beiden Beckenschaufeln, die hinten durch das Kreuzbein und vorn an der Symphyse verbunden sind, münden unten in je ein Sitzbein. Die beiden Sitzbeine sind die Knochen, auf denen man sitzt, auf denen das Gewicht des Körpers beim Sitzen ruht. Sie haben für das Sitzen die gleiche Funktion wie die Füße für das Stehen.

### *Wie finde ich meine Sitzbeine?*

**Probieren Sie es aus:** *Sie finden Ihre Sitzbeine, wenn Sie sich im aufrechten Sitzen die Hände unter den Po schieben. Dabei spüren Sie zwei harte runde Knochen, das sind Ihre Sitzbeine.*
*Wenn Sie genau aufrecht sitzen, sitzen Sie auf Ihren Sitzbeinen. Machen Sie im Sitzen einen Rundrücken von unten, sitzen Sie etwas hinter dem unteren Ende der Sitzbeine, beinahe schon auf dem Steißbein. Machen Sie ein Hohlkreuz von unten (Sie wölben die Lendenwirbelsäule einwärts), sitzen Sie etwas vor den Sitzbeinen.*

*Wieso kann ich meine Sitzbeine beim aufrechten Sitzen eigentlich so deutlich spüren?*

Weil man tatsächlich auf diesen Knochen sitzt, nicht auf den großen Pomuskeln, denn diese weichen nach außen zur Seite, sobald man die Hüftgelenke rechtwinklig beugt.

**Probieren Sie es aus:** *Legen Sie sich auf die Seite, das untere Bein gebeugt, das obere gestreckt. Legen Sie sich dann die oben liegende Hand auf die Stelle, wo Sie Ihr Sitzbein vermuten. Sie spüren jetzt vor allem den großen Pomuskel, kommen an die Sitzbeine nicht recht heran. Beugen Sie dann das Bein und spüren Sie, wie dabei der große Pomuskel zur Seite weicht, bis Sie im 90-Grad-Winkel nur noch das Sitzbein spüren, das von keinem Muskel mehr bedeckt ist.*

Deswegen bekommt man auch bei größerem Gewicht vom vielen aufrechten Sitzen keine blauen Flecken, keine Muskelschäden und keine Durchblutungsstörungen am Hintern (siehe Kapitel 2), und weder Pomuskeln noch Beckenboden »schlafen ein«.

## Beim natürlichen Sitzen ist der untere Rücken gerade

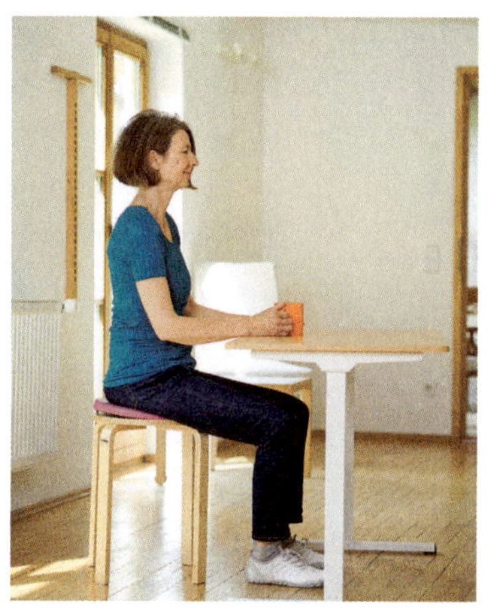

Beim natürlichen Sitzen gibt es keine oder nur eine winzige Einwärtswölbung des Rückens in der Taille. Das kommt daher, dass es beim Stehen zwar physiologisch-anatomisch bedingt eine Einwärtswölbung (Lordose) des unteren Rückens gibt (gehört zur normalen Doppel-S-Form der Wirbelsäule), die sich aber beim Hinsetzen begradigen sollte.

**Probieren Sie es aus:** *Setzen Sie sich ganz langsam hin und beobachten Sie: Ihre Beine gehen beim Hinsetzen nach vorn – und damit geht auch der untere Teil des Beckens mit den Sitzbeinen nach vorn, weil das Becken unten ja mit den Beinen verbunden ist. Dadurch geht das Becken aus seiner »vorn nach oben – unten nach hinten« gekippten Stellung heraus, Becken und Lendenwirbelsäule sind dann gerade aufgerichtet. Dadurch sitzen Sie direkt auf Ihren Sitzknochen.*

Bei der guten Sitzhaltung bilden Körper und Oberschenkel vorn einen rechten Winkel (90 Grad). (Wenn Sie etwas höher sitzen, kann der Winkel auch etwas größer sein, auf keinen Fall sollte er kleiner als 90 Grad sein.)

## In der entspannt aufrechten Sitzhaltung sitzt man beweglich

Natürliches Sitzen ist bewegliches Sitzen und macht keine Beschwerden. In der entspannten aufrechten Sitzhaltung kann man sich mit dem ganzen Körper und damit auch mit dem Rücken sehr gut in alle Richtungen beugen, strecken und drehen (wenn man z. B. nach etwas weiter Entferntem auf dem Schreibtisch greifen oder sich nach jemandem umdrehen will).
Entspannt aufrechtes Sitzen mit beweglichem Rücken ist für den Menschen eine normale Körperposition, die er stundenlang einnehmen kann. Sonst wäre ja z. B. langes Meditieren im Sitzen von Haus aus schädlich. Wer entspannt, aufrecht und beweglich sitzt, hat allerdings nach einer Weile Lust, sich auch anders zu bewegen, was eine natürliche menschliche Reaktion ist. Nach einer Weile geht man wieder ins Leben hinein.

***Bei entspannt aufrechter Sitzhaltung bewirken schon kleine Kopfbewegungen Reaktionen im unteren Rücken, sind also Rückengymnastik.***

**Probieren Sie es aus:** *Beugen Sie Ihren Kopf nach vorn, können Sie mit Ihren Händen auf dem unteren Rücken (dem Rücken in der Taille) spüren, wie* *dieser leicht rund wird. Beugen Sie den Kopf nach hinten, können Sie spüren, wie eine leichte Einwärtswölbung (Hohlkreuz) im unteren Rücken entsteht. Drehen Sie Ihren Kopf nach rechts oder links, können Sie bei entspanntem Rücken spüren, wie sich die Bewegung bis in den unteren Rücken fortsetzt. Jeder einzelne Wirbel wird dabei bewegt. Wenn Ihr Rücken entspannt ist, machen Sie also bereits Rückengymnastik, wenn Sie sich zu Ihrem Kollegen umdrehen oder wenn Sie nach etwas greifen, was rechts oder links von Ihnen auf dem Schreibtisch steht (denn Sie schauen nach dem, was Sie greifen, und damit drehen Sie auch Ihren Kopf).*

## Um natürlich aufrecht zu sitzen, müssen Rücken- und Bauchmuskeln weder angespannt noch besonders stark sein

Um sich in dieser Haltung aufrecht zu halten, brauchen Sie tatsächlich keine angespannten oder besonders starken Rücken- und Bauchmuskeln. Die Rückenmuskeln samt ihren Sehnen und Faszien sind bis auf die physiologische Grundspannung entspannt und reaktionsbereit. Alle Gewichte des Körpers befinden sich übereinander, sie sind im Lot. Das heißt: **Bei aufrechter Haltung wird gar nichts gehalten!**

**Probieren Sie es aus:** *Legen Sie sich im Sitzen Ihre Hände in der Taille flach auf den unteren Rücken und spüren Sie: Die Muskelstränge, die parallel zur Wirbelsäule verlaufen, müssten ganz weich sein. Wenn Sie dort harte, dicke Stränge spüren, sind Ihre Rückenmuskeln verspannt!*

Wenn alle Gewichte des Körpers übereinander sind, ruht man auf den Sitzbeinen/Pobacken und den oberen Oberschenkeln. Man könnte sagen: »Die Sitzbeine sind im Sitzen so etwas wie die Füße im Gehen und Stehen.«
Sie brauchen daher Ihre Rückenmuskeln weder zu stärken noch aufzubauen noch sie angespannt zu halten, um aufrecht sitzen zu können. Sie brauchen Ihre Rücken- und Bauchmuskeln auch nicht zu trainieren, um ihre Wirbelsäule zu stabilisieren. Das ist phy-

sikalischer Unsinn! Da alle Gewichte übereinander sind, ist der ganze Körper beim natürlichen Sitzen beweglich stabil, Sie ruhen in sich. Dafür sind Ihre Rückenmuskeln immer stark – und vor allem beweglich genug. Das In-sich-Ruhen ist im Sitzen bedeutend leichter als im Stehen. Rücken- und Bauchmuskeln machen nur immer winzig kleine Mikrobewegungen, weil die Fläche, auf der das Gewicht ruht, viel größer ist als im Stehen (im Stehen sind es nur die beiden Füße) und der Schwerpunkt des Körpers tiefer liegt als im Stehen.

Wenn Sie nach vorn zusammensacken, liegt das nicht an »schwachen« Rückenmuskeln, sondern an Ihren verspannten, verkürzten Bauch- und Brustmuskeln, die Sie immer wieder in die vorgebeugte Haltung ziehen. Gegen dieses Zusammensacken, gegen dieses Nach-vorn-gebeugt-Sein hilft nur ein Lockern und Längerwerden der Bauch- und Brustmuskeln!

**Der vorgebeugte Mensch ist nicht hinten zu schwach, sondern vorn zu kurz.**

Spannen Sie stattdessen Ihre Rückenmuskeln gegen die vorgebeugte Haltung an, dann setzen Sie der Verspannung *vorn* nur noch eine zusätzliche Spannung *hinten* entgegen. Wirklich aufrecht werden Sie dabei nicht. Sie gehen nur ins Hohlkreuz von oben und schieben damit Ihren Buckel nach hinten. Der Rundrücken oben bleibt. Sie sind dann völlig versteift, sowohl vorn als auch hinten verspannt. Und bekommen à la longue Schmerzen im unteren Rücken, siehe Kapitel 10.

Sitzen ist dagegen nicht anstrengend, es braucht keine besondere Anspannung oder Stärke der Rückenmuskeln. Im Sitzen brauchen Sie Kraft und Anspannung der Rückenmuskeln, wenn Sie sich z. B. nach dem Schuhezubinden aus einer gebückten Haltung wieder aufrichten, weil Sie ja dabei das Gewicht Ihres Körpers gegen die Schwerkraft nach oben heben müssen. Das ist alles.

## In der natürlichen Sitzhaltung versteift man auch über längere Zeit nicht

In dieser Haltung braucht man die Rückenmuskeln und Hüftbeuger nur, um den Körper in der Schwerkraft ganz leicht zu balancieren und um jederzeit auf Bewegungen und Gewichtsverlagerungen des Körpers und der Beine reagieren zu können.

**Probieren Sie es aus:** *Wenn Sie den Körper leicht nach vorn, nach hinten oder zur Seite bewegen, können Sie mit Ihren Händen die wechselnden Anspannungsreaktionen in Ihrem Rücken spüren. Wenn Sie Ihren Rücken dagegen im Hohlkreuz oder in der nach vorn oder zur Seite gebeugten Haltung fixiert haben, bleibt Ihr unterer Rücken bei den Kopfbewegungen starr. Auch Bewegungen der Beine (z. B. ein Bein über das andere schlagen; ein Bein nach hinten unter den Stuhl schieben) können Sie in Ihrem entspannten unteren Rücken spüren. Ist Ihr unterer Rücken allerdings verspannt, reagiert er auf all diese Bewegungen nicht, sondern bleibt in seiner festen, starren Form.*

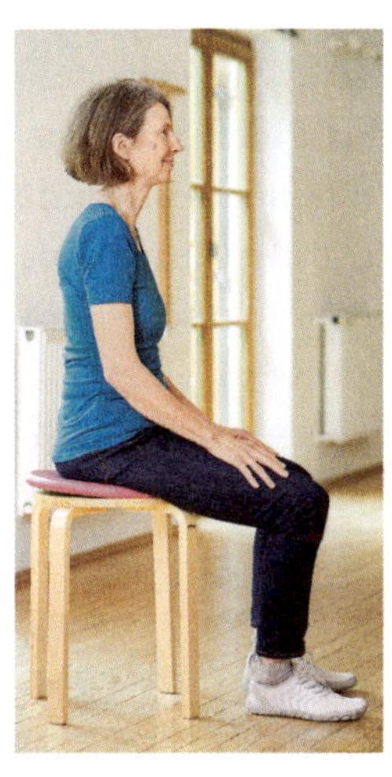

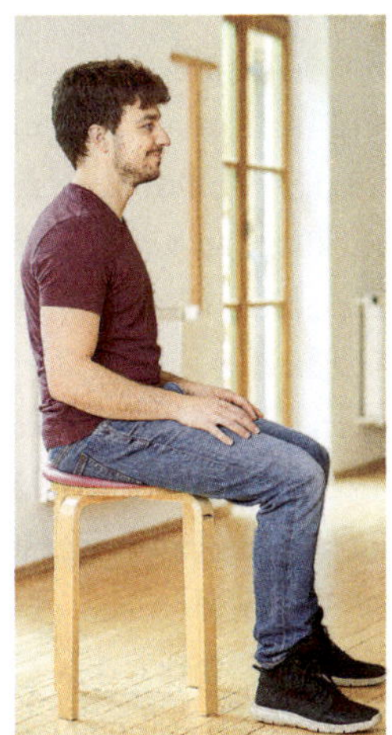

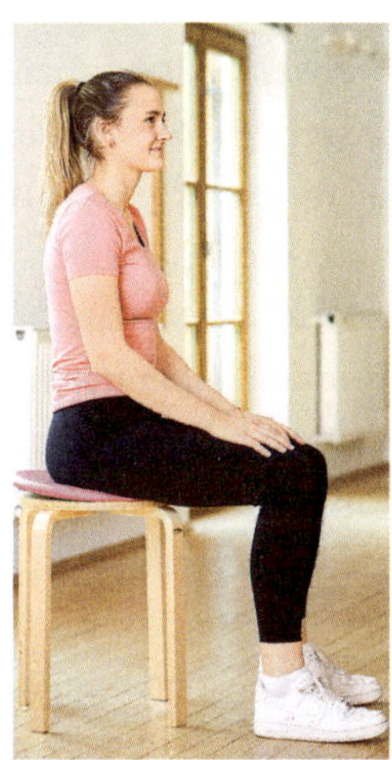

## Mit entspanntem, geradem Rücken können Sie sich auch anlehnen

Durch entspanntes Anlehnen ändert sich nichts an Ihrer Grundbeweglichkeit!

**Probieren Sie es aus:** *Sich von Zeit zu Zeit anzulehnen erleichtert das Sitzen, vor allem, wenn es lange gehen soll. Auch schon nur unten im Beckenbereich durch die Rücklehne gestützt zu sein, macht das Sitzen bequemer. Man braucht dann den Körper nicht immer zu balancieren. Wenn man sich jedoch an eine schräge Stuhllehne zurücklehnt, muss man achtgeben, dass der Kopf nicht zu weit nach vorn geschoben werden muss, um noch gut zu sehen. Ist man nur unten, mit dem Becken, durch eine Lehne gestützt, kann man mühelos aufrecht bleiben, ohne in Versuchung zu geraten, den Kopf nach vorn zu strecken.*

Das aufrechte Sitzen mit entspannt geradem Rücken bewirkt **weder eine Verspannung der Bauch- oder Rückenmuskeln noch der Hüftbeuger (Iliopsoasmuskeln u.a.),** denn keiner dieser Muskeln muss bei dieser Haltung Ihr Körpergewicht gegen die Schwerkraft halten. Daher können Sie auch nach stundenlangem Sitzen in dieser Haltung mühelos aufstehen. Ist der Iliopsoasmuskel dagegen durch eine Fehlhaltung verspannt, brauchen Sie eine Weile, um sich nach längerem Sitzen beim Aufstehen gerade aufzurichten. Auch im Stehen können Sie sich mit entspannten Rücken- und Psoasmuskeln danach mühelos aufrecht halten: Sie haben dann im Stehen eine leichte und natürliche Einwärtswölbung im Rücken, aber kein Hohlkreuz, keinen »Entenhintern«, und sind nicht in den Hüftgelenken vorgebeugt.

# Entspannt aufrecht sitzen kann jedes kleine Kind

Entwicklungspsychologisch und -physiologisch erlernen wir das Sitzen früher und leichter als das freie Stehen. Lange bevor das Baby stehen und gehen kann, fängt es an zu sitzen – zuerst auf dem Arm der Eltern und dann zum ersten Mal frei mit etwa sechs Monaten. Sitzen lernt es gern und von ganz alleine, bald nachdem es (mit Kopfheben in Bauchlage) seine Rückenmuskeln in Betrieb genommen hat. Das Baby sitzt von Anfang an mit geradem, aufrechtem Rücken – ohne seine Rückenmuskeln je mit externen Gewichten trainiert zu haben (es sei denn, es wird hingesetzt, bevor es selbst sitzen gelernt hat, dann wird es schwierig). Es sitzt von sich aus nie mit Rundrücken, nie im Hohlkreuz und auch nicht schief. Schauen Sie sich kleine Kinder vor der Schulzeit an: Sie sitzen alle kerzengrade, und zwar ohne dass man sie zu ermahnen braucht.

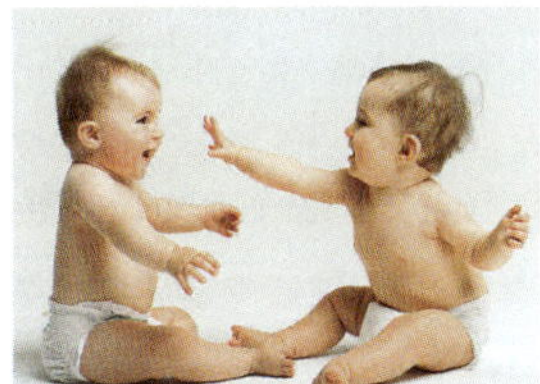

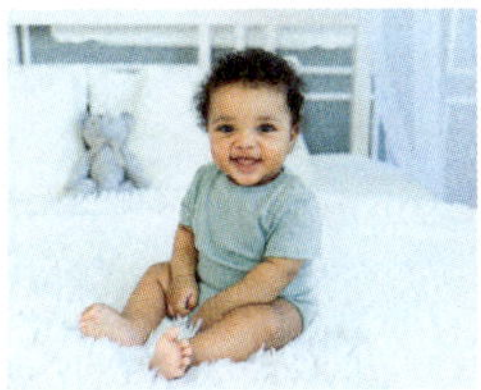

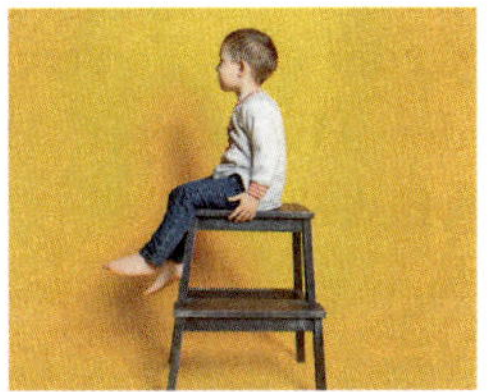

**Für Sie als Erwachsene ist es aber vielleicht gar nicht so einfach,** so zu sitzen wie die kleinen Kinder, da Sie schon viel zu lange in einer anderen, schädlichen Sitzposition zugebracht haben. Diese falsche, weil dauernd angespannte Haltung haben Sie als eingefleischte Gewohnheit längst Ihrem Gehirn und Ihrem Körper einprogrammiert. Muskeln und Bindegewebe sind entsprechend verkürzt und bewegungseingeschränkt, und Ihr Gehirn hat vergessen, wie es anders geht.

Leider lässt sich eine natürliche, entspannt aufrechte Haltung nicht erzwingen. Sie können aber mit uns lernen, sich so weit zu lockern, dass Sie wieder stehen und sitzen können wie ein kleines Kind.

## Aus der Evolution

Die typische **Einwärtswölbung der Wirbelsäule** (Lordose der LWS) und des Rückens in der Taille ergibt sich erst durch das aufrechte Stehen und Gehen des Menschen, und dafür ist sie auch notwendig. Das ist der aufrechte Stand und Gang des Zweibeiners. **Die Hüftgelenke sind dabei gestreckt,** d. h., es gibt keinen Winkel zwischen Körper und Oberschenkeln bzw. er beträgt 180 Grad. Erst dadurch ist es überhaupt möglich, alle Körpergewichte (Kopf, Brustkorb usw.) in eine Linie (Lot) über die Füße zu bringen.

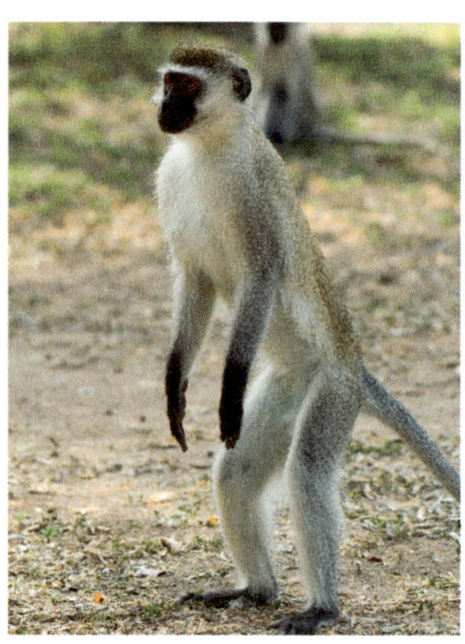

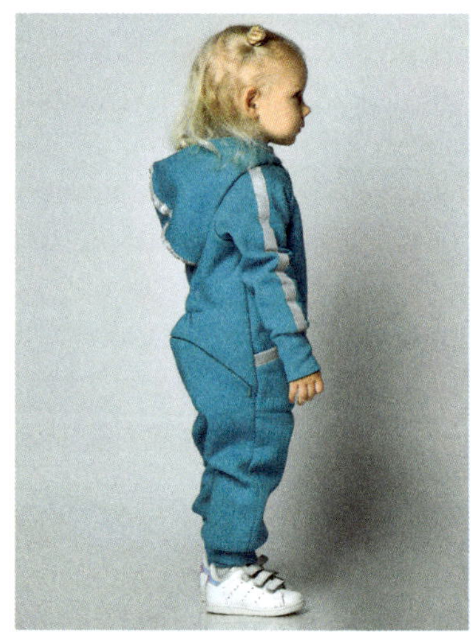

Das kann kein Vierbeiner. Alle Säugetiere stehen mit fast 90 Grad gebeugten Hüftgelenken auf vier Beinen. Es kommt zwar gelegentlich vor, dass sich z. B. Pferde, Kühe, Katzen, Hunde und andere Säugetiere auf zwei Beine aufrichten, das bleibt aber eine eher mühsame Aktion, denn da sie ihre Hüftgelenke nicht voll strecken können, können sie ihr Körpergewicht auch nicht wirklich über die Hinterbeine bringen, es bleibt vorn und ist sehr schwer zu halten. Lange geht das nie. Auch wenn Fiffi Männchen macht, bleiben seine Hüftgelenke mehr oder weniger gebeugt, und sein

Rücken bleibt gerade bzw. in der gleichen Form wie als Vierbeiner. Auch ein Affe kann sich nicht wirklich in den Hüftgelenken aufrichten und strecken, daher bleibt sein Rücken im Stehen auf zwei Beinen gerade, und sein zweibeiniger Gang bleibt plump.
Die für den Menschen typische Lordose (Einwärtswölbung) im unteren Rücken entstand erst zusammen mit der Hüftgelenksstreckung bei der vollständigen Aufrichtung, was völlig andere Schwerkraftverhältnisse schuf.

**Probieren Sie es aus:** *Wenn Sie mit geradem unterem Rücken stehen wollen, müssen Sie – wie ein Affe – die Hüftgelenke und die Knie ständig gebeugt halten.*

Durch die Zweibeinigkeit und Aufrichtung kann **der Mensch** als einziges Tier im Stehen, Gehen und im entspannt aufrechten Sitzen **die Wirbelsäule in sich drehen – über alle Wirbel**. Bei den Tieren geht das Drehen so richtig nur in der Halswirbelsäule. So wird der Mensch zum wendigsten aller Säugetiere. Diese Drehung im Sitzen klappt allerdings nur in der entspannt aufrechten Sitzhaltung. Jedes Hohlkreuz, jeder Rundrücken, jede Schiefhaltung, jede Verdrehung usw. blockiert diese Drehung, schränkt die Beweglichkeit in sich ein, macht also steif!

**Probieren Sie es aus:** *Setzen Sie sich möglichst entspannt aufrecht hin und drehen Sie sich beginnend mit den Augen nach hinten. Beobachten Sie, spüren Sie, was sich dabei alles bewegt. Setzen Sie sich dann in eine beliebige Fehlhaltung hin: nach vorn, zur Seite oder nach hinten geneigt oder eine beliebige Mischung davon, und drehen Sie sich wieder. Beobachten Sie, was sich bei den verschiedenen Fehlhaltungen alles nicht mitbewegt, nicht mitdreht.*

Vierbeiner können nur eine Seitwärtsneigung der Wirbelsäule, nur den Kopf können die meisten drehen. Viele Hunde- und Katzenbesitzer meinen zwar, ihr Tier könne diese »Drehung der Wirbelsäule in sich« auch. Aber wenn sie ihr Tier einmal genauer beobachten, müssen sie feststellen, dass sie sich geirrt haben. Ihr

Haustier dreht sich nur über die Hüftgelenke, nicht über die Wirbel. Auch Vögel können die weitere Drehung nicht. Selbst der Vogel Strauß dreht nur den langen Hals. Die Möglichkeit, die Brust- und Lendenwirbelsäule in sich zu drehen, ist die Voraussetzung für den zweibeinigen aufrechten Gang, bei dem sich Becken und Oberkörper über die Wirbelsäule gegenläufig drehen. Ein Vierbeiner hätte für diese Drehung keine Verwendung.
Nur der Mensch kann sich so weit zum Zweibeiner aufrichten, dass seine Hüftgelenke voll gestreckt sind (er kann sich sogar in den Hüftgelenken zurückbeugen bzw. die Beine beim Gehen so weit nach hinten bringen, dass die Hüftgelenke über 180 Grad gestreckt sind!). Auch kann kein Tier ein Hohlkreuz machen, wenn es sich auf zwei Beine aufrichtet: Das kann nur der Zweibeiner Mensch. **Nur durch die Streckung der Hüftgelenke entsteht die für den Menschen typische und völlig normale Einwärtswölbung des unteren Rückens und der LWS,** beim Stehen beidseitig, beim Gehen immer auf der Seite, auf der das Bein nach hinten geht.

**Probieren Sie es aus:** *Legen Sie sich im Stehen Ihre Hände flach auf den unteren Rücken in Höhe der Lendenwirbelsäule, beugen Sie sich dann in den Hüftgelenken nach vorn und richten Sie sich anschließend wieder auf, sodass Sie senkrecht stehen. Spüren Sie, wie sich dabei Ihr Rücken in der Taille einwärtsbiegt.*
*Beim Gehen können Sie das Gleiche einseitig spüren. Immer da, wo das Bein nach hinten geht (das Hüftgelenk also in Streckung geht), wird der untere Rücken hohl (konkav), auf der anderen Seite jeweils rund (konvex). Durch diesen ständigen Wechsel ist richtiges, natürliches Gehen eine wunderbare Rückengymnastik.*

Das Sitzen entwickelte sich in der **Evolution** früher als das zweibeinige aufrechte Stehen und Gehen. Viele Affen können prima sitzen – am besten mit rundem Rücken, weil sie sich dabei mit den Armen vorn unten abstützen. Katzen können das auch, und auch Hunde sitzen mit geradem oder rundem Rücken und natürlich mit gebeugten Hüftgelenken. Wie wir seit Ernst Haeckel wissen, ist die

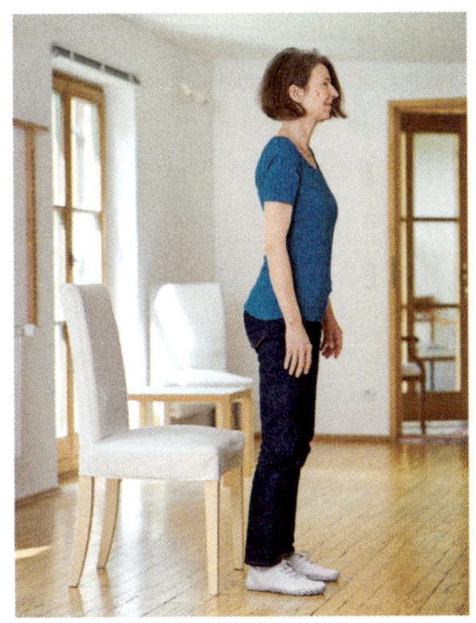
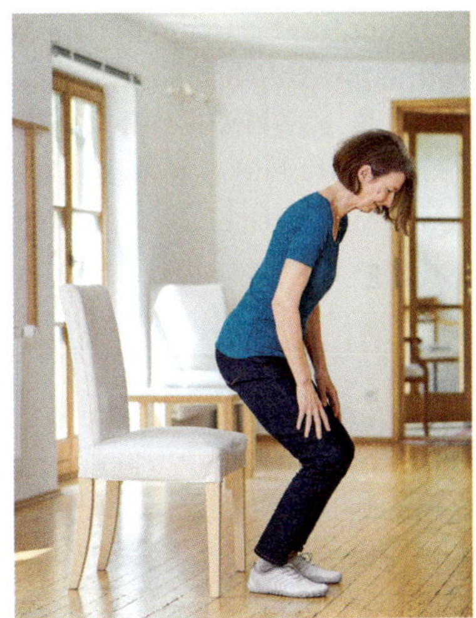

Ontogenese (die Entwicklung des einzelnen Menschen) eine kurze Rekapitulation der Phylogenese (der Entwicklung der Art). Der Embryo hat daher eine rund gebogene Wirbelsäule und stark gebeugte Hüftgelenke. Das Baby hat dann schon einen geraden Rücken, aber immer noch gebeugte Hüft- und Kniegelenke. Damit lernt es zunächst das Sitzen. Erst in einem weiteren Entwicklungsschritt, etliche Monate später, kann es seine Hüft- und Kniegelenke strecken, lernt mit Begeisterung zu stehen und zu gehen. Dabei entsteht seine jederzeit reversible Einwärtswölbung des unteren Rückens.

Umgekehrt gilt: **Mit gebeugten Hüftgelenken, also beim Sitzen, wird der Rücken des Menschen wie beim Tier in der Taille gerade oder rund, die Lordose, also die Einwärtswölbung der LWS schwindet.**

**Probieren Sie es aus:** *Legen Sie im Stehen die flachen Hände auf den Rücken in der Taille und setzen Sie sich dann ganz langsam auf einen Stuhl. Spüren Sie, wie Ihre Beine dabei nach vorn gehen und das untere Becken mit den Sitzbeinen mit sich ziehen und wie das Becken dadurch eine gerade Aufrichtung bekommt und die Einwärtswölbung Ihres unteren Rückens schwindet. Schließlich sitzen Sie mit geradem unterem Rücken.*

**Deswegen ist es unsinnig zu fordern, der Rücken müsse auch beim Sitzen seine Lordose im unteren Rücken behalten! Das ist unnatürlich und führt nur zur Verspannung und Schmerzen im unteren Rücken.**

## Die natürliche Beinhaltung beim Sitzen

Nicht nur für den Rücken, den Kopf, den ganzen Körper und die Atmung gibt es eine ideale Sitzhaltung, sondern auch für die Beine und Arme.

### Die 90-Grad-Regel

Beim natürlichen Sitzen auf dem Stuhl sind die Beine etwa hüftbreit auseinander. Schwerkraftbedingt bilden sich lauter rechte Winkel in den Gelenken. Sowohl Hüftgelenke, Knie als auch Sprunggelenke sind dann 90 Grad gebeugt. Das ist die natürliche Haltung der Beine im Sitzen, die sich von alleine ergibt (wenn man nicht verspannt ist). Die Beinmuskeln sind dabei nicht angespannt, sondern locker! Auch die Kniebeuger sind locker, obgleich die Knie gebeugt sind.

**Probieren Sie es aus:** *Umgreifen Sie im Sitzen auf einem normalen Stuhl einen Oberschenkel von unten und lassen Sie das Bein dann plumpsen. Es stellt sich exakt in lauter rechte Winkel. Wenn Sie die Beinmuskeln anfassen, sind alle locker. Wenn das bei Ihnen nicht der Fall ist, weil Sie zu verspannt sind: Probieren Sie es mal bei jemand anderem.*

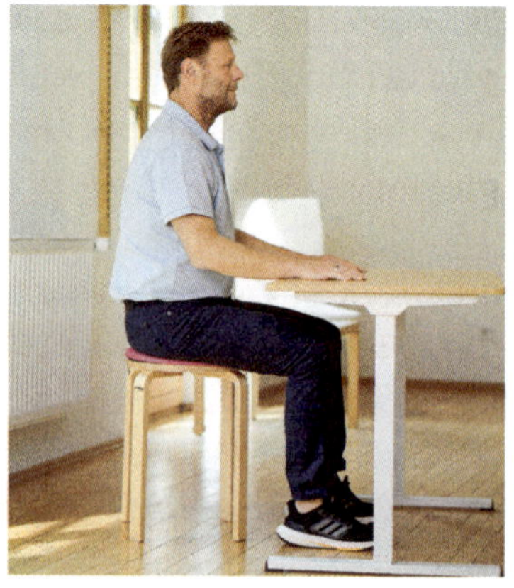

Mit dieser entspannten Beinhaltung können Sie sehr lange sitzen, ohne irgendwelche Beschwerden zu bekommen. Auch hier sehen Sie die Wirkung der Schwerkraft: Wenn Sie im Stehen die Beine zum rechten Winkel beugen, sind alle Beinmuskeln extrem angespannt, und Sie haben Schwierigkeiten, den Körper über den Beinen zu halten.

**Probieren Sie es aus:** *Ohne Wand im Rücken wird es sehr schnell sehr fies! Selbst mit Wand schaffen es die wenigsten länger als zwei Minuten. Alle anderen Positionen der Beine, z. B.:*

- *übereinanderschlagen,*
- *umeinander winden,*
- *unter den Sitz stecken,*
- *die Füße auf die Zehen stellen,*
- *die Beine nach vorn ausstrecken usw.,*

*sind beim Sitzen nur mit Anspannung zu haben.*

**Probieren Sie es aus:** *Nehmen Sie ein paar dieser gerade beschriebenen Beinhaltungen ein und fassen die entsprechenden Muskeln an. Beim Übereinanderschlagen z. B. die Adduktoren auf der Innenseite der Oberschenkel; beim Unter-den-Sitz-Stecken die Kniebeuger auf der Rückseite der Ober- und Unterschenkel: Sie sind fest, d. h. angespannt.*

Wenn Sie länger und öfter mit solchen Beinhaltungen sitzen, bekommen Sie mit der Zeit Dauerkontraktionen in den Muskeln, und auch die Faszien und das Bindegewebe der Haut verfestigen sich in genau dieser Form. Eine schädliche, eingefleischte Sitz-Fehlhaltung der Beine ist entstanden, die Sie von nun an durch Ihr Leben begleiten wird und irgendwann anfangen kann, Ihnen Beschwerden an den ständig angespannten Stellen zu machen. Und die schon jetzt Ihre Beweglichkeit einschränkt. Schauen Sie in Kapitel 7 nach, was die Haupt-Fehlhaltungen der Beine sind, ob und wo Sie sich dort einordnen können und was Sie dagegen tun können.

## Die entspannte Arm- und Schulterhaltung beim Sitzen

Wenn Sie entspannt aufrecht sitzen, sollten Ihre Oberarme seitlich an Ihrem Oberkörper herunterhängen, und zwar direkt in der Mitte, über der Pullover- oder Hemdnaht.

**Die Oberarme** sind ebenfalls weder nach vorn noch nach hinten gezogen, sie sind auch nicht abgespreizt, sondern hängen senkrecht seitlich in der Mitte des Oberkörpers herunter.

Das ist wegen der Schwerkraft die natürliche Position der Arme, die sich bei allen Menschen von allein ergibt. Alle anderen Positionen können Sie auch hier nur erreichen, wenn Sie Muskeln anspannen bzw. angespannt halten.

Deshalb unser Slogan:

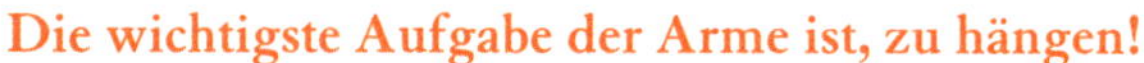

**Die wichtigste Aufgabe der Arme ist, zu hängen!**

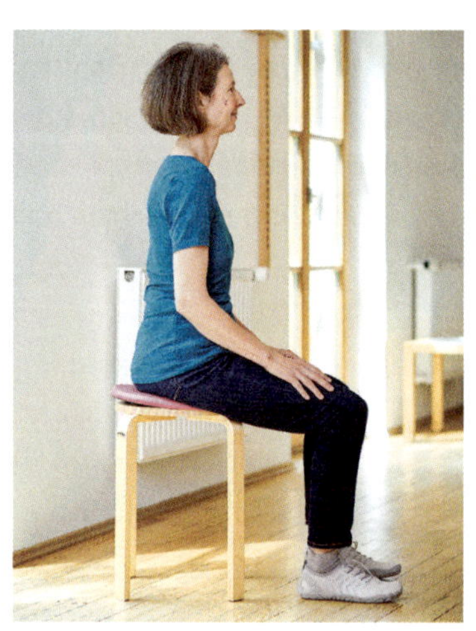

Wenn Sie in den Hüftgelenken weit vorgebeugt sitzen, hängen die Oberarme immer noch spannungsfrei senkrecht herunter, sie befinden sich dann aber vor dem Körper. Die Unterarme legen Sie am besten auf dem Tisch ab, weil Sie sonst die Anspannung der Ellbogenbeuger (Bizeps) spüren.

Wenn der Körper senkrecht ist und die Oberarme schräg nach vorn zeigen, geht das nur mit angespanntem vorderem Deltamuskel ganz oben an der Schulter. (Siehe Fehlhaltungen: Was machen die Arme?, Kapitel 8)

**Die Unterarme** können Sie dabei entweder auch hängen lassen oder auf den Oberschenkeln ablegen. Die Unterarme sind im Sitzen im Allgemeinen gebeugt, die Daumenseite zeigt nach vorn bzw. nach oben. Ihr Gewicht ist abgelegt auf den Oberschenkeln oder auf der Arbeitsplatte (Hinweise zur Höhe der Arbeitsplatte oder des Tischs finden Sie in Kapitel 3).

**Die Schultern** sind weder zurück- noch nach vorn gezogen, und sie hängen ebenfalls, das heißt, sie werden nicht hochgezogen gehalten. Das klingt hier vielleicht missverständlich, weil viele unter »hängenden Schultern« nach vorn gezogene Schultern verstehen. Tatsächlich nach vorn (und unten) gezogene Schultern erkennt man an den kleinen Kuhlen vorn.

## Fazit: Die natürliche Sitzhaltung von Körper, Beinen und Armen macht auch nach Stunden keine Beschwerden!

Nur erstarrtes, unbewegliches Sitzen mit verbogenem Körper über längere Zeit führt zu Rückenschmerzen, Nackenschmerzen und anderen Beschwerden. Genau das passiert aber bei den meisten der heutigen Sitzberufe und setzt sich im Auto, auf der Couch, am Esstisch oder sogar auf dem Fahrrad fort.

# 5 *Schädliche Sitzhaltungen allgemein – und was dagegen hilft und was nicht*

Bei allen schädlichen Sitzhaltungen ist der Körper auf irgendeine Weise verspannt und erstarrt. Erstarrung mit Bewegungsmangel ist schädlich, das allerdings in jeder Stellung – im Sitzen und auch im Stehen. Aber: Wenn wir eine »eingefleischte« Fehlhaltung haben, merken wir sie nicht, denn:

**Alle Fehlhaltungen fühlen sich absolut richtig und gemütlich an!**

Leider sind nämlich **Fehlhaltungen** nicht schmerzhaft, sondern **das Allerbequemste,** was man sich vorstellen kann: Man geht einfach wieder in sein gewohntes Spannungsmuster hinein und hält das für entspannt. Die Schmerzen treten meist beim Versuch auf, aus der Fehlhaltung herauszugehen.

Nur in der entspannt aufrechten Haltung, also im Lot, erstarrt man nicht. Alle Körpergewichte sind dann übereinander und müssen nur leicht balanciert – nicht aber gegen die Schwerkraft gehalten – werden (siehe Kapitel 3).

## Was leider auf die Dauer nicht hilft oder alles noch schlimmer macht

### Die ergonomische Ausstattung allein

Vielleicht haben Sie schon die beste ergonomische Ausrichtung Ihres Arbeitsplatzes und merken dennoch, dass Ihnen nach langem Sitzen alles wehtut. Wie kommt das? Sie sagen sich vielleicht:

»Dann muss es doch das Sitzen als solches sein, das mir die Beschwerden macht.« Aber das ist nicht so: Anderen Menschen mit ergonomischer Ausrichtung tut nach langem Sitzen nichts weh. Das liegt daran, dass man leider auch bei der besten ergonomischen Ausstattung in einer Fehlhaltung sitzen kann.
(Abgesehen davon sind auch manche als ergonomisch geltenden Sitze und Schreibtische gar nicht wirklich körpergerecht, da z. B. die Rückenlehne in eine Sitzlordose zwingt oder sie gar so beweglich unterm Hintern sind, dass man sich eigentlich niemals so richtig entspannen oder gar anlehnen kann.)

## »Halte dich gerade!«

Warum glaubt jeder zu wissen, wie richtiges Sitzen geht, und trotzdem tut es keiner? Weil es so anstrengend ist! Das gerade Sitzen, das in Rückenschulen und von vielen Physios (früher) beigebracht wurde, nützt leider überhaupt nichts. Gerade sehr disziplinierte Menschen, die sich viel Mühe geben, sich immer schön gerade zu halten, leiden am meisten.
Selbst wenn Sie allmählich realisieren sollten, dass Sie einen krummen Buckel haben bzw. dauernd machen, weil Sie Ihre Haltung z. B. auf Fotos sehen oder in den Schaufensterscheiben oder weil Verwandte oder Freunde Sie darauf hinweisen: Sie kommen nach einer Weile nicht mehr raus aus der Nummer, d. h., Sie können sich nicht noch mehr aufrichten, um das Ganze rückgängig zu machen. Alle »Halte-dich-gerade«-Versuche scheitern.
Selbst wenn Sie Ihre Rückenmuskeln anspannen, um sich »gerade zu machen«, hilft das nur optisch ein bisschen, aber nicht wirklich. Sie werden wahrscheinlich wie die meisten Menschen die Muskeln im unteren Rücken anspannen, um sich aufzurichten (die oberen Rückenmuskeln erreichen Sie ja wegen der sensomotorischen Amnesie nicht mehr), also ein Hohlkreuz machen und den Oberkörper dadurch nach hinten oben bewegen. Dadurch heben Sie auch automatisch Kopf und Augen an. Und so scheint es Ihnen, als wären Sie jetzt gerader, aufrechter und größer – was aber nicht stimmt.

**Probieren Sie es aus:** *Machen Sie sich absichtlich oben noch krummer, nach vorn gebeugter, kleiner und lehnen Sie sich dann ins Hohlkreuz zurück. Sie werden die Illusion haben, dass Sie größer und aufrechter werden. Wenn Sie sich im Spiegel von der Seite anschauen, werden Sie aber sehen, dass das nicht stimmt.*

»Aha!«, sagte ein Patient von mir bei dieser Gelegenheit. »Ich schiebe also meinen Buckel nur nach hinten!« Das stimmte bei ihm und stimmt vermutlich auch bei Ihnen und stimmt bei uns allen. Leider.

Die Verspannung von Vorderseite, Nacken, Oberbauch und oberem Rücken geht bei all diesen Korrekturversuchen nicht weg. Im Gegenteil: Sie handeln sich, wenn Sie sich über längere Zeit »gerade« zu halten versuchen, nur eine zusätzliche Verspannung und Versteifung im unteren Rücken ein. Bald können Schmerzen im mittleren und oberen Rücken folgen. Und manche werden mit der Zeit vom ständigen »Geradehalten« so steif, dass sie sich nicht einmal mehr die Schuhe zubinden können, weil nun auch das Vorbeugen nicht mehr genügend weit geht.

Vielleicht ist Ihnen auch schon aufgefallen, dass alle Ermahnungen und Selbstermahnungen, alle erzieherischen und selbsterzieherischen Maßnahmen nichts nützen oder nur für zwei Minuten helfen oder sogar schaden? Das liegt daran, dass die schädlichen Sitzhaltungen auf im wahrsten Sinne des Wortes »eingefleischten« Gewohnheiten beruhen, die man nicht einfach ändern kann. Mit bewussten Korrekturversuchen setzt man ihnen nur neue Spannungen entgegen – was das Problem im Allgemeinen nur verschlimmert.

In der Pohltherapie® lösen wir dagegen, zuerst mit manuellen Methoden und Bewegungen, die zugrunde liegenden Verspannungen auf. Dann erst können Sie selbst eine entspannt aufrechte (nicht »gerade«!) Sitzhaltung einnehmen, die dafür sorgt, dass Ihre Probleme nicht wieder auftreten.

## Kräftigen

Warum sollte man verspannte Strukturen noch zusätzlich kräftigen? Damit die Verspannung noch kräftiger wird? Muskeln sind absolute Anpassungsorgane. Sie sind bei jedem exakt so stark, wie man sie im Alltag braucht. Wir hatten all die Jahre noch *nie* einen Patienten/eine Patientin in Behandlung, bei dem/der das Problem an zu schwachen Muskeln gelegen hätte. Meist liegt dem verqueren »Schwäche«-Argument die Meinung zugrunde, wenn jemand nach vorn gebeugt ist, liege es an zu schwachen Rückenmuskeln. Das ist aber physikalischer Quatsch! Es liegt an verspannten, zu kurzen Bauch- und Brustmuskeln und Faszien! (siehe Kapitel 6).
Natürlich kann man Muskeln kräftigen, wenn man möchte. Weil man findet, dass das besser aussieht. Oder weil man Zementsäcke heben will, oder, oder… aber mit den üblichen Beschwerden, den chronischen Schmerzen, dem Schwindel oder der Übelkeit ohne organischen Befund hat das überhaupt nichts zu tun! Wenn Kräftigen bei solchen Beschwerden hilft, dann deshalb, weil man die Muskeln dabei bewegt – und sie eventuell aus der Dauerspannung bringt. Der Vorgang des Kräftigens ist ja meistens auch mit viel Bewegung verknüpft! Verspannungen elegant zu lösen geht aber mit anderen Verfahren (die unten aufgeführt sind) bedeutend leichter und hilft sicher langfristiger.
Man sollte aufhören, die Menschen mit dem Stärkungs- und Kräftigungs-Argument für dumm zu verkaufen. Kräftigen kann insgesamt gesünder machen, hilft aber wenig bei speziellen Störungen.

## Dehnen

Bitte machen Sie keine Dehnübungen! Dehnen Sie Ihre Muskeln und Faszien nicht! Wir wissen, dass genau das viel im Internet beworben wird, und manch einem hilft es vielleicht auch kurzfristig … aber …
Es gibt keine Dehnung ohne Anspannung. Bewegung entsteht immer durch abwechselndes Anspannen und Entspannen von

mindestens zwei muskulären Gegenspielern: Agonisten und Antagonisten.

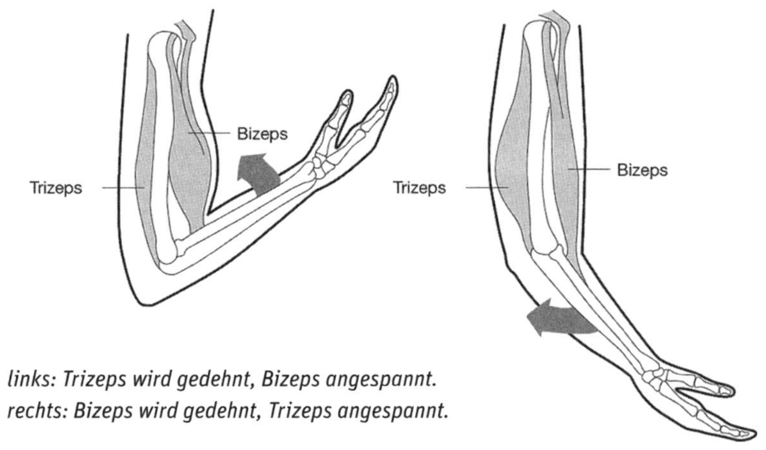


*links: Trizeps wird gedehnt, Bizeps angespannt.*
*rechts: Bizeps wird gedehnt, Trizeps angespannt.*

Immer, wenn ich einen Muskel dehnen will, muss ich also seine(n) Antagonisten anspannen. Das gilt für alle Muskeln und geschieht normalerweise automatisch, ohne dass wir es merken.
Das heißt aber auch: Halte ich einen Muskel über längere Zeit gedehnt, muss ich auch den/die Gegenspieler über längere Zeit angespannt, kontrahiert, verkürzt halten. Geschieht das oft und lange, kann das zu Verspannungen/Dauerkontraktionen führen. (Kurzfristiges Dehnen und damit Anspannen der Antagonisten ist natürlich nicht schädlich, es ist mehr eine Bewegung als ein Halten).
Da Dehnen kein aktiver, vom Gehirn gesteuerter Vorgang ist (physiologisch kann sich ein Muskel eben nur kontrahieren und dekontrahieren), ist Dehnen leider nicht nachhaltig, man muss es ständig wiederholen. Aber die dabei immer einhergehende Kontraktion des Gegenspielers kann leider viel länger spürbar bleiben! Manch einer bekommt schon während der Dehnung im (sich kontrahierenden) Gegenspieler einen Krampf. Das heißt: Wenn Sie Dehnungen lange, intensiv und oft machen, wird sich vermutlich der Gegenspieler verspannen. Den können Sie natürlich auch wieder dehnen.

Aber warum, um Himmels willen, wollen Sie sich durch schmerzhafte Dehnung die Faszien zerreißen? Genau das kann nämlich passieren, wenn man (vor allem kaltes) Fasziengewebe stark dehnt. Wir fühlen das dann als Dehnschmerz. Für den Körper heißt das anschließend: Er muss reparieren, und dazu bildet er eine Narbe, die das Gewebe keinesfalls geschmeidiger macht, sondern nur noch fester. Wer unbedingt dehnen will, sollte das Gewebe also zumindest zuvor gut warm machen und dann sehr behutsam sein.
Wir Pohltherapeut*innen finden es viel einfacher, die Strukturen durch Bewegung, gezielte Bindegewebsbehandlung und Pandiculations wieder geschmeidig, länger und beweglicher zu machen!
Auch die wissenschaftlichen Übersichten (siehe Literaturverzeichnis am Ende des Buchs) lassen sich wie folgt zusammenfassen:

- Dehnen verringert die Kraft vor dem Training.
- Dehnen bringt keine dauerhafte Herabsetzung der muskulären Spannung, hilft also nicht gegen Verspannungen.
- Dehnen hilft nicht, um Muskelkater vorzubeugen.

## Ungezieltes Bewegen

»Aber ich bewege mich ja den ganzen Tag! Da können meine Schmerzen doch nicht von Verspannnungen kommen.«
Leider doch. Natürlich ist es für Herz und Kreislauf und insgesamt für die Gesundheit besser, wenn man sich viel bewegt – nicht nur bei Sport und Gymnastik, sondern auch im ganz normalen Alltag. Aber leider kann man auch viele Sport- und Gymnastikarten und natürlich auch die normale Alltagsbewegung genau in der eigenen Fehlhaltung praktizieren. Wer zum Beispiel im Sitzen immer die Schultern hochgezogen oder zurückgezogen hält, dessen Schultern sind mit der Zeit so »festgenagelt«, dass er/sie sie auch bei einer Gymnastik leider nicht wirklich bewegt, sondern vermutlich nur die Arme ohne die Schultern. Und dass er/sie auch noch mit hochgezogenen oder zurückgezogenen Schultern schreibt, staubsaugt, bügelt oder sägt.

Bei vielem Sitzen zwischendurch zu gehen ist zwar noch die beste Idee, denn es reduziert die Dauer des Sitzens (siehe oben), hilft aber oft nur wenig gegen die Sitzfehler, da man auch hier die starre Körper-, Arm- und Beinhaltung weitgehend beibehalten kann. Man kann z. B. ohne Weiteres gehen, ohne die Schultern nach vorn und hinten zu bewegen und ohne den Oberkörper gleichzeitig zu drehen, sodass die Arme aus dem ganzen Körper schwingen. Auch ein Hohlkreuz, das den unteren Rücken steif macht, kann man beim Gehen, sogar beim Joggen beibehalten. (Man bewegt nicht mehr den Körper, sondern nur noch wie ein Playmobil-Männchen isoliert die Arme und Beine.)

**Probieren Sie es aus:** *Laufen oder joggen Sie mal mit hochgezogenen Schultern. Oder machen Sie ein Hohlkreuz, indem Sie den Rücken in der Taille nach vorn ziehen, und gehen Sie so im Raum herum. Geht ohne Weiteres, oder?*

Oft kommen die sitzbedingten Beschwerden sogar gerade beim anschließenden Gehen zum Vorschein, weshalb man sich schnell wieder ins Sitzen begibt, weil das noch etwas erträglicher ist.
Wir zeigen Ihnen daher gerne, was Sie bei welcher Sitz-Fehlhaltung wieder in Bewegung bringen müssen und wie Sie das am besten anstellen.

## Einfaches Massieren

Es gibt inzwischen Firmen, die ihre Mitarbeiter am Arbeitsplatz massieren lassen. Und es gibt mobile Masseure, die regelmäßig in die Firmen kommen. Das ist an sich natürlich sehr lobenswert. Zwanzig Minuten Nackenmassage pro Woche helfen aber leider auf die Dauer nicht, wenn man 39 Stunden in der Arbeit (und 20 Stunden zu Hause) in der falschen Sitzhaltung verbringt.
Natürlich: So eine Nackenmassage tut schon gut! Auch den Rücken mal richtig durchzuwalken, ist hinterher meist sehr angenehm! Aber der Effekt hält leider nicht lange an, denn Massage ist

eine rein passive Form der Behandlung. Der/die Massierte ändert dabei aktiv nichts. Sobald er/sie wieder in seine/ihre Fehlhaltung geht, besteht das gleiche Problem wie zuvor. Aber es war auf jeden Fall eine nette und vermutlich wohltuende Streicheleinheit.
Hinzu kommt, dass die Nackenverspannung meist an der verkürzten Vorderseite liegt, wodurch der Kopf mit angespannten Nackenmuskeln gegen die Schwerkraft gehalten werden muss. Bauchmuskeln und Brustmuskeln hätten eine Behandlung nötig, werden aber kaum je massiert. Und schon gar nicht die Verkürzungen auf der Halsvorderseite. Die Fehlhaltung bleibt, der Nackenschmerz ist bald wieder da. Mit Pandiculations wird das Ganze deutlich nachhaltiger behandelt.

## Was generell hilft: die Methoden der Pohltherapie®

### Gezieltes Bewegen

Wenn man es schafft, ist es gut, genau die verspannten, verkürzten Muskeln wieder in Bewegung zu bringen. Am besten nicht nur die Muskeln am Ort der Beschwerden, sondern das Spannungsmuster, das sich durch den ganzen Körper zieht. Durch die sensomotorische Amnesie, die Sie schon in Kapitel 1 kennengelernt haben, ist es manchmal gar nicht so leicht, die eigenen verspannten Muskeln überhaupt wiederzufinden und zu bewegen. Viele machen beim Bewegen »Umleitungen« sowohl im Alltag wie bei sportlichen Gelegenheiten und merken es selbst (natürlich) nicht.
Deshalb werden Sie in diesem Buch noch einige Anregungen bekommen, wie Sie diese Muskeln für Ihr Gehirn wieder zugänglich machen. Falls es nicht gleich gelingt: Mit einem Pohltherapeuten/ einer Pohltherapeutin zusammen schaffen Sie es bestimmt!

## Absichtlich in die Fehlhaltung hineingehen – und wieder hinaus

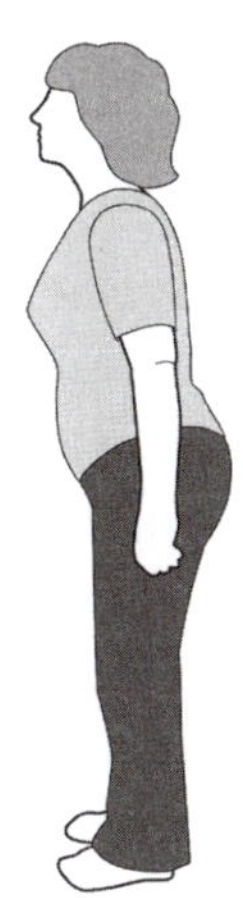

Dabei soll man den unwillkürlich angespannten Muskel willkürlich stärker anspannen und dann die Spannung allmählich reduzieren. Diese Methode widerstrebt den meisten zunächst: »Was, ich soll das, was mir schadet, auch noch absichtlich machen?«, fragen viele einigermaßen empört. Aber das Verfahren funktioniert gut! Und es tut auch nicht weh. Das Verständnis dahinter ist Folgendes: Wir gehen nie gegen das System. Wenn Gehirn und Rückenmark meinen, dieser Muskel solle kurz gehalten werden, werden wir ihn nicht gegen den Willen des Systems in die Länge ziehen. Wir lassen dagegen den Muskel absichtlich noch stärker anziehen und dann die Anspannung bewusst und absichtlich stückchenweise zurücknehmen. Dagegen spricht hirnseitig auch nichts. Das geht nur am Anfang etwas holprig, bis die volle Steuerung in den feinsten Abstufungen wieder da ist. Wenn man das zu zweit macht und mit sensorischem Feedback durch den Therapeuten/die Therapeutin, wird das zu einer *Pandiculation*.

## Pandiculations

In der Pohltherapie® verwenden wir statt Dehnen die von Thomas Hanna entdeckten Pandiculations. Man bewegt sich dabei mit sensomotorischem Feedback des Therapeuten aktiv aus der Dauerkontraktion heraus. Dabei kommt es zum Längerwerden der Muskeln durch gezieltes, bewusstes Nachlassen der Kontraktionen. Das ist ein Verlängern des Muskels mit dem Gehirn! Der sensomotorische Cortex lernt, seine Muskeln wieder in allen Anspannungs- und Entspannungsgraden anzusteuern. Die Patient*innen lernen aktive Entspannung!

### *Die langfristige Wirkung von gelungenen Pandiculations*

Die Pandiculations können zu dauerhafter natürlicher Entspannung im Alltag und zur Wiederherstellung der natürlichen Beweglichkeit führen, was sehr gut ist gegen Schmerzen und funktionelle Beschwerden.

### *Beispiel: eine Psoas-Pandiculation*

Einen entspannten, funktionstüchtigen, schmerzfreien Psoas merken Sie im Alltag daran, dass Sie beim Gehen das Bein im Hüftgelenk mühelos weit nach hinten bringen und damit ganz selbstverständlich aufrechte, große und beschwingte Schritte machen. Das Gehen macht Spaß!

**Was Sie jetzt gleich tun können:** Eine Selbst-Pandiculation aus der Pohltherapie® finden Sie auf Seite 132.

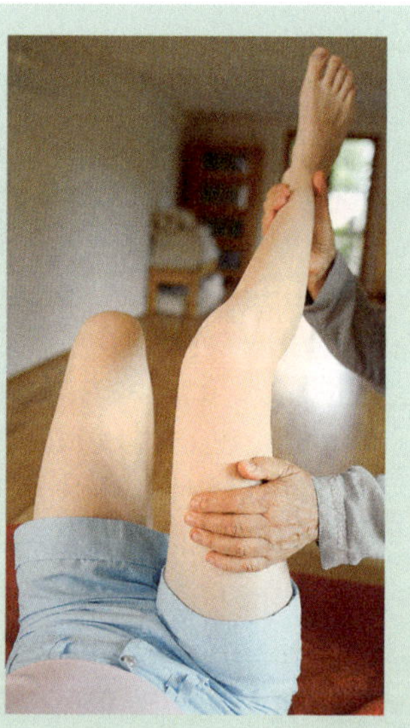

*Eine Psoas-Pandiculation*

**Fallbeispiel:** Die Patientin liegt auf dem Rücken und soll beide Beine aufstellen, dann ein Knie gegen den Widerstand der Therapeutin zu sich ziehen (den Psoas also noch mehr anspannen, während die Therapeutin das Bein vom Körper der Patientin wegzieht). Dann lassen beide etwas nach in der Kraft des Ziehens, spannen dann wieder stärker an (aber nicht bis zum Ausgangspunkt), dann wieder weniger, aber immer noch anspannend auf beiden Seiten usw., bis das Bein flach auf der Liege liegt – und das Hüftgelenk gestreckt ist. Schließlich soll die Patientin das Bein gestreckt auf die Liege drücken. Das Ganze wiederholt man ein paarmal. Die Bewegung wird dabei immer flüssiger, die Patientin kann die Anspannung immer besser dosieren.

Sie erinnern sich an den sportlichen jungen Mann aus Kapitel 1, dessen rechte Schulter nach vorn unten zeigte und der auf der Behandlungsliege lag und seinen kleinen Brustmuskel nicht fand und daher seine Schulter nicht nach vorn und nicht nach hinten bewegen konnte? Hier steht, wie die Sache weiterging, denn so verläuft eine Pandiculation in der Praxis:
Ich erleichterte es ihm, seinen kleinen Brustmuskel wiederzufinden, ihn wieder ansteuerbar zu machen, indem ich seine Schulter vorn berührte (Sensorik) und sie passiv für ihn bewegte (Feedback durch die Motorik). Ich führte die Schulter ein paarmal nach vorn und wieder zurück und bat ihn dann, zu versuchen, die Bewegung aktiv mitzumachen. Außerdem zeigte ich ihm den hauptverantwortlichen Muskel, den Pectoralis minor, den kleinen Brustmuskel, auf dem Muskelplakat an der Wand, damit er ihn sich vorstellen konnte. Irgendwann begann er zu verstehen, was gemeint war, und fing an, die Schulter zaghaft mit nach vorn zu bewegen. Der Druck gegen meine Hand war zunächst noch kraftlos, wacklig, es ratterte. (Übrigens kein Zeichen für Schwäche, sondern nur dafür, dass der hier gebrauchte Muskel noch nicht wieder richtig angesteuert werden kann!) Ich ließ ihn in der Bewegung zunächst stärker gegen meine Hand drücken, reduzierte dann langsam den Druck, er auch, aber wir blieben in Druck und Gegendruck. Es war eine Kommunikation über das Spüren, ich drückte mal mehr, dann weniger und immer etwas weniger, er antwortete mit entsprechendem Druck und entsprechendem Nachlassen, bis die Schulter schließlich auf der Liege lag. Geschafft, wenn auch mit Mühe! Das wiederholten wir ein paarmal, die Bewegung wurde dabei immer glatter, kräftiger und genauer in der Antwort. Als es gelungen war, strahlte der Patient, weil er die Kraft jetzt immer besser dosieren konnte, seinen Muskel wieder sehr gezielt ansteuern und einsetzen konnte.

Die meisten Patient*innen sind richtig stolz, wenn sie die Kompetenz in der Bewegung wiedererlangen. Es wirkt am Anfang wie Zauberei.

## Aktive Schmerzpunkt-Behandlung der Muskeln und umgebenden Faszien

Wenn es auf Anhieb noch nicht so gut gelungen ist, der Muskel, hier im Beispiel der kleine Brustmuskel, möglicherweise noch wegrutscht beim Pandiculieren, oder wenn manche Patient*innen z. B. die Bewegung des kleinen Brustmuskels noch gar nicht mitmachen können, dann drücken wir oft auf den Ansatz des Muskels am Rabenschnabelfortsatz (gemeint ist ein Knochenfortsatz des Schulterblatts, der sich vorn oben an der Schulter befindet). Das tut weh, wenn der Muskel sehr verspannt ist. Trotzdem bitten wir den Patienten/die Patientin, zu versuchen, mit dem Muskel jetzt die Schulter nach vorn und hinten zu bewegen, zunächst mit unserer Unterstützung, dann frei. Dabei verliert sich allmählich der Schmerz, und der Muskel wird beweglicher. Auch dadurch wird der Muskel wieder besser ansteuerbar und die betroffene Körperpartie spürbarer. Die Orientierung im eigenen Körper wird klarer. Dieses Verfahren kann der Patient/die Patientin für manche Muskeln auch als Selbstbehandlung erlernen. Sie finden hier im Buch einige Anleitungen für so eine aktive Schmerzpunktbehandlung. Leider können Sie nicht alle Muskeln selbst erreichen, auch die zugehörige Bewegung ist manchmal nicht so leicht. Da hilft ein/e Pohltherapeut*in.

## Bindegewebsbehandlung der Haut und Unterhaut

Sie bewirkt, dass sich die darunterliegenden Muskeln wieder bewegen lassen und in die Bewegung einbezogen werden. Dabei arbeitet der Therapeut das Bindegewebe der Haut und Unterhaut in den unterschiedlichsten Schichten mit winzigen, rollenden Bewegungen zwischen den Fingern extrem langsam durch, während der Patient, wenn möglich, wiederum die zugehörige Muskulatur selbst aktiv bewegt. Die Erfahrung hat gezeigt, dass sich damit außer Schmerzen vor allem Körpergefühlsstörungen erfolgreich behandeln lassen, z. B. »Brennen«, Taubheit oder Kribbeln ohne organischen Befund, ebenso auch diffuse, aber oft quälende Spannungsgefühle z. B. im Unterbauch oder Beckenboden. Die Körperwahrnehmung verbessert sich an den so behandelten Stellen nochmals beträchtlich, der Patient/die Patientin beginnt sich an den behandelten Stellen wieder deutlicher zu spüren.

## Einbeziehen des ganzen Spannungsmusters

Wichtig ist, dass wir uns nicht nur auf eine schmerzende Stelle konzentrieren, also nicht eine reine »Dawos«-Therapie (= »da, wo's wehtut-Therapie«) machen, sondern das ganze Spannungsmuster des Patienten/der Patientin erfassen.

Die hochgezogenen Schultern können zum Beispiel mit einer vorgebeugten Haltung zusammenhängen. In diesem Fall sind die Schultern nicht nur nach oben, sondern auch nach vorn gezogen, und der Bauch ist fest. Das ist der häufigste Fall.

Vielleicht arbeitet eine Patientin auch im Stehen und ist so klein, dass der Arbeitstisch für sie zu hoch ist und sie deshalb mit hochgezogenen Schultern arbeiten muss. Es kann aber z. B. auch nur eine Schulter, z. B. die rechte hochgezogen sein und das Ganze zu einer Schiefhaltung gehören. Oder der Patient/die Patientin hat die Angewohnheit, die Schulter/n hochzuziehen, sobald er/sie etwas zu arbeiten beginnt.

Es gibt in der Praxis unendlich viele individuelle Lösungen und Zusammenhänge, die man jeweils im Einzelfall aufspüren muss. Oft wird das zur Detektivarbeit, die wir mit den Patient*innen gemeinsam anstellen. Und dann behandeln wir das ganze Spannungsmuster und führen ein Körperbewusstseinstraining zu diesem bestimmten Muster unter diesen bestimmten Umständen durch.

## Körperbewusstseinstraining

Das Körperbewusstseinstraining zieht sich als roter Faden von Anfang bis Ende durch die gesamte Pohltherapie®. Dabei lernen die Patient*innen, allmählich wahrzunehmen, wie und was sie aktuell während der Behandlung, dann aber auch, wie und was sie in ihrem Alltag und vor allem in Belastungssituationen jeweils unwillkürlich angespannt halten und wie sie selbst aus solchen Anspannungen wieder herauskommen bzw. sie überhaupt vermeiden können. Durch das Spüren am eigenen Leib erkennen sie allmählich, dass die Erkrankung nicht etwas ist, was man *hat*, sondern etwas, was man – unbewusst – *tut:* z. B. den Rücken immer angespannt halten, weil einem das als Kind als gute Haltung beigebracht wurde. Oder immer die Luft anhalten, wenn es schwierig wird bei der Arbeit oder in der Beziehung. Mit dem Hintergrundwissen der funktionellen Anatomie der Alltagsbewegung (Wie atmet man normalerweise? Was halte ich fest, sodass ich nicht so gut atmen kann?) lernen die Patient*innen zu verstehen, wie sie sich durch ein Zuviel an Spannung unwillkürlich einschränken und wie sie alles lockerer und freier ablaufen lassen können. Damit lernen sie auch zu verstehen, wie sie sonst – ungewollt und unbewusst – ihre Beschwerden wiederherstellen. Das fördert die Achtsamkeit und das Verständnis für den eigenen beseelten Körper.

Hier im Buch weisen wir Sie darauf hin,

- was Sie bei Ihrer bevorzugten Sitzhaltung sehr wahrscheinlich angespannt halten,
- wie Sie lernen zu spüren, wann Sie die Partie wieder mal mehr anspannen (Geht der Kopf in den Nacken und die Schultern hoch, sobald der Chef den Kopf zur Tür reinsteckt?),
- und hoffentlich auch, wie Sie sie wieder locker lassen können.

## Änderung der äußeren Umstände

Tatsächlich ist es so, dass alles Bewusstwerden und auch alle körperlichen Methoden allein nicht helfen, wenn man ungünstige äußere Umstände so belässt, wie sie sind. Deshalb finden Sie in Kapitel 3 viele äußere Faktoren aufgeführt, die Ihr Sitzen beeinflussen können. Und deshalb erstreckt sich unser Körperbewusstseinstraining immer auch auf die Interaktion mit der äußeren Umwelt. Es ist zur Vermeidung oder Linderung von Beschwerden eminent wichtig, selbst zu merken: »Ach so, ich sitze ja immer viel zu weit weg vom Tisch, deshalb hab ich meine Hüftgelenke ständig zu stark gebeugt, und daher kommt mein Leistenschmerz (Kapitel 10)! Das muss ich ändern.« Vergessen Sie dabei aber nicht: Allein das Ändern der äußeren Umstände hilft nur sehr selten, wenn man sich schon körperlich so hindeformiert hat, dass man sich an die unmöglichsten äußeren Umstände angepasst hat. Deshalb sind die anderen Methoden genauso wichtig. Die Kombination bringt's!

## Sensomotorische Übungen, die sich genau auf das Verspannungsmuster des Patienten beziehen

Sensomotorische Übungen werden meist im Liegen ausgeführt, und zwar langsam und mit großer Achtsamkeit, d. h., es geht hier wieder darum, zu spüren, was man tut. In der Einzelbehandlung bekommt man sie als individuelle Hausaufgaben vom Therapeuten sozusagen »verschrieben«. Am besten führt man die Übungen mit genauem Hinspüren auf die einzelnen Muskeln durch, sozusagen mit Andacht. Bei den meisten Übungen spannt man, wie bei den Pandiculations, die verspannten Muskeln zunächst noch etwas stärker an und nimmt dann die Spannung allmählich zurück. Immer bewegt man zuerst in die Richtung, in die es leicht und schmerzfrei geht, anstatt mit Anstrengung etwas zu erzwingen.
Hat man zum Beispiel hochgezogene Schultern (man sieht es daran, dass Schultern außen keinen schrägen, sondern eher einen rechtwinkligen Verlauf haben), zieht man sie zuerst etliche Male

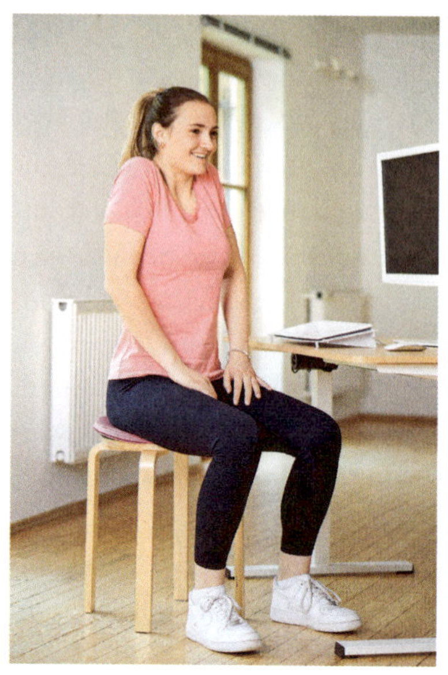
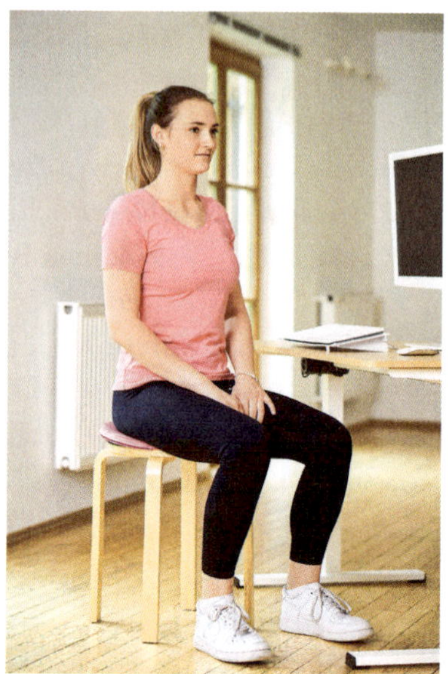

noch stärker hoch und bringt sie dann langsam in die Ausgangslage zurück, bevor man sie schließlich (mühelos) nach unten bewegt. Diese Schulterbewegung integriert man dann in Übungen mit komplexeren Bewegungsabläufen.

Sensomotorische Übungen, die sich genau auf das Verspannungsmuster des Patienten beziehen:

***»Schulterschmerzen: Selbstbehandlung für Schmerzen oben an der Schulter«***

Auch durch die Übungen verbessern sich Körperbewusstsein und Achtsamkeit, und man wird durch sie lockerer und beweglicher. Das färbt auf den Alltag ab.

## Wie man seine schädlichen Sitzgewohnheiten erkennt und loswird

Wir zeigen Ihnen im Folgenden, welches die häufigsten Sitz-Fehlhaltungen sind, sodass Sie als ersten Schritt Ihre eigenen erkennen können.
Wir erklären Ihnen,

- welche Muskeln Sie bei welcher Sitz-Fehlhaltung dauernd unbewusst angespannt halten,
- welche Beschwerden die jeweilige Sitz-Fehlhaltung (auf Dauer) zur Folge hat – auch wenn Sie sie jetzt vielleicht noch nicht haben,
- was Sie tun können, um das Übel an der Wurzel zu packen, nämlich durch Übungen und Selbstbehandlungen ihre eingefleischten Haltungsgewohnheiten wieder loszuwerden und Ihre sensomotorische Amnesie zu überwinden.

Und wir sagen Ihnen auch, wann es besser ist, zusätzlich zur Eigeninitiative eine/n der Pohltherapeut*innen aufzusuchen. Die Liste dazu finden Sie im Internet unter https://pohltherapeuten.de/

# 6 *Die Hauptarten des ungesunden Sitzens und was man dagegen tun kann*

## Körperfehlhaltung: oben nach vorn gebeugt sitzen

Oben nach vorn gebeugt zu sitzen, ist sicher die häufigste Form von Fehlhaltung im Sitzen, die häufigste unbemerkte, aber lieb gewordene Sitzgewohnheit.

### *Wie sieht das aus?*

**Der Körper** ist im oberen Bereich nach vorn gebeugt, das sieht manchmal aus wie eingerollt. Meistens sind auch **die Schultern** nach vorn gezogen (es gibt Kuhlen an den Schultern vorn), und **die Arme** hängen nicht mehr entspannt seitlich am Körper, sondern werden vorn gehalten. **Die Oberarme** zeigen schräg nach vorn, **die Unterarme** liegen meist voll auf den Oberschenkeln, **die Hände** treffen sich in der Mitte, **die Handrücken** zeigen nach oben. **Der**

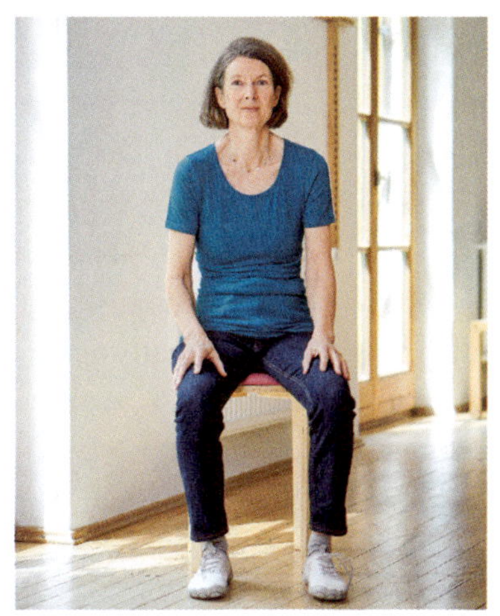

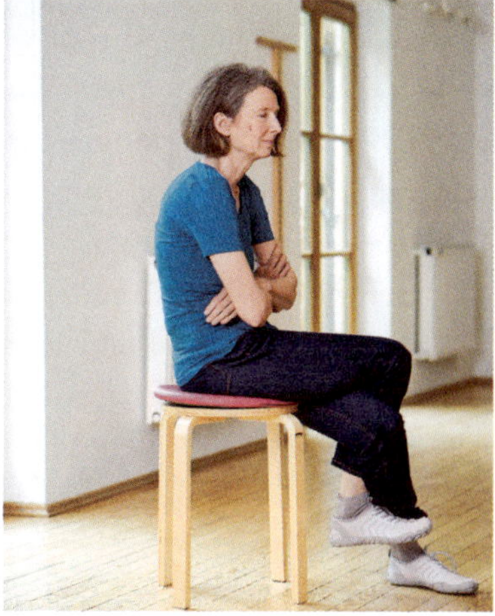

**Kopf** ist nicht mehr im Lot, sondern davor und muss von den Nackenmuskeln und den oberen Rückenmuskeln dort gehalten werden, damit er nicht nach vorn kippt und der ganze Mensch auf der Nase liegt.

Es gibt – mindestens – eine Querfalte am Bauch. Wenn man sich die Menschen, die schon lange so sitzen, ohne Kleider anschaut, sieht man fast immer eine oder mehrere unübersehbare Querfalte(n) auf dem Bauch, und zwar auch bei dünnen Leuten. Das markiert genau die Stellen, wo sie nach vorn gebeugt sind. Sie haben sich mit der Zeit genau an dieser Stelle so eingekerbt.

**Überprüfen Sie das bei sich:** *Ziehen Sie bitte mal Ihr Oberteil und das Unterhemd (falls vorhanden) aus und stellen Sie sich vor einen Spiegel. Haben Sie eine Querfalte über Ihrem Bauch? Das ist keine Speckfalte (auch wenn sie durch Speck ergänzt werden kann). Vielmehr zeigt diese Falte an, wo genau Sie nach vorn gebeugt sitzen. Vielleicht haben sich auch mehrere Querfalten auf Ihrem Bäuchlein eingegraben. Ist diese Falte am Bauch nicht waagerecht, sondern schräg, sitzen Sie vermutlich leicht schräg oder gedreht nach vorn gebeugt am Schreibtisch. Sitzen Sie mehr nach links gedreht vorgebeugt, geht die Querfalte von links schräg oben nach unten rechts und natürlich vice versa.*

### *Was sind die Spielarten davon zu Hause?*

Die gleiche Haltung nimmt man auch gerne im Liegen auf der Couch ein. Halb liegend wird nur der oberste Bereich des Rückens angelehnt, genau an der gleichen Stelle gebeugt, wo sich die Querfalte befindet. Der oben eingerollte Rücken findet sich sogar in der Schlafposition wieder, gerne eingerollt auf der Seite oder aber mit einem viel zu hohen Kopfkissen auf dem Rücken liegend.

Die Buckel-Haltung kann so ziemlich mit jeder Fehlhaltung der Beine/der Hüftgelenke/des unteren Rückens kombiniert werden (siehe Kapitel 7: Verquere Haltungen der Beine).

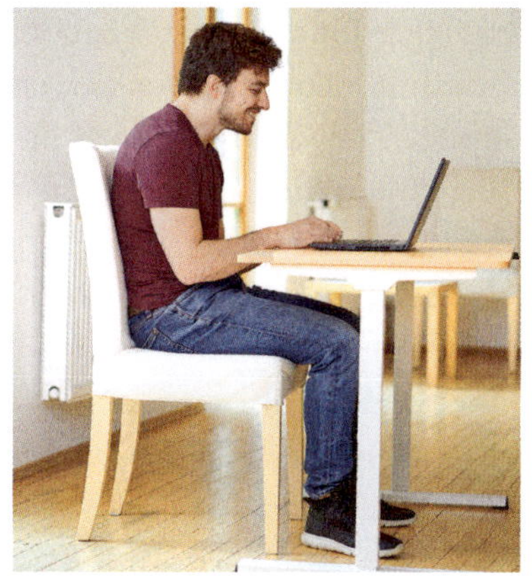
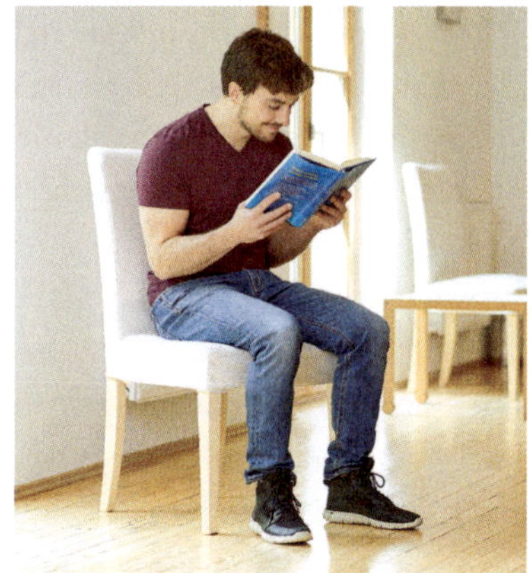

### *Was sind die Beschwerden?*

- Schmerzen und andere Beschwerden
  Nackenschmerzen, Schulter-Nacken-Verspannungen, Kopfschmerzen, Schwindel, Tinnitus, Kieferverspannungen, Konzentrationsstörungen, Atembeschwerden, Verdauungsstörungen, einschlafende Arme oder Hände, vielleicht auch ein »Kloß im Hals« oder Druck im Hals vorn, »Magenschmerzen«, Völle- oder Druckgefühle im Oberbauch, auch Schmerzen im oberen Rücken u. v. a. m.
- Stimmung und Gedanken
  Da unsere Körperhaltung starken Einfluss auf unsere Stimmung hat, kann diese Haltung auf Dauer tatsächlich depressiv machen und zu »schwarzen Gedanken« führen. Die Gedanken werden genauso unbeweglich wie der Kopf in dieser leider sehr verbreiteten Fehlhaltung. Sie gehen auch gern unproduktiv im Kreis herum. Feldenkrais nannte diese Haltung auch: »Körperschema der Angst und Depression«, Thomas Hanna nannte sie »Stoppmuster« oder »Rückzugsreaktion«. Nein, es ist einem wirklich nicht wohl, wenn man längere Zeit in dieser vorn zusammengezogenen Haltung dasitzt.
- Bewegungseinschränkungen
  In der oben vorgebeugten Haltung werden Ihre Bewegungsmöglichkeiten immer geringer: Sie können den Kopf immer

weniger gut drehen, um sich z. B. nach hinten umzuschauen, drehen sich womöglich nur noch mit dem ganzen starren Körper über die Hüftgelenke, benutzen im Auto nur noch die Rückspiegel bzw. schauen auf den Bildschirm Ihres kleinen Bordcomputers.
Auch an die Decke zu schauen wird zunehmend unmöglich.

Die vorgebeugte Haltung ist nicht, wie viele denken, eine Nachlässigkeit oder eine Schwäche der Rückenmuskeln, denn – man kann es nicht oft genug betonen:

**Der vorgebeugte Mensch ist nicht hinten zu schwach, sondern vorn zu kurz. Immer.**

*Den Rücken zu stärken, hilft daher überhaupt nicht, auch nicht das geringste bisschen.*
Denn bei der vorgebeugten Haltung sind die Bauch- und Brustmuskeln in Dauerkontraktion (d. h. verkürzt, daher die Querfalten). Die Verkürzung dieser Muskeln zieht in die Vorbeugung. Verkürzte, verspannte Muskeln sind hart. Das spürt man auch, wenn man auf den Oberbauch in der »Magengegend« fasst.

**Probieren Sie es aus:** *Fassen Sie bei sich selbst oder bei jemand anderem mit einer vorgebeugten Haltung auf den Oberbauch (die »Magengegend«). Sie werden feststellen, dass sich das fest anfühlt. Vielleicht schmerzt es auch, wenn Sie hineindrücken. Man denkt dann oft: der Magen schmerzt.*

Weil es vorn so eng ist, vor allem in der Magengegend, kann sich das Zwerchfell bei der Einatmung nicht nach unten bewegen und damit auch leider Magen und Darm nicht mehr nach unten schieben, und somit können sich die Lungen nicht ausreichend nach unten ausdehnen. Das heißt: Man bekommt mit dieser Haltung eine Atemstörung in Form einer Atemeinschränkung. Man wird kurzatmig.

**Probieren Sie es aus:** *Setzen Sie sich zuerst möglichst aufrecht hin (wir hoffen, das geht) und beobachten Sie Ihre Atmung: Wo überall können Sie sie spüren? Spüren Sie sie auch im Oberbauch (in der »Magengegend«)? Zählen Sie bitte beim Atmen mit, getrennt für Ein- und Ausatmen, also jeweils: »eins, zwei, drei, vier ...« usw. – ohne es zu forcieren: Wie weit kommen Sie beim Ein- bzw. Ausatmen?*
*Setzen Sie sich dann oben vorgebeugt hin und beobachten Sie wieder Ihre Atmung: Wo überall können Sie sie jetzt spüren? Spüren Sie sie auch im Oberbauch? Zählen Sie wieder beim Ein- und Ausatmen getrennt mit. Wie weit kommen Sie jetzt beim Einatmen? Wie weit beim Ausatmen? Haben Sie bemerkt, dass Ihre Atmung jetzt viel eingeengter ist, Ihre Atemzüge viel kürzer geworden sind? Wenn Sie die flache Hand auf die »Magengegend« legen, können Sie auch spüren, dass es sich dort bei der Atmung möglicherweise kaum bewegt.*

Die Atemeinschränkung ist auch das, was am schädlichsten ist bei dieser Haltung. Sie kann schwach, unsportlich, müde und depressiv machen. Andererseits ist es aber auch so, dass es einen bei depressiver Stimmung nach vorn zieht. Dass jemand mit Depression fröhlich den Kopf erhoben hat und nach vorn schaut, gibt es eigentlich nicht. Man kann also bei diesem Zusammenhang – vorgebeugte Haltung und miese Stimmung – manchmal gar nicht sagen, was Henne und was Ei war. Oft ergibt sich ein Teufelskreis.
Wird die Haltung lange genug beibehalten, können am Oberbauch, in der »Magengegend«, auch ein Gefühl von chronischer Übelkeit, ein Magendrücken und ein häufiges Aufstoßen oder Sodbrennen entstehen.
Auch gegen diese Beschwerden hilft das Stärken der Rückenmuskeln überhaupt nicht.

## Was für das Problem der vorgebeugten Haltung auch schon erfunden wurde

Es gibt viele, die besessen sind von der Vorstellung der Schwäche, gegen die man unbedingt vorgehen müsse. Dafür wurden Anfang des 19. Jahrhunderts schon einmal sogenannte **Geradehalter** erfunden worden, die hauptsächlich bei Kindern eingesetzt wurden. Hier eine Abbildung des Geräts, das der Orthopäde Dr. med. Moritz Schreber (1808–1861) erfunden hat und mit dem er seine Kinder malträtiert hat.

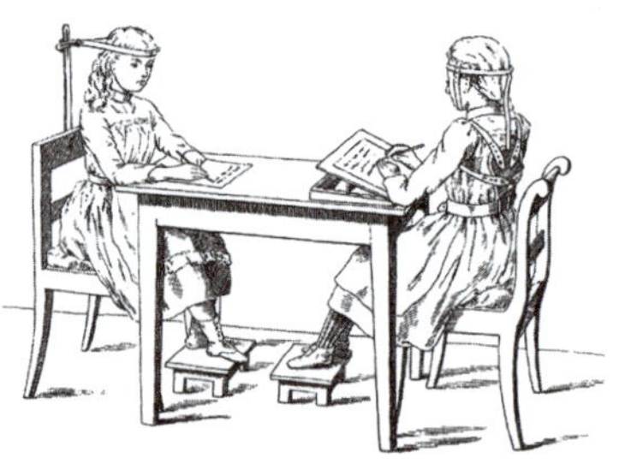

Man glaubt es kaum, aber heute sind wieder ähnlich konstruierte »Geradehalter« im Handel, und zwar für Erwachsene!
Das ist natürlich grober Unfug. Es sorgt höchstens für eine Haltung, die halbwegs »normal« aussieht, aber leider nur künstlich erzeugt wird. Ein solcher Geradehalter beseitigt die oben angeführten Beschwerden nicht, aber er nimmt dem Körper das normale Aufrichten und die normale Bewegung des Oberkörpers ab. Wir kennen bisher niemanden, dem so ein Gurt tatsächlich geholfen hätte, dafür haben uns schon einige Patient*innen berichtet, dass der Gurt so unbequem sei, dass er (wie übrigens die meisten angeblich so tollen Hilfsmittel) sehr bald in irgendeiner Schublade verschwunden sei.
Man kann den Körper nicht erziehen! Es hat Millionen von Jahren gebraucht, um uns so zu machen, wie wir sind. Und je mehr man diesen beseelten Körper erforscht, desto ehrfürchtiger kann man werden. Wir beschäftigen uns sehr intensiv mit funktioneller Anatomie in allen Einzelheiten. Und je mehr wir das tun, je mehr wir die Funktion jedes noch so kleinsten Muskels und sein faszinierendes Zusammenspiel mit anderen Muskeln studieren, desto mehr kommen wir ins Staunen. Wir Menschlein sollten uns nicht einbil-

den, dieses Modell Mensch auch nur im Geringsten verbessern zu können. Daher sind alle Geradehalter, Lordosestützen, Einlagen usw. unnütz und pure Anmaßung.

## Was wirklich hilft bei einer chronisch vorgebeugten Haltung

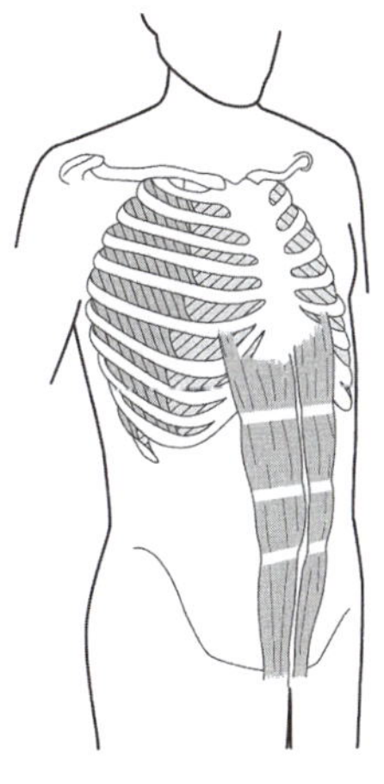

*Zwischenrippenmuskeln und gerader Bauchmuskel*

Um aus der chronisch vorgebeugten Haltung herauszukommen, hilft alles, was die Bauch- und Brustmuskeln mitsamt dem umgebenden Bindegewebe lockert, damit sie wieder länger, beweglicher und geschmeidiger werden und wieder in ihren natürlichen Zustand kommen.
Hier eine Übung dazu: Cat Stretch 2 für verspannte Bauch- und Brustmuskeln. Am besten auch als Version mit Überhängen auf zwei Stühlen. Das ist noch intensiver, macht noch größer.

**Playlist »Oben nach vorne gebeugtes Sitzen«**

Die vorgebeugte Haltung gibt es nicht mit normaler Kopfhaltung, sondern hauptsächlich in zwei Grundversionen:

- mit **»Schildkröte«,** »Nerdneck«, d.h. nach vorn gestrecktem und in den Nacken gelegtem Kopf
- mit **gesenktem Kopf,** »Handynacken«

Daher stellen wir diese beiden sehr typischen Kopfhaltungen vor, die, wie Sie später sehen werden, auch bei anderen Fehlhaltungen anzutreffen sind.

# Kopffehlhaltungen

## Achtung: Körperfehlhaltung!

Ein Übel kommt selten allein! Wenn Sie eine Kopffehlhaltung bei sich feststellen, dann werden Sie – wenn Sie sich z. B. im Spiegel genau anschauen oder – noch besser – sich einmal von der Seite fotografieren lassen, mit großer Wahrscheinlichkeit auch eine Körperfehlhaltung entdecken. Und das gilt auch umgekehrt: Bei einer Körperfehlhaltung haben Sie sehr wahrscheinlich auch eine Kopffehlhaltung.
Wenn Sie Ihre Körperhaltung verbessern wollen, tun Sie daher bitte unbedingt auch etwas für Ihre Kopfhaltung – und umgekehrt. Sonst zieht der unbehandelte Kopf nach einiger Zeit Ihren Körper wieder automatisch genau in seine ungünstige ursprüngliche Fehlhaltung zurück. Alle Beschwerden wären wieder da, der komplette Rückfall. Deshalb immer daran denken: Beim Körper den Kopf nicht vergessen und beim Kopf den Körper nicht vergessen! Sie sind eine Einheit und über die Wirbelsäule und die zugehörigen Muskeln miteinander verbunden.

## Achtung: Augenstellung!

Was man bei allen Kopfhaltungen besonders bedenken muss: Wenn Sie die Augen bewegen, folgen Kopf und Körper, siehe auch Kapitel 3 über die Macht der Augen.

**Probieren Sie es aus:** *Schauen Sie zur Seite, nach oben, nach unten … Es ist immer das Gleiche: Kopf und Körper folgen (wenn Sie im Nacken nicht ganz versteift sind!).*

Wenn Sie aber die Bewegung vom Kopf ausgehen lassen, bewegen sich Ihre Augen immer so, dass Sie bei jeder Kopfstellung geradeaus schauen. Es macht also einen großen Unterschied, ob die Bewegung von den Augen oder vom Kopf ausgeht.

**Probieren Sie es aus:** *Senken Sie den Kopf ganz oben, in den Kopfgelenken, am Übergang Kopf – Nacken, mit dem Kinn Richtung Hals und spüren Sie, wie Ihre Augen nach oben wandern, sodass Sie auch in dieser Kopfstellung geradeaus schauen und sich z. B. gut mit jemandem unterhalten könnten – was nicht so gut möglich wäre, wenn Sie nach unten schauen würden.*

**Probieren Sie es aus:** *Legen Sie den Kopf in den Nacken und beobachten Sie, wie Ihre Augen nach unten wandern – sodass Sie sich auch in dieser Kopfstellung wunderbar mit jemandem unterhalten könnten.*

## Die Erklärung für eine ständig wiederkehrende Fehlhaltung des Kopfes

Die äußeren Augenmuskeln – das sind die, mit denen man die Augen bewegt – sind vermutlich chronisch verspannt, und dadurch bleiben die Augen relativ starr immer in ihrer Position. Ändert man also nur Körper- und/oder Kopfstellung in Richtung Aufrichtung, stellt sich die alte krumme Haltung sehr wahrscheinlich sehr schnell wieder ein, da man sonst ja mit starren Augen ständig an die Decke oder auf den Boden schauen würde statt vor allem geradeaus auf sein Gegenüber. Da das logischerweise niemand will, bleibt einem, wenn man die Augenmuskeln nicht in die Übungen miteinbezieht, nichts anderes übrig, als wieder in die alte Fehlhaltung zu gehen.

**Fallbeispiel:** Das ist mir (H. P.) am Anfang tatsächlich passiert: Ich habe eine sehr stark nach vorn gebeugte ältere Dame behandelt, und zwar in Rückenlage auf der Behandlungsliege. Tatsächlich ging das bei ihr alles für ihr Alter sehr leicht. Am Schluss lagen ihre Schultern auf, ihr Nacken war gerade, d. h. normal gebogen (ich konnte zwei zusätzliche Kopfkissen wegnehmen und ihr nur ein normales kleines unter dem Kopf lassen), Rücken und Beine lagen auf. Sie lag da, flach wie eine Flunder! Ich freute mich sehr, als ich sie so daliegen sah. Dann stand sie auf, allein, ohne Hilfe!, und fing an, sich bei mir für das Wunder ihrer Aufrichtung und die Ganzkörper-Entspannung zu bedanken. Aber, oh Schreck!, noch während sie das tat, sackte sie vor meinen Augen auf alte Größe und Haltung zusammen. Ich erschrak und dachte erst, ihr sei schlecht geworden. Aber das war es gar nicht. Sie hatte nur automatisch angefangen, Kopf und Körper in die Position zu bringen, in der sie mich gut sehen konnte, während sie mit mir sprach. Diese Patientin musste ich auf die nächste Stunde vertrösten, um mir in der Zwischenzeit klar zu werden, um welche Augenmuskeln es dabei genau geht, und die Behandlung an mir selbst und an einer anderen Therapeutin zu üben. Später wurde es bei uns Pohltherapeut*innen zur Routine, bei allen Patient*innen mit Kopffehlstellungen die Augen auf unsere Weise mit zu untersuchen und natürlich auch zu behandeln.

Daher finden Sie hier auch Augengymnastik, und zwar vor allem Übungen, um Kopf- und Augenbewegungen wieder voneinander unabhängig zu machen.

▶ ***Playlist »Übungen bei Kopffehlhaltungen«***

Hier die beiden Kopffehlhaltungen bei der vorgebeugten Haltung, bei denen Sie auch die Augengymnastik brauchen:

▶ ***»Übung zur Augenentspannung«***

▶ ***»Cat Stretch 9«***

▶ ***»Cat Stretch 10«***

## Die »Schildkröte«, der »Nerdneck«

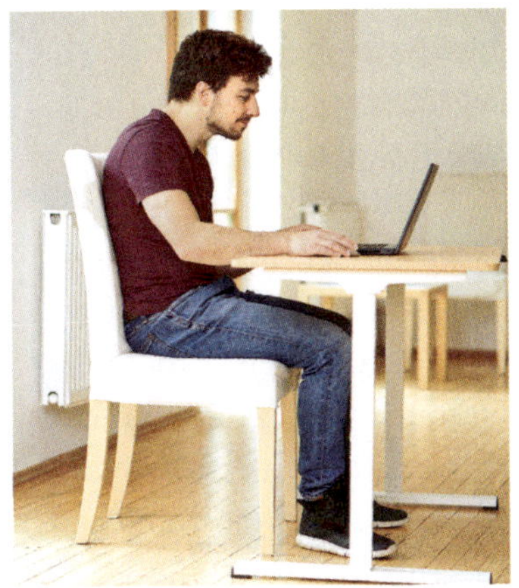

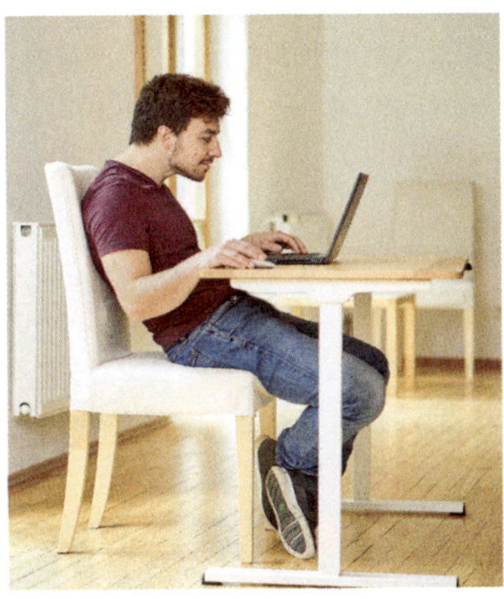

*»Schildkröte« bei fast Liegen im Sitzen*

*Wie sieht das aus?*

Der Kopf ist am Hals unten nach vorn gestreckt und oben, am Übergang Hals-Kopf, in den Nacken gelegt.

*Wer macht das hauptsächlich?*

Diese Kopfhaltung findet sich häufig, wenn man oft eine senkrechte Fläche anschaut, die zu weit weg ist. Meist ist es ein Bildschirm, deshalb auch die Bezeichnung »Nerdneck«. Das passiert häufig, wenn man zu weit weg sitzt und oben schräg angelehnt ist (wie auf den Fotos) und bei nicht gut korrigierter Kurzsichtigkeit, leider auch noch häufig bei durch z.B. Gleitsichtbrille ausgeglichener Fehlsichtigkeit.

Auch eine zu weit nach hinten gestellte Lehne (z.B. im Auto) hat fast automatisch einen vorgeschobenen Kopf zur Folge. Genau diese Haltung stellt sich auch sehr gerne auf der Couch vor dem Fernseher ein: Tiefe Sitzfläche, zu niedrige Rückenpolster, und eine Kopfstütze fehlt leider oft ganz.

*Variante der »Schildkröte«: der vorn abgestützte Kopf*

Bei Menschen, die normalerweise schon nach vorn gebeugt sind, wird der Kopf im Sitzen so schwer, dass er nur mühsam zu halten ist. Man muss immer die Muskeln des oberen Rückens und des Na-

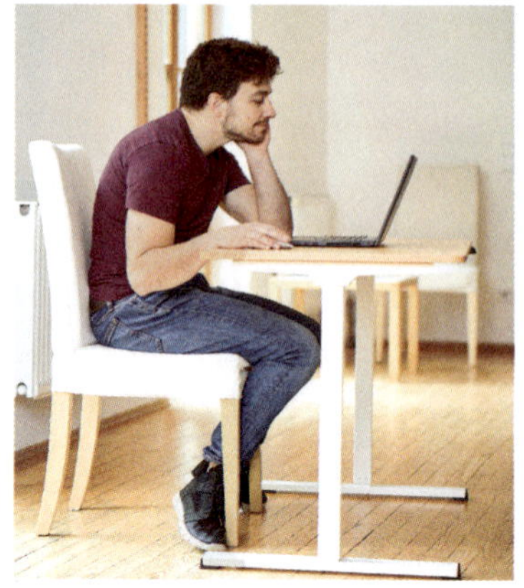

»Schildkröte« bei aufgestütztem Kopf

ckens angespannt halten, damit man nicht nach vorn kippt. Das Aufstützen stellt eine Erleichterung dar, vor allem für die Nackenmuskulatur.

*Welche Beschwerden gibt es bei der »Schildkröte« häufig:*
Nackenschmerzen (deswegen: »Nerdneck«), Kopfschmerzen (oft von hinten hochziehend), Schwindel, Schmerzen hinter den Augen, Zahn- und Kieferfehlstellungen (Unterkiefer nach hinten gezogen, »Unterbiss«), »Magenschmerzen« (wegen der Körperfehlhaltung), Handgelenksschmerzen und Zahnschmerzen (beim aufgestützten Kopf).

*Was kann ich tun?*
*Übungen:*

**Playlist »Übungen bei Kopffehlhaltungen«**

*Körperbewusstseinstraining:*
Sich aufrecht und nah genug an den Tisch, den Bildschirm etc. heransetzen, sodass Sie aufrecht sitzen können, ohne den Kopf nach vorn strecken zu müssen

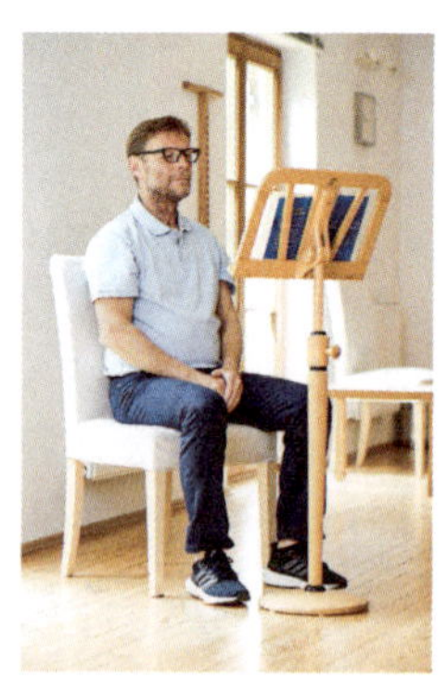

Notenständer zum bequemen Lesen

*Änderung äußerer Faktoren:*

- Den Bildschirm, Fernseher usw. so hoch stellen, dass sich das obere Drittel in Augenhöhe befindet
- Die Brille perfekt anpassen lassen
- Schriftgröße auf Ihrem Monitor vergrößern

## Der gesenkte Kopf, der »Handynacken«

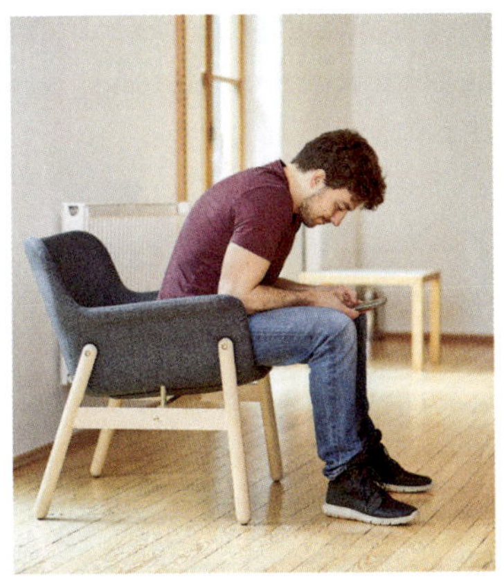

*Wie sieht das aus?*

Der Kopf ist nach vorn gesenkt, und zwar sowohl am Hals unten (am 7. Halswirbel, also am Übergang Hals-Oberkörper) wie auch oben, am Übergang Hals-Kopf. Die Augen sind unwillkürlich nach oben Richtung Stirn gerichtet.

*Mit welchen Körperfehlhaltungen/Sitzgewohnheiten ist der gesenkte Kopf häufig verbunden?*

Der gesenkte Kopf ist gewöhnlich mit der Körperfehlhaltung:

- oben nach vorn gebeugt sitzen – bucklig sitzen
- mit rundem Rücken sitzen (hinter den Sitzbeinen)
- halb liegen beim Sitzen (Unterform vom Hohlkreuz von oben)

verbunden. Er kann auch mit

- Hohlkreuz von unten

verbunden sein

- oder mit normaler Haltung, wenn man tatsächlich nur den Kopf gesenkt hält.

Auf jeden Fall ist es eine bleibende Kopf-Nacken-Fehlhaltung, die sich von alleine nicht mehr korrigiert.

*Welche Muskel-, Faszien- und Bindegewebepartien sind hauptsächlich verspannt?*

Dadurch dass der Kopf nach vorn geneigt ist (das machen die Muskeln am Hals vorn) und auch in dieser Stellung gehalten werden muss, sind die Muskeln des Nackens und des oberen Rückens/der Schultern hinten in Dauerspannung. Im Internet wird zwar behauptet, solange der Rücken gerade sei, komme es bei gesenktem Kopf im Nacken zu einer positiven, wohltuenden Dehnung. Das ist aber leider Quatsch.

**Probieren Sie es aus:** *Legen Sie sich eine Hand quer auf den Nacken. Spüren Sie, wie weich sich Ihre Nackenmuskeln anfühlen (hoffentlich). Neigen Sie dann den Kopf nach vorn und halten Sie ihn dort. Auch wenn Sie nur den Kopf nach vorn geneigt haben, müssen Sie ihn gegen die Schwerkraft halten (das spüren Sie daran, dass Ihre Nackenmuskeln fest werden), sonst würde Ihr Kopf mit dem Kinn auf dem Brustbein liegen und Sie würden schwer Übergewicht nach vorn bekommen. Auch gegen dieses Übergewicht müssen Sie den Kopf halten.*

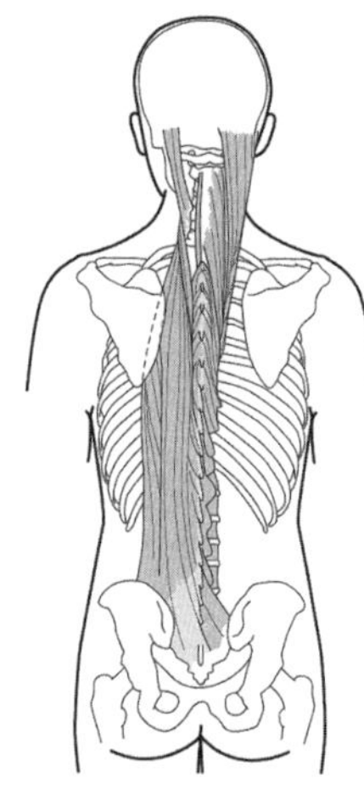

*Rückenstrecker (links sind die großen abgebildet, rechts die kleinen)*

Und es sind nicht nur die Muskeln direkt am Nacken, die Ihren Kopf halten, denn die meisten Nackenmuskeln sind viel länger, sie hören nicht am Nacken auf, sondern ziehen weiter nach unten in den Rücken, neben die Brustwirbelsäule. Daher nützt es gar nichts, den Rücken gerade zu halten und nur den Kopf zu senken. Sie bekommen auf jeden Fall mit dem gesenkten Kopf allmählich auch Schmerzen im oberen Rücken.

Haupt-Schmerzkandidat ist der Trapezmuskel, der den Hinterkopf mit den Schultern oben und dem oberen Rücken verbindet. Außerdem sind der Schulterblattheber und lange Rückenstrecker neben der Wirbelsäule in Dauerspannung, damit man nicht insgesamt mit Kopf und Oberkörper nach vorn kippt.

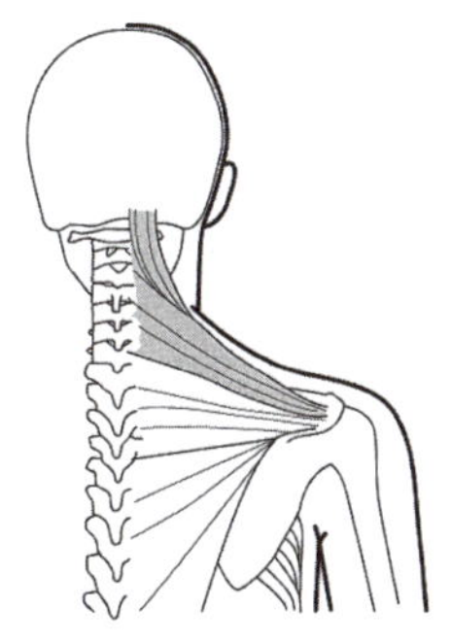

Wenn diese Muskeln in Dauerkontraktion sind und auch das Bindegewebe auf ihnen fest wird, kommt es zu Schmerzen, vor allem auch beim Aufrichten. Da diese Muskeln am Hinterkopf unten ansetzen, zieht die Spannung in den »Skalp«, die Sehnenplatte des Kopfes, was als Kopfschmerz wahrgenommen wird.

### *Was sind häufige Beschwerden?*

**Beschwerden am Hals vorn:** »Kloß« im Hals; Druck und Engegefühle im Hals; Schluckbeschwerden; chronisches Räuspern; Reizhusten

Der Hals wird bei dieser Haltung vorn zusammengequetscht. Der Kopf drückt mit dem Kinn Richtung Hals. Es entsteht ein Doppelkinn. Daraus ergibt sich ein Engegefühl am Hals vorn. Bleibt das über längere Zeit, entsteht leicht das Gefühl von Kloß oder Fremdkörper im Hals (meist im Hals vorn oben), das man herausräuspern oder -husten möchte. Der/Die HNO-Arzt/Ärztin kann aber nichts dergleichen finden. Ist das Bindegewebe am Hals stärker betroffen, gibt es leicht auch ein Gefühl von Übelkeit am Hals vorn unten, ohne dass man etwas Ungutes gegessen hat.

**Schmerzen:** Nackenschmerzen, Kopfschmerzen von hinten hochsteigend, Schmerzen in den Schultern oben und Schmerzen im oberen Rücken,

**Kiefer- und Zahnprobleme:** Zahnschmerzen an den Backenzähnen, schmerzende Kiefermuskeln (Wangenschmerzen, Schläfenschmerzen)

Durch das Senken des Kopfs mitsamt dem Oberkiefer verschwindet der normale Abstand zwischen den Zähnen. Der Schädel drückt, presst mit den Kiefermuskeln den Oberkiefer, also die oberen Zähne auf den Unterkiefer. Wenn das stärker wird, kann es Kiefer- und Zahnschmerzen auslösen sowie zu einer »unerklärlichen« Kieferfehlstellung (Unterkieferprotrusion) führen.

### *Was sind die Ursachen?*

Der gesenkte Kopf entsteht gewöhnlich, wenn man ständig auf waagerechte Flächen hinunterschaut, die dicht vor einem sind. Und oft, wenn man nicht die Hände zum Kopf bringt, sondern den Kopf zu den Händen (auch beim Handarbeiten oder Essen/Trinken).

Wenn die Stimmung eher gedrückt ist, traurig oder deprimiert, sitzt man da wie ein Häufchen Elend und lässt den Kopf hängen.

### *Wer macht das hauptsächlich und wobei?*

Viele Menschen schauen so auf ihr **Smartphone.** Deswegen auch die Bezeichnung Handynacken. Wenn Sie sich in der U-Bahn einmal umschauen, sehen Sie sehr viele Menschen vertieft in ihr Handy so dasitzen. Den Druck auf den Hals gibt es vor allem, wenn man das Handy dicht am Körper hält.

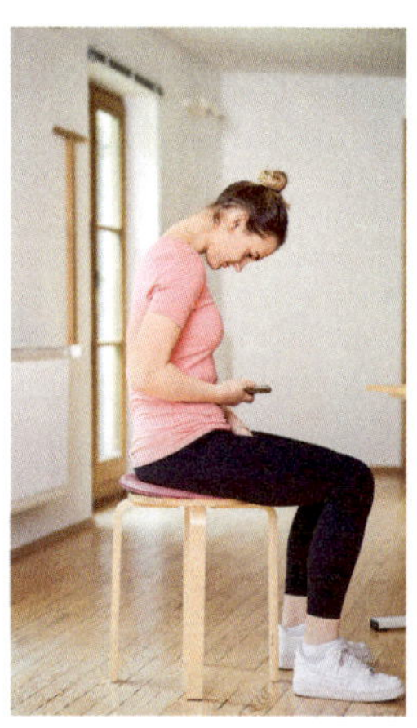

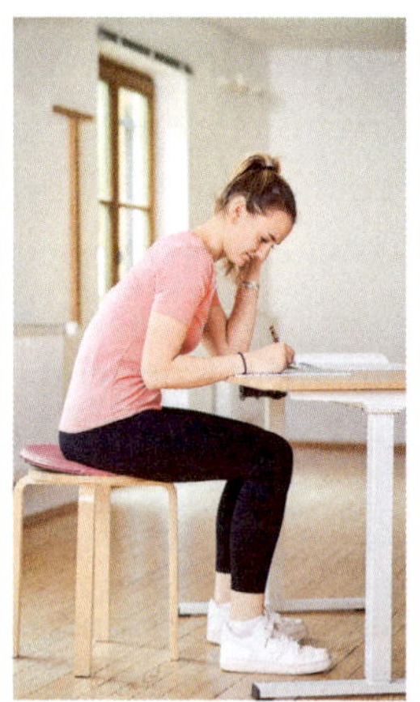

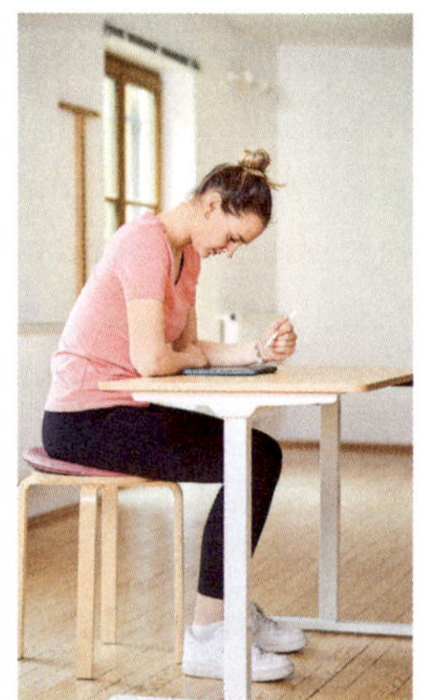

Ein weiterer Anlass für diese Fehlhaltung ist das Schreiben per Hand bei geradem Pult/Tisch.

Und schließlich kommt sie häufig vor bei Personen, die auf einer Tastatur schreiben ohne Zehnfinger-Blindschreibsystem, die Tastatur zu dicht vor sich, oder an einem Laptop, einer Tastatur, einem Tablet etc. arbeiten, die gerade waagerecht auf dem Tisch liegen.

Leider sind auch viele Schüler*innen gezwungen, so zu arbeiten.

### *Wie wirkt sich das auf das Gehen und Stehen aus?*

Vermutlich stehen und gehen Sie bald auch mit gesenktem Kopf, wirken traurig und bekommen von Ihrer Umgebung, auch von Ihren Mitmenschen, kaum noch etwas mit. Einziger Vorteil: Wenn jemand auf der Straße Geld verloren hat: Sie finden es!

### *Was kann ich tun?*

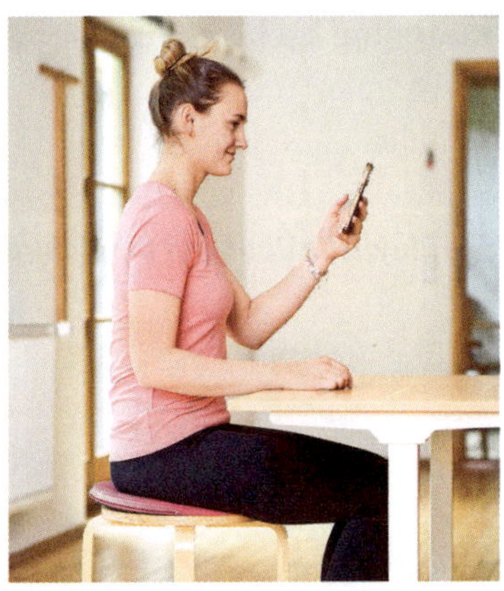

Zum einen können Sie die äußeren Faktoren ändern:

- Halten Sie Ihr Handy so hoch und so weit weg, dass Sie Ihren Kopf nicht zu senken brauchen.
- Schaffen Sie sich eine schräge Tastaturhalterung, schräge Schreibplatten etc. an.
- Schaffen Sie sich ein **schräges Schreibpult** an und arbeiten Sie daran.

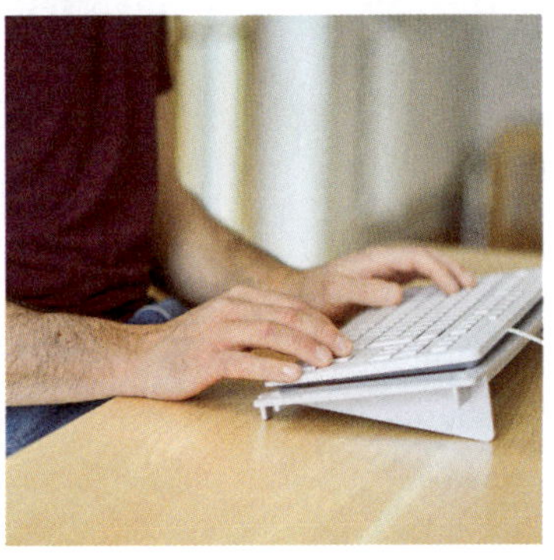

**Halten Sie Ihre Handarbeiten, Ihr Computerspiel oder was auch immer Sie in der Hand haben hoch genug und weit genug von sich weg,** sodass Sie aufrecht sitzen und das, was Sie in der Hand haben, gut sehen können.

Vergessen Sie nicht: **Wir schauen von Natur aus etwa 15 Grad nach unten,** sodass wir draußen gleichzeitig auf den Horizont schauen und trotzdem den Weg vor uns klar sehen können. Daher müssen Sie sich Ihre Handarbeit, Ihr Geduldsspiel oder was auch immer nicht direkt vor die Nase halten – sondern schräg nach unten und etwas weiter weg.

Ändern Sie aber, wenn möglich, auch die inneren Faktoren: Machen Sie etwas, was Sie auf andere Gedanken bringt. Den Kopf anheben und nach vorn schauen hilft oft schon viel. Man muss nur immer wieder daran denken, weil man am Anfang den Kopf automatisch wieder sinken lässt. Wenn Sie sich auf Dauer nicht selbst helfen können, gehen Sie zu einem/r Pohltherapeuten/in. Körpertherapie hilft oft gut gegen pechschwarze Gedanken und miese Stimmung bis hin zu leichteren Depressionen.

*Übungen*

▶ ***Playlist »Übungen bei Kopffehlhaltungen«***

*Körperbewusstseinstraining*
Lernen Sie zu spüren, ob Ihr Kopf gesenkt oder aufrecht ist.

*Und sonst noch*
Lernen Sie das Zehnfingersystem beim Schreiben, sodass Sie nicht mehr auf die Tastatur zu schauen brauchen.

## Was ein/e Pohltherapeut*in für Sie tun kann

Ein/e Pohltherapeut*in kann Ihnen helfen, Ihre Körperfehlhaltungen/Sitzgewohnheiten zu erkennen und vor allem loszuwerden.

## Sitzen mit rundem Rücken von unten

Mit rundem Rücken sitzen, in »schlechter Haltung« sitzen: Ist nicht das Sitzen mit rundem Rücken das eigentliche Problem? Bekommt man Schmerzen im unteren Rücken nicht durch das Sitzen mit krummem, rundem Rücken?
Das denken viele Menschen. Es stimmt aber zum Glück nicht.

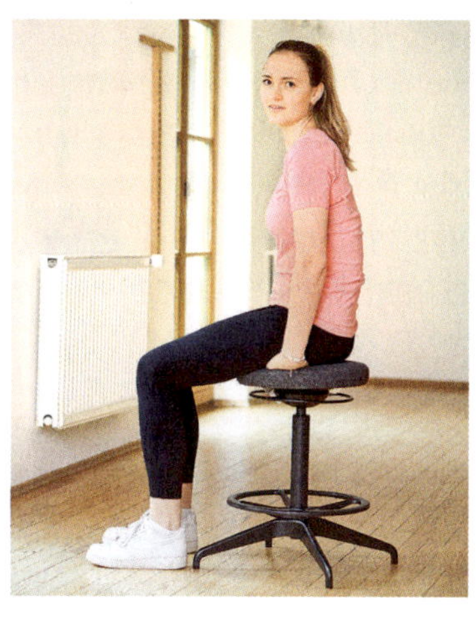

*Wie sieht das aus?*
**Wenn man auf einem normalen Stuhl sitzt,** ist der Rücken insgesamt wie ein C gckrümmt. Es kommt von unten her. Man sitzt hinter den Sitzbeinen, die Hüftgelenke sind etwas gestreckt (der Winkel zwischen Körper und Beinen ist also größer als 90 Grad). Man muss in dieser Position oben, d. h. mit Kopf und Oberkörper, nach vorn gehen, sonst fällt man nach hinten um. Auch wieder eine »normale« Reaktion, zu der man durch die Schwerkraft gezwungen wird.
**Zugehörige Kopfhaltung:** die »Schildkröte«. Will man in dieser Sitzposition arbeiten oder fernsehen, muss der Kopf in den Nacken gelegt und nach vorn gestreckt sein.

**Probieren Sie es aus:** *Setzen Sie sich auf einem Hocker oder ganz vorn auf einem Stuhl hinter Ihre Sitzbeine (wie Sie sie finden, steht in Kapitel 4), der Winkel zwischen Körper und Beinen wird dadurch größer als 90 Grad. Das können Sie ohne Lehne nur mit einer gewaltigen Anspannung in der Vorderpartie halten. Am besten geht es, wenn Sie Kopf und Oberkörper nach vorn bringen. Dann ist die Vorderseite aber leider insgesamt verkürzt und verspannt. Wenn Sie sich auf Bauch und Brustmuskeln drücken, werden Sie*

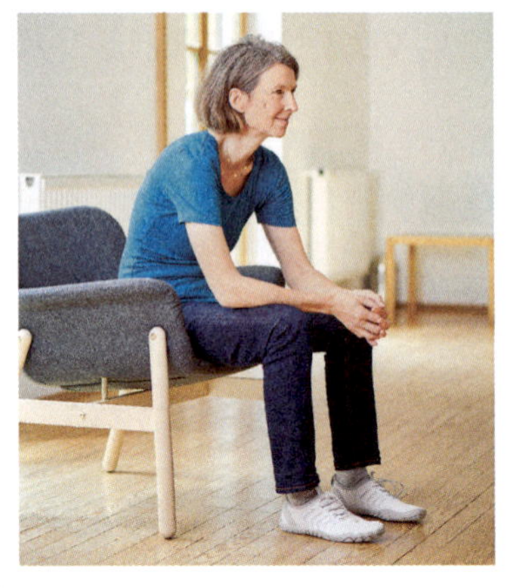

*das spüren. Was Sie gleich feststellen können: Sie werden kurzatmig, können kaum mehr atmen, schon gar nicht nach unten in den Beckenboden. Wenn Sie sich an den Nacken greifen, können Sie spüren, dass die Muskeln dort verspannt sind.*

### *Was für Beschwerden bekommt man davon?*

Atembeschwerden, Schmerzen im oberen Rücken, Nackenschmerzen, Kopfschmerzen, durch die Nackenverspannung sind auch Schwindel und Tinnitus gut möglich. Durch das Einziehen des Unterbauchs sind auch Blasenbeschwerden und Beckenbodenbeschwerden gut möglich.

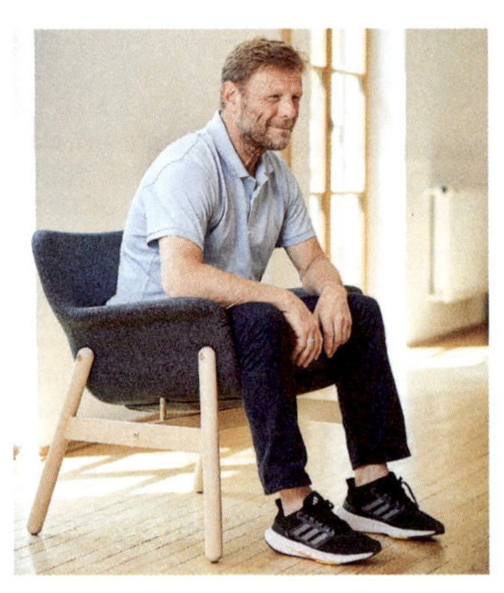

### *Wenn man zu tief sitzt oder hinten tiefer sitzt als vorn*

Verheerend! Wenn man zu tief sitzt oder auf einem Sessel oder Stuhl, der hinten tiefer ist als vorn, kann man nicht anders, als mit Rundrücken zu sitzen, den Kopf in den Nacken zu legen und zusätzlich nach vorn zu strecken.

Bedenken Sie, dass die meisten Sofas so gebaut sind: sehr tief und oft hinten tiefer als vorn, sodass sich kein rechter Winkel zwischen Beinen und Körper bilden kann. Und die Lehne ist meist zu weit weg, um noch dran zu sitzen. Am besten kann man darauf halb liegen und sich fläzen. Das geht gut, und dagegen ist auch nichts zu sagen. Will man aber in dieser Position fernsehen oder sich am Laptop etwas anschauen, muss man den Kopf nach vorn bringen und sitzt völlig gekrümmt.

Man bekommt davon leicht Nackenschmerzen und Schmerzen im oberen Rücken.
Je nachdem, wie spitz der Winkel in den Hüftgelenken ist, kann man davon auch eine Fehlhaltung im Stehen, wie zum Beispiel dauerhaft leicht gebeugte Hüftgelenke bekommen, weil der Iliopsoas und andere Hüftbeuger auf Dauer total verspannt sein werden. Die so verspannten Psoasmuskeln können sich tatsächlich auch als »unerklärliche« Bauchschmerzen bemerkbar machen. Auch eine so »angearbeitete« Atemeinschränkung wird sich vermutlich bald bemerkbar machen.

### *Was können Sie tun?*

Änderung äußerer Faktoren: Schaffen Sie sich gegen den runden Rücken als Erstes andere Möbel an, wenn die alten sich nicht verstellen lassen.
Anmerkung: Es haben mich (H. P.) schon manche Patient*innen verflucht, weil sie ihre (manchmal neue) Couchgarnitur abschaffen sollten. Kleiner Trost für mich: Viele haben mich später auch gepriesen, weil sie ihre Beschwerden dadurch verloren haben.
Ich selbst benutze meine Couch nur noch für ein Mittagsschläfchen und sitze auf billigen gepolsterten Ikea-Stühlen, die ich auch Besuchern anbiete. Auch in meiner Praxis gibt es zum Sitzen nur solche Stühle (siehe Kapitel 3, wie Sitzgelegenheiten beschaffen sein sollten).

### *Übungen*

Im Sitzen absichtlich einen starken Rundrücken machen, dann ansatzweise in eine Überaufrichtung gehen, sich nach hinten lehnen

▶ ***»Übung für eine aufrechte und bewegliche Brustwirbelsäule«***

▶ ***Playlist »Sitzen mit rundem Rücken von unten«***

Sobald Sie wieder aufrechter geworden sind, passen Sie bitte unbedingt alles an Ihre neue Körperhaltung an. Das heißt meistens: Alles etwas höher stellen, sodass Sie sich nicht durch Fernseher, Monitor oder Autospiegel (in der alten Position) wieder in den alten Rundrücken zwingen lassen, sondern wieder geradeaus schauen können!

## Sitzen mit »Schwanzeinziehen«, Steißbein-Einziehen

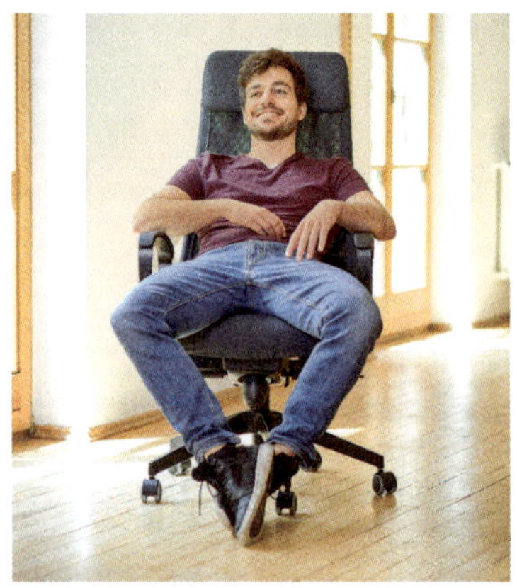

Diese Sitzform haben wir erst spät entdeckt – obgleich sie häufig und wichtig ist, da sie leider so einige Beschwerden mit sich bringen kann. Sie ist nicht ganz so auffällig. Wir ahnten allerdings schon lange einen Zusammenhang zwischen dieser Sitzhaltung und den Beschwerden von Unterbauch, Beckenboden und Blase.

### *Wie sieht das aus, und was macht es für Probleme?*

Von der Seite sieht man es kaum. Man sitzt zwar hinter den Sitzbeinen, beugt aber nur die untere LWS nach vorn und zieht mit den Bauchmuskeln das Schambein etwas hoch. Die Hüftgelenke sind mit angespannten großen Pomuskeln (Glutei maximi) etwas gestreckt.

Die Querfalte, die sich auch hier ganz sicher bilden wird, entsteht ganz unten am Bauch, bei **Frauen** zwischen den Beckenknochen (Spinae iliacae), etwas höher als da, wo bei ihnen die Schambehaarung anfängt. Beckenboden und Unterbauch sind angespannt bis

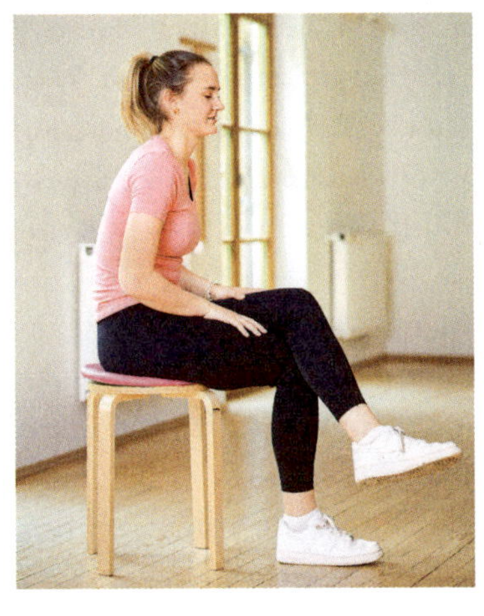

verspannt. Bei den **Männern** ist diese Haltung ganz häufig mit außenrotierten, abgespreizten Beinen gepaart, deshalb wird sie auch »Manspreading« genannt. Dabei ist häufig auch der Afterschließmuskel verspannt, was zu Verstopfung, Schwierigkeiten beim Stuhlgang und Hämorrhoiden führen kann.

Das Problem zeigt sich auch vorn, weil man sich mit dieser Sitzhaltung auf den unteren Unterbauch und damit auf die Blase drückt, sobald sie nur etwas gefüllt ist. Das ist die häufigste Ursache von ständigem Harndrang und Reizblase. Auch Potenzstörungen können durch diese Sitzhaltung leicht entstehen, weil man sich die Durchblutung der Geschlechtsorgane dadurch abwürgt. Und natürlich gibt es bei dieser Haltung auch eine Atemstörung, da man nicht bis unten in den Unterbauch und Beckenboden atmen kann. Die Sitzbeine können sich beim Atmen nicht auseinanderbewegen, weil in dieser Haltung die Iliosakralgelenke blockiert sind. Durch die Beinstellung mit den außenrotierten Beinen gibt es leicht Schmerzen im Hintern (Gesäßschmerzen) und Schmerzen an den Oberschenkeln außen. (Siehe auch bei den Beinhaltungen: Kapitel 7, »Manspreading«)

### *Was sind die Ursachen?*

Äußere Faktoren sind

- Sitz zu tief,
- Sitz hinten tiefer als vorn,
- gern auch beides kombiniert, z. B. bei »Cocktail-Sesseln«,
- Bildschirm zu tief, Laptop (da ist der Bildschirm immer zu tief),
- Tisch zu tief (Couchtisch).

Innere Faktoren sind weniger bekannt. Die Haltung dürfte aber mit Angst zu tun haben. Beim Hund ist die Sache klar: Das Schwanzeinziehen ist ein deutliches Signal von Unterwerfung und Angst. Wenn man sich im Internet Hunde mit dieser Reaktion anschaut, ergreift einen Mitgefühl. Es sieht wirklich erbärmlich aus!

Bei einer meiner (H. P.s) früheren Katzen konnte ich diese Reaktion auch beobachten: Sobald der große, dicke Kater von nebenan auftauchte, zog sie den Schwanz ein, flüchtete ins Haus und hinterließ auf ihrem Weg eine Urinspur.

Ich denke, dass sich diese Angst- und Unterwerfungsreaktion evolutionär gehalten hat, nur dass sie beim Menschen nicht mehr so sichtbar ist, weil sein Schwanz im Laufe der Aufrichtung zum Zweibeiner ja zum Steißbein verkümmert ist. Aber es ist die gleiche Reaktion.

### *Wer macht das hauptsächlich?*

Nach außen sichtbar: vorwiegend Männer. Für Frauen »gehört sich das nicht«, jedenfalls nicht mit weit gespreizten Beinen. Daher ist es bei Frauen noch schwerer erkennbar, wird aber sehr viel praktiziert, meist ohne dass sie selbst es merken. Sie spüren nur die Folge: die Blasenprobleme, allen voran die Reizblase. Bei Frauen ist die Reaktion häufig mit aneinandergepressten Oberschenkeln verbunden (auch ein Angstzeichen: Man macht unten absolut zu). Bei den meisten Männern muss es schon weit kommen, bis sie vor Angst die Oberschenkel zusammenpressen.

Auf jeden Fall sind diese Formen von Blasenproblemen ganz klar auch psychosomatisch – bei Männlein wie bei Weiblein. Das ist die »nervöse Blase«.

### *Erklärung des Zusammenhangs zwischen Sitzhaltung, Blase und Angst*

Wir erklären den Patient*innen den Zusammenhang zwischen Sitzhaltung, Blase und Angst meistens so: Die Blase ist ein Hohlmuskel. Wenn sie sich füllt, wird sie ausgedehnt. In der Muskel-

wand befinden sich Druckrezeptoren. Je mehr sich die Blase füllt, desto stärker der Druck, bis man das deutliche Gefühl hat: »Jetzt muss ich mal.« Danach, also nach der Entleerung, ist einem wieder wohler. So weit, so gut.
Die Blase ist aber ein bisschen dumm: Sie kann nicht unterscheiden, ob der Druck auf ihre Rezeptoren von innen oder von außen kommt. Das heißt: Immer wenn Sie eine Körperhaltung haben, bei der die Muskeln der Bauchdecke von außen auf die Blase drücken, können Sie schon bei geringer Blasenfüllung das dringende Bedürfnis empfinden, möglichst schnell die Toilette aufzusuchen. Fachmännisch heißt das »imperativer Harndrang«, wenn es oft passiert »Reizblase«.
Die Evolution ist mit unserer Entwicklung zum Homo sapiens nicht mitgekommen. Es war in der Natur nicht vorgesehen, dass das Lauftier Mensch sich zum krummen Herumhocker entwickelt, der sich ständig auf die Blase drückt.
Geblieben ist die beim Menschen die fast unsichtbare Reaktion des »Schwanzeinziehens«: Bei Angst und Aufregung ziehen wir mit den untersten Bauchmuskeln das Steißbein nach vorn und drücken uns dadurch mit den Bauchmuskeln auf die Blase, was einen schlecht kontrollierbaren Harndrang ergibt. Und wir spüren die Anspannung nicht.

Diese Erklärungen entängstigt die Blasenpatient*innen meist schon sehr, weil sie endlich besser verstehen können, was sich da tut und dass ihre Blase nicht ein wild gewordenes Organ ist, auf das sie keinerlei Einfluss mehr haben. Schwieriger ist für sie zu verstehen, dass es nicht auf größere Beherrschung ankommt, sondern auf das Lernen von Lockerlassen und mehr Gelassenheit und vor allem von angenehmem Sitzen und natürlich auch von freier Atmung.

### *Was können Sie tun?*

**Unbedingt Körperbewusstseinstraining:** Es besteht darin, dass Sie lernen, wieder wahrzunehmen, ob und wie Sie unten anspannen,

und merken, bei welchen Gelegenheiten Sie das tun: z. B. oft, wenn bestimmte Menschen auftauchen, zu denen Sie eine angstvolle Beziehung haben. Manch einer tut das schon, wenn er sich nur schlimme Situationen vorstellt!
Probieren Sie mal selbst, sich in dieser Hinsicht zu beobachten. Ganz wichtig: Machen Sie die Reaktion des Schwanzeinziehens mit dem Unterbauch im Sitzen erst mal absichtlich – und lassen Sie dann die Anspannung wieder nach. Wenn Sie es in der absichtlichen Version gespürt haben, werden Sie das Anspannen auch in der unabsichtlichen Reaktion eher bemerken und werden eher wieder loslassen können.

▶ *Playlist »Sitzen mit ›Schwanzeinziehen‹«*

Die unteren Bauchmuskeln (ab Spinae iliacae) mit den Fingern eindrücken, dabei das Steißbein nach vorn ziehen und zurück, eine kleine Wippbewegung machen.

**Änderung äußerer Faktoren:** Alle äußeren Faktoren auf die richtige (neue) Höhe anpassen, auch Autospiegel (siehe Kapitel 3)

## Unten, d. h. in den Hüftgelenken vorgebeugt sitzen

### *Wie sieht das aus?*

Man ist unten in den Hüftgelenken mit dem ganzen Oberkörper nach vorn gebeugt. Das geht über eine Anspannung der Hüftbeuger, deren größter und stärkster Muskel der Iliopsoas ist. Der Iliopsoas (oft auch kurz »Psoas«) ist ein Muskel, der vom oberen Oberschenkel zum Becken innen und durch den Bauch zur Lendenwirbelsäule innen geht.

Weil das Gewicht des Körpers nach unten zieht, braucht man etwas, um sich abzustützen. Man sitzt dann gerne mit den Händen auf den Knien abgestützt oder mit den Unterarmen auf dem Tisch.

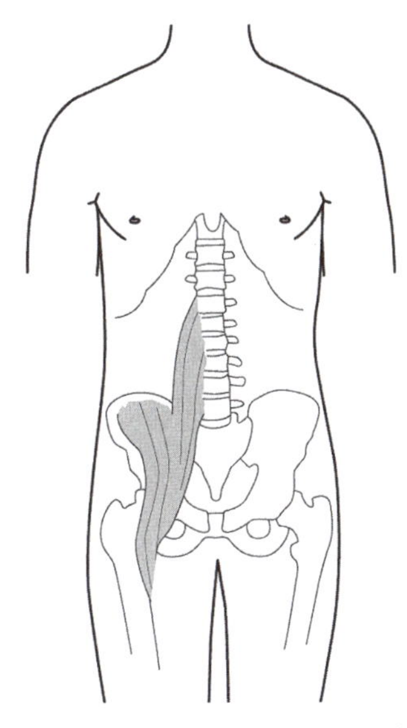

*rechter Iliopsoas-Muskel*

Ganz leicht gerät man in diese Fehlhaltung auch, wenn man sich weit weg vom Tisch/Schreibtisch setzt und sich dann in den Hüftgelenken vorbeugt. Der ganze Oberkörper hängt nach vorn und wird so schwer, dass er vorn abgestützt werden muss.

Passiert das öfter und länger, kann man sich dadurch die Hüftbeuger verspannen und chronisch verkürzen. Da die größten und wichtigsten Hüftbeuger die Psoasmuskeln sind, können speziell diese dann verspannen. Sie sind dann in Dauerkontraktion.

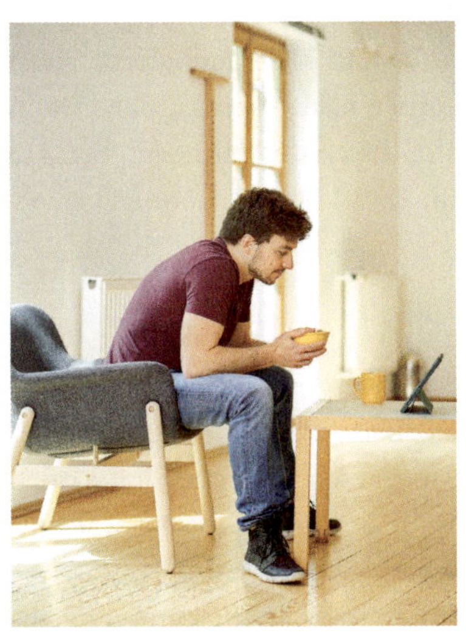

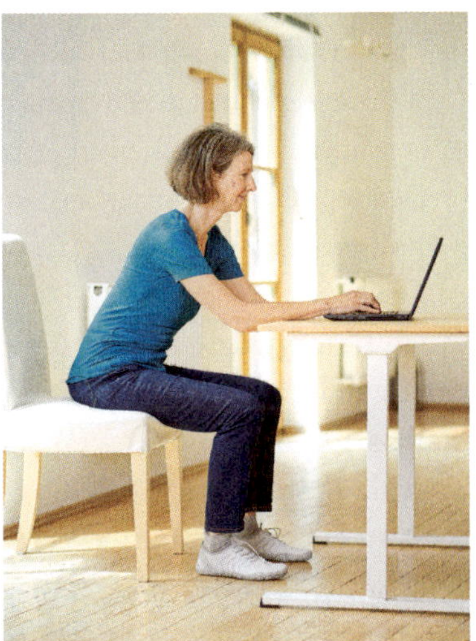

### *Welche Auswirkung hat es, wenn man häufig in den Hüftgelenken vorgebeugt sitzt? Was sind die Beschwerden?*

Wie bei jeder Sitz-Fehlhaltung merken Sie die Folgen gewöhnlich erst nach dem Aufstehen. Besonders krass fühlt es sich an, wenn Sie nach langem Sitzen ein wenig herumgehen.

- Schmerzen im Bauch (das ist der Psoas)
- Leistenschmerzen (das sind die Ansätze des Iliopsoas am kleinen Trochanter)
- Schmerzen am oberen Oberschenkel vorn (die Muskeln sind verspannt)
- Knieschmerzen
- Fußschmerzen, vor allem Schmerzen in den Zehen und dem vorderen Fuß (durch die Gewichtsbelastung vorn)
- Nackenschmerzen, weil man mit gebeugten Hüftgelenken eigentlich zum Boden schaut. Schon wenn man nach vorn schaut, um z. B. mit jemandem zu sprechen, muss man in dieser Position den Kopf in den Nacken legen. Das geht nur mit angespannten Nackenmuskeln.
- Schmerzen im unteren Rücken: Um sich in ständig vorgebeugter Haltung aufzurichten und überhaupt zu stehen, muss man mit Anspannung der Rückenmuskeln dagegenhalten, sonst würde man mit dem ganzen Körper nach vorn kippen. Dann schmerzt der Rücken in der Taille. Auch der Hintern oben am Becken (Gesäßschmerzen) und die ISG-Gelenke können betroffen sein.

Auch **Bewegungseinschränkungen** spürt man natürlich erst, wenn man wieder in der Senkrechten ist. Sie werden erst beim Bewegen spürbar, kommen aber vom Sitzen. Das Tragische ist, dass sich viele dann so bald wie möglich wieder setzen, weil das Sitzen doch viel angenehmer ist – weil es ihrem Spannungsmuster entgegenkommt.

- Man kann sich in den Hüftgelenken nicht mehr ganz aufrichten, bekommt einen überstarken Hüftknick in den Leisten, eine

Fehlhaltung, die auch im Stehen nicht ganz weggeht (siehe die Haltung in der Zeichnung).

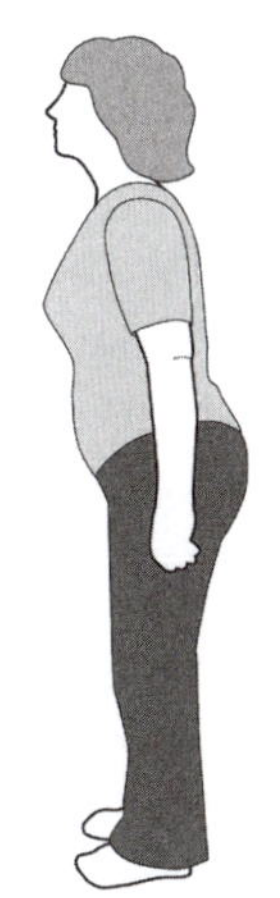

- Beim Gehen gehen die Beine nicht mehr nach hinten, denn dazu müssten die Psoasmuskeln lang werden und der Hintern (die Gesäßmuskeln) und Muskeln hinten am Oberschenkel sich verkürzen. Der Hintern wird daher bei dieser Fehlhaltung oft ganz dünn und flach.

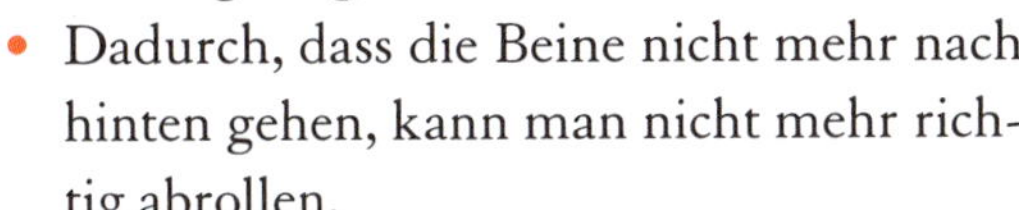

- Dadurch, dass die Beine nicht mehr nach hinten gehen, kann man nicht mehr richtig abrollen.
- Dadurch, dass man nicht mehr richtig abrollen kann, d.h. sich nicht mehr nach hinten unten wegdrücken kann, werden
  die Knie steif,
  die Sprunggelenke steif
  und die Füße steif,
  und der Gang wird kleinschrittig. Man tippelt mehr, als dass man geht. Das sieht seeehr alt aus!

**Probieren Sie es aus:** *Gehen Sie ohne Bewegung in den Hüftgelenken nach hinten oder auch mit leicht gebeugten Hüftgelenken. Können Sie spüren, wie Ihre Schritte dadurch immer kleiner werden?*

Dagegen helfen Fußbehandlungen genauso wenig wie Knieoperationen.

## Wer verspannt sich besonders häufig die Hüftbeuger?

Alle Menschen, die dauerhaft Positionen einnehmen, bei denen **im Sitzen** der Winkel zwischen Körper und Beinen kleiner als 90 Grad ist. Diese Position muss mit Dauerspannungen in den Hüftbeugern und den Muskeln des unteren Rückens gegen die

Schwerkraft gehalten werden. Das ist der Fall, wenn man in den Hüftgelenken vorgebeugt sitzt.

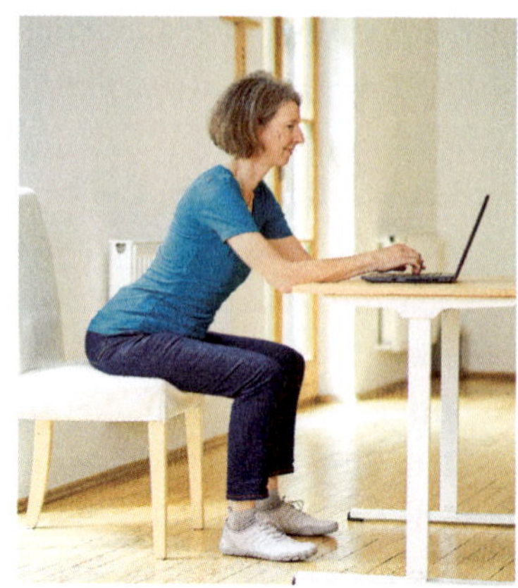

*Sich die Hüftbeuger verspannen durch Zu-weit-weg-Sitzen*

- Häufig, wenn man zu weit weg vom Schreibtisch oder Tisch sitzt,
- wenn man findet, dass es altmodisch und umständlich ist, sich den Stuhl nach dem Hinsetzen zurechtzurücken, und wenn man meint, man hätte nicht die Zeit dazu,

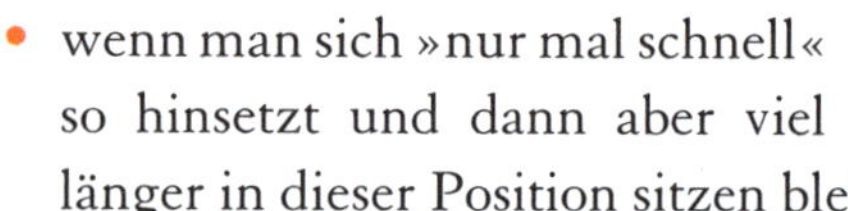

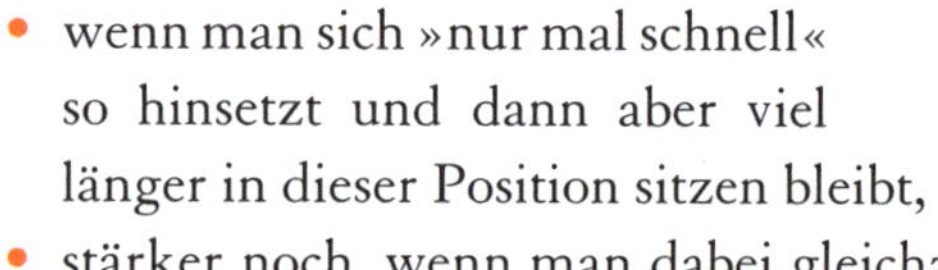

- wenn man sich »nur mal schnell« so hinsetzt und dann aber viel länger in dieser Position sitzen bleibt,
- stärker noch, wenn man dabei gleichzeitig ins Hohlkreuz geht (der Psoas zieht ja bei Anspannung von innen an der LWS und ist daher am Hohlkreuz von unten beteiligt),
- wenn der Tisch, die Arbeitsplatte, der Sessel zu niedrig sind. Man kann sich nicht nur im Rundrücken oben, sondern auch in den Hüftgelenken nach vorn beugen,
- wenn der Fernseher, oder was immer man anschauen möchte, zu niedrig steht,
- gern auch kombiniert: Tisch zu niedrig und zu weit weg,
- Super-GAU: Laptop auf Couchtisch,
- wenn man die Haltung übernimmt fürs Sitzen ohne Tisch; dann legt man die Hände oft automatisch zum Abstützen auf die Knie, weil man sonst Übergewicht nach vorn bekommt

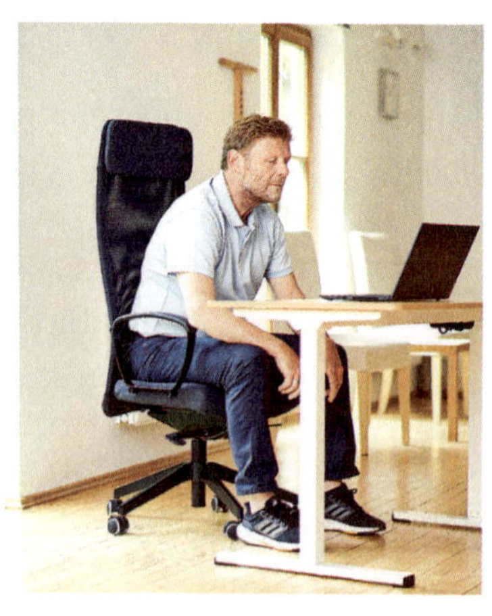

- oder man legt sich mit gebeugten Ellbogen mit dem ganzen Körper auf die Unterarme auf die Oberschenkel. Je niedriger man mit dem Körper kommt, desto mehr muss man den Kopf in den Nacken legen, wenn man sich z. B. mit jemandem unterhalten oder etwas vorn sehen möchte. Und desto mehr Nackenschmerzen sind garantiert.

**Bitte machen Sie alle Fehlhaltungen nach (so weit als möglich und kurz!).** Kommt Ihnen das eine oder andere möglicherweise bekannt vor? Haben Sie selbst vielleicht noch Angewohnheiten, die wir hier nicht aufgeführt haben? Lassen Sie es uns gerne wissen, wir lernen immer noch dazu!

**Falldarstellung: 50-jähriger Zahnarzt**

Seit Jahren Schmerzen im Leistenbereich. Seit einiger Zeit auch Schmerzen in Unterleib und Hoden. Ärztliche Untersuchungen erbrachten keinen Befund. Er kann keine 300–400 Meter mehr gehen, bekommt dann einen stechenden Schmerz im Unterleib, sodass er nur in den Hüftgelenken stark vorgebeugt sehr mühsam weiter»gehen« kann – was bei seinem Übergewicht ein großes Problem darstellt, denn er droht nach vorn zu fallen.

So sitzt er hier: in den Hüftgelenken stark nach vorn gebeugt, die Hände auf den Knien. Die Unterschenkel und Füße weit zurück unter dem Stuhl, die Knie stark gebeugt. So sitzt er auch in seiner eigenen Praxis. Und auch zu Hause beim Fernsehen: auf einer sehr niedrigen Couch, Kopf und Oberkörper stark vorgebeugt.

Seine Sitzhaltung überträgt sich auf sein Gehen: winzige Schritte, in den Hüftgelenken stark vorgebeugt, das Gewicht vorn, die Beine strecken sich nicht, er kann sich nicht nach hinten abstoßen. Keine Körperbewegung beim Gehen. Bei der Anamnese stellt sich heraus: Er hat diese Art zu sitzen in der Praxis angefangen. Er traute sich nicht normal sitzend näher ran an die Patienten, denn er hatte Angst, mit seinem dicken Bauch an deren Ohr zu stoßen. Jetzt macht er aber hauptsächlich Wurzelbehandlungen am Mikroskop und muss dabei eigentlich nicht mehr vor-

gebeugt sitzen. Natürlich sitzt er aber dabei noch ganz genauso weit weg und vorgebeugt.
Ich (H. P.) behandelte und lockerte ihm als Erstes die Hüft- und Kniebeuger und die Bauch- und Rückenmuskeln, die er zum Gehen mit dem ganzen Körper braucht, und zeigte ihm, wie er beweglich auf seinen Sitzbeinen sitzen kann. Am Schluss der ersten Behandlung sagte er lachend: »Wenn mich meine Frau fragt, wie war es?, sage ich: Ich habe sitzen und gehen gelernt!«
Er lernte sehr schnell und gründlich um und verlor seine Beschwerden rasch.

**Fallbeispiel:** Eine ältere Ärztin klagte über Leistenschmerzen- und Rückenschmerzen. Beim Auskundschaften, woher sie ihre Beschwerden hatte, stellte sich heraus, dass sie viele Jahre lang häufig autogenes Training im Kutschersitz gemacht hatte, und zwar für sich selbst zur Entspannung wie auch als persönliche Anleitung für Patienten. Sie hatte sich angewöhnt, auch im Alltag viel so zu sitzen, dann aber natürlich den Kopf nicht hängend, sondern nach vorn gerichtet – was ihr zusätzliche Nackenschmerzen bescherte.

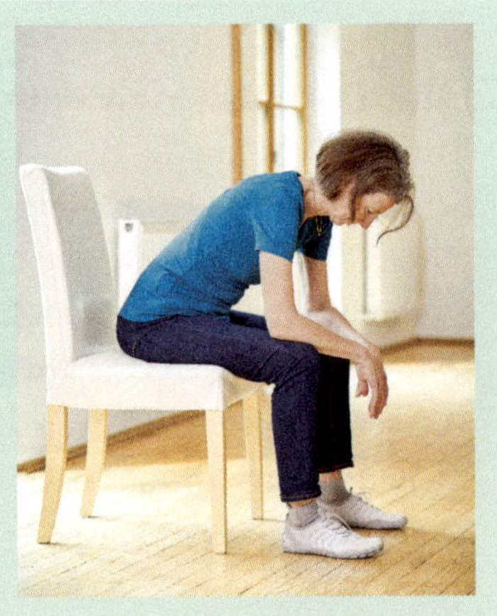

(Diese Sitzhaltung wird auch bei COPD – Menschen mit viel Atemnot! – gerne empfohlen ...)

Die armen Droschkenkutscher, wenn sie früher tatsächlich so sitzen mussten! Was daran entspannt sein soll, weiß man nicht, der Iliopsoas jedenfalls nicht, auch nicht die Arme. Aber keine Sorge: Man kann autogenes Training auch wunderbar praktizieren, wenn man entspannt angelehnt im Sessel oder auf dem Stuhl sitzt.

**Innere Faktoren,** die zu dieser Haltung verleiten: Vor allem Erschöpfung, wenn man sich kaum mehr aufrecht halten kann und sich zu erschöpft fühlt, um den Stuhl näher heranzurücken. Am liebsten würde man sich mit dem ganzen Oberkörper auf den Schreibtisch legen (und manchmal tut man es auch!).

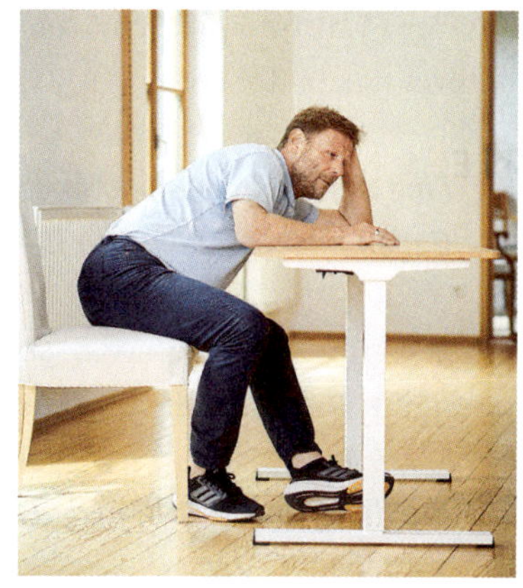

### *Was können Sie tun?*

**Ändern Sie die äußeren Faktoren:**

- Tun Sie alles, um die Beine beim Sitzen wieder unter den Tisch/ Schreibtisch zu bekommen!
- Essen oder arbeiten Sie nie am Couchtisch!
- Stellen Sie den Fernseher oder was Sie sich sonst ansehen wollen immer so hoch, dass Sie aufrecht davorsitzen können.
- Werfen Sie alle zu niedrigen Möbel raus!
- Ziehen Sie sich immer nach dem Hinsetzen den Stuhl ran! Die kleine Mühe lohnt sich!

### *Was Sie jetzt gleich tun können*

**Eine Hüftbeuger-Übung im Stehen:** Beugen Sie sich in den Hüftgelenken stark nach vorn und dann ganz leicht nach hinten. Machen Sie das etliche Male hintereinander – nur was leicht und schmerzfrei geht. Wenn Sie das häufig wiederholen, werden Sie merken, dass Sie sich von ganz allein immer weiter leicht nach hinten beugen können, ohne unangenehmes Ziehen vorn. Ihre Hüftstrecker bleiben locker, und Sie werden aufrecht satt auf beiden Füßen stehen. Ihre Beine werden beim Gehen leicht und beschwingt nach hinten gehen. Und Sie werden aufrecht auf Ihren Sitzbeinen sitzen können!

**Eine Hüftbeuger-Übung im Liegen:** Eine **Selbst-Pandiculation**

aus der Pohltherapie® **für den Psoas** können Sie sich hier anschauen und nachmachen:

***Eine Hüftbeuger-Übung im Liegen: Gegen Rückenschmerzen Iliopsoasübung***

Diese Selbst-Pandiculation aus der Pohltherapie® für den Psoas und weitere Übungen zu dieser Fehlhaltung finden Sie hier:

***Playlist »Unten, d. h. in den Hüftgelenken, vorgebeugt sitzen«***

*Wann sollte ich mich in Behandlung begeben?*
Wenn die Haltung schon chronifiziert und die Beschwerden sehr stark sind (wie z. B. bei dem oben geschilderten Zahnarzt), gehen Sie am besten zu einem/r Pohltherapeut*in. Er/sie kann gut beurteilen, ob und wie viel Hilfe Sie von ihm/ihr zunächst benötigen, und zeigt Ihnen dann auch gerne, wie Sie alleine weitermachen können.

## Sitzen mit Hohlkreuz von unten, mit gekipptem Becken

### *»Geradesitzen« mit Lordose, in stärkerem Ausmaß: mit deutlichem Hohlkreuz von unten*

Absichtliches, unabsichtliches oder unabsichtlich gewordenes »Geradesitzen« mit Einwärtswölbung des unteren Rückens ist in Wahrheit ein Hohlkreuz und kann nur durch eine ständige Anspannung der folgenden Muskeln mitsamt Faszien und Bindegewebe aufrechterhalten werden:

- lange Rückenstrecker,
- Psoasmuskeln,

- große Gesäßmuskeln (Gluteus-maximus-Muskeln),
- kleine Muskeln an der Wirbelsäule.

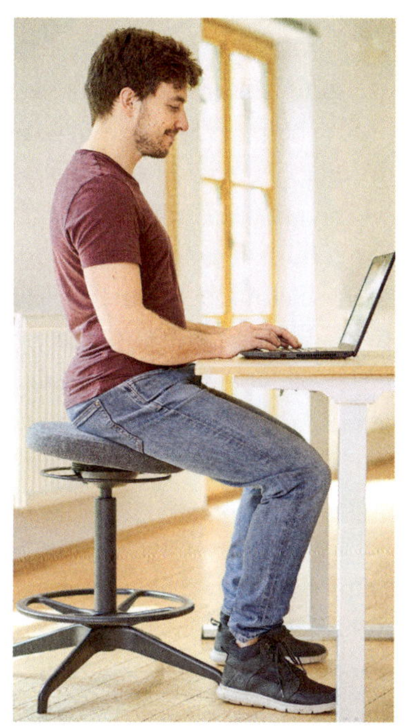

*Wie sieht das aus?*

- Im Sitzen entsteht eine deutliche Einwärtswölbung des Rückens in der Taille (im Stehen wäre sie okay, siehe Kapitel 4).
- Der Winkel zwischen Körper und Beinen ist vorn kleiner als 90 Grad.
- Man sitzt vor den Sitzbeinen.
- Man drückt sich zu allem Überfluss auch noch ständig auf den Beckenboden.

**Probieren Sie es aus:** *Setzen Sie sich auf einen Stuhl und legen Sie sich die Hände auf die unteren Rückenstrecker (das sind die Muskelstränge rechts und links neben der Lendenwirbelsäule). Je mehr Sie jetzt Ihr Becken oben nach vorn kippen, desto stärker gehen Sie ins Hohlkreuz, desto angespannter werden Ihre Rückenstrecker und desto kleiner wird der Winkel zwischen Ihrem Körper und Ihren Oberschenkeln (kleiner als 90 Grad) Diese Winkelverkleinerung ist nur durch eine Anspannung des Iliopsoasmuskel, des tiefen und sehr großen Hüftbeugers, zu erreichen, den Sie von außen nicht spüren können.*

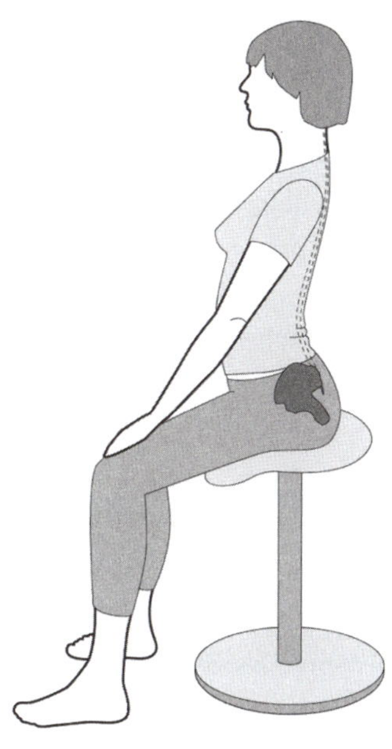

### *Was sind die Ursachen?*

Meistens dumme Ratschläge von »Profis« oder Leuten, die sich dafür halten. Manchmal noch Erziehungsmaximen von anno dunnemals, die in Familien über Generationen weitergegeben werden (siehe Kapitel 5).

Ein Hohlkreuz im Sitzen ist sehr schädlich. Der Rat, die Einwärtswölbung des unteren Rückens in jeder Position zu erhalten (was allen Ernstes von vielen Rückenschulen, Physiotherapeuten, Orthopäden, Pilatestrainern, Möbelherstellern und Ratgebern jahrelang empfohlen wurde und leider viel zu häufig immer noch empfohlen wird!), ist anatomisch-physiologisch falsch und bewirkt eine gesundheitsschädliche Erstarrung! Die ganze Lendenwirbelsäule mitsamt den Bandscheiben wird dabei hinten zusammengequetscht. Und genau das kann leicht zu sehr schmerzhaften Bandscheibenvorfällen führen.

Tatsächlich ist die dauerhafte Einwärtswölbung des unteren Rückens im Sitzen (Sitzlordose, Sitz-Hohlkreuz) kein Mittel gegen Rückenschmerzen, sondern eine Hauptursache für Rückenschmerzen und auch für Gesäßschmerzen, denn sie kann nur mit Dauerspannung und Unbeweglichkeit erhalten bleiben. Auch Schmerzen an den Iliosakralgelenken und Kreuzbeinschmerzen kommen bei dieser Haltung häufig vor. Dadurch, dass der Psoas angespannt ist, der von den Oberschenkeln oben schräg durch den Bauch zur Lendenwirbelsäule verläuft, kann es auch zu rätselhaften Bauchschmerzen sowie Leistenschmerzen kommen.

**Merke: »Strammsitzen« ist auf Dauer genauso blödsinnig, ungesund und unnatürlich wie »Strammstehen«!**

### *Welche Folgen hat ein Sitz-Hohlkreuz für das Stehen und Gehen?*

Ein Sitz-Hohlkreuz schränkt die Beweglichkeit des unteren Rückens deutlich ein, macht ihn also starr.

**Probieren Sie es aus:** *Kippen Sie im Sitzen Ihr Becken oben nach vorn, sodass in der Taille eine Einwärtswölbung des Rückens entsteht, machen Sie also ein Hohlkreuz im Sitzen. Versuchen Sie dann mal, Ihren Oberkörper zu drehen. Es wird Ihnen höchstens noch in der obersten Brustwirbelsäule gelingen. Mittlerer und unterer Rücken mit Lendenwirbelsäule und unterer Brustwirbelsäule bleiben steif. Wenn Sie sich gerade oder schräg nach vorn vorbeugen, werden Sie Ihren Rücken dabei nicht mehr rund machen (was eine normale und gesunde Bewegung wäre), sondern ihn steif halten und sich nur noch mehr in den Hüftgelenken vorbeugen (also den Psoas, den tiefen Hüftbeuger, noch mehr anspannen).*

Man wird insgesamt steifer. Im Gehen bewegt man nur noch die Beine, ohne das Becken über die Wirbelsäule zu drehen. Selbst im Stehen dreht man sich nur noch über die Hüftgelenke.

**Probieren Sie es aus:** *Machen Sie ein extremes Hohlkreuz im Sitzen, stehen Sie dann auf, indem Sie das Hohlkreuz beibehalten, die Beine aber zum Stehen strecken. Laufen Sie so etwas herum und achten Sie darauf, was Sie dabei bewegen.*

**Achtung Scheinhohlkreuz:** Wenn Ihr Gesäß etwas wohlgeformter ist, kann es von der Seite so aussehen, als machten Sie im Sitzen ein Hohlkreuz. Das stimmt aber nicht. Auch mit einem etwas »kräftigeren« Hintern müsste Ihre Lendenwirbelsäule im Sitzen annähernd gerade sein. Das können Sie einfach überprüfen, indem Sie Ihre Hände auf LWS und untere Rückenstrecker legen: Hier dürfte es keine Einwärtswölbung geben.

### *Was können Sie gegen ein Sitz-Hohlkreuz tun?*

Wenn Sie bei sich eine Sitzlordose feststellen, weil Sie sich z. B. lange Zeit um eine »gute« Haltung beim Sitzen bemüht haben, versuchen Sie jetzt bitte nicht nur, den krummen unteren Rücken gerade zu richten, indem Sie z. B. das Hohlkreuz nach hinten herausdrücken. Zum einen wird Ihnen das nur schwer gelingen, zum anderen wird es wahrscheinlich auf die Dauer zu Schmerzen an der LWS kommen. Sie setzen dabei nämlich nur der Spannung hinten eine neue Spannung vorn mit den Bauchmuskeln entgegen, sind dann also noch mehr verspannt und können vermutlich nun nicht mal mehr entspannt in den Bauch atmen.

Machen Sie lieber die Übungen und Selbstbehandlungen, die weiter unten und bei den Sitzbeschwerden beschrieben sind.

Als **Bewegung** (nicht als Haltung!) **ein Hohlkreuz** zu machen, ist dagegen sehr gesund. Um entspannt aufrecht zu sitzen, kann man z. B. den unteren Rücken abwechselnd mal hohl und mal rund machen. Dabei bewegt man den unteren Rücken langsam vor und hinter die Sitzbeine. Dann lässt man die Bewegung allmählich kleiner werden, bis man schließlich in der Mitte, genau auf seinen Sitzbeinen, landet. Das ist eine gute Übung, die man leicht auch im Büro durchführen kann.

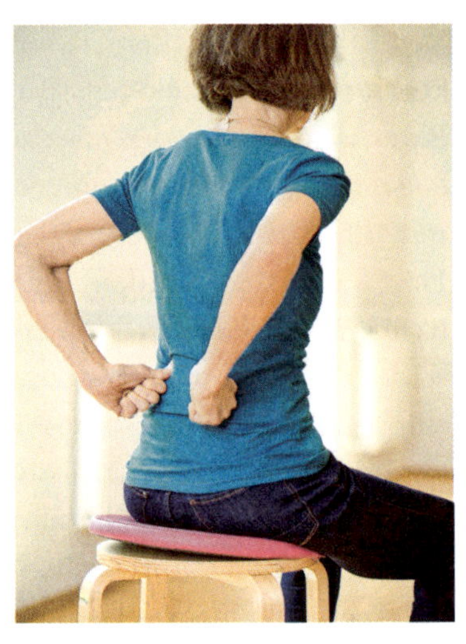

**Machen Sie also öfter absichtlich ein Hohlkreuz und gehen dann wieder heraus!** Das gefällt Ihrem Rücken und Ihrem sensomotorischen Cortex, dem Teil des Gehirns, mit dem Sie sich bewusst bewegen. So bekommen Sie die Kontrolle über Ihre Bewegung wieder und können sich von schädlichen Einengungen und Gewohnheiten befreien.

Behandeln Sie sich selbst, indem Sie in Höhe des Hohlkreuzes mit Ihren Daumen auf die Rückenstrecker-Muskeln neben der Wirbelsäule drücken (schmerzhaft, wenn verspannt) und dabei absichtlich ein Hohlkreuz machen und dann etwas in den Rundrücken gehen.

▶ ***Playlist »Sitzen mit Hohlkreuz von unten, mit gekipptem Becken«***

## Die überaufgerichtete Haltung: Sitzen mit Hohlkreuz von oben

Das ist das absichtliche »Geradesitzen«. Man beugt nur den Oberkörper zurück, dadurch entsteht ebenfalls eine Lordose, eine Einwärtswölbung im unteren Rücken. Dies ist eine der Hauptursachen von Rückenschmerzen.

### *Wer macht das?*

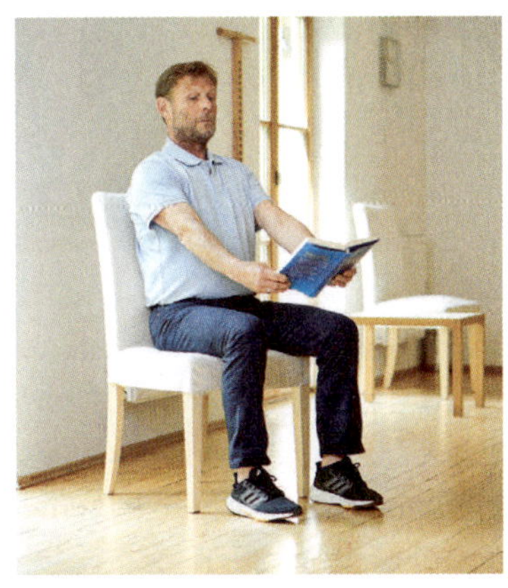

**Weitsichtige Menschen:** Manchmal ist diese Haltung bei Weitsichtigkeit anzutreffen, also meist bei älteren Menschen. Wenn dieser Sehfehler nicht korrigiert ist, halten Weitsichtige etwas zum Lesen oder Anschauen weit von sich und beugen sich mit dem Oberkörper zurück. Das kann der Optiker relativ leicht durch eine wirklich passende Brille »behandeln«. Am besten keine Gleitsichtbrille oder Bifokalbrille, sondern zwei Brillen, wovon eine nur die Weitsichtigkeit korrigiert. Den Rest machen wir Pohltherapeut*innen dann, indem wir die hart gewordenen Rückenmuskeln und -faszien wieder »aufweichen« (die Sie sonst wieder in die alte Fehlhaltung hineinziehen würden). Und indem wir den Betreffenden ein Körperbewusstseinstraining beibringen, durch das sie spüren lernen, wann sie aus Gewohnheit noch in die Rückbeugung gehen.

**Sehr disziplinierte Menschen:** Beliebt ist diese zurückgebeugte Haltung bei sehr disziplinierten Menschen. Sie haben häufig gelernt, ganz »gerade« zu sitzen, also mit ständig angespannten Rücken- und Nackenmuskeln. Der untere Rücken ist dabei zum Hohlkreuz gebogen (hat also eine stärkere Einwärtswölbung

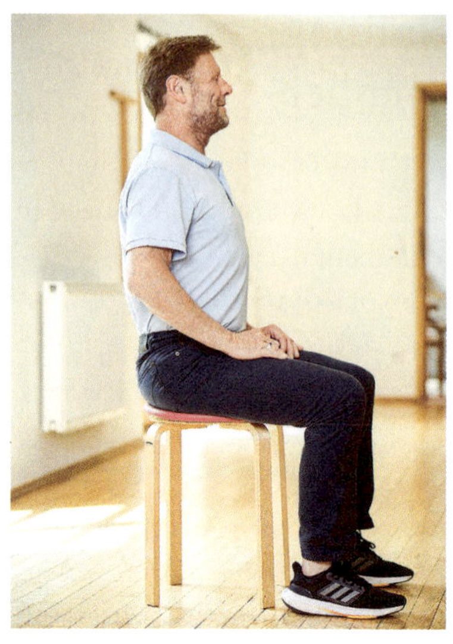

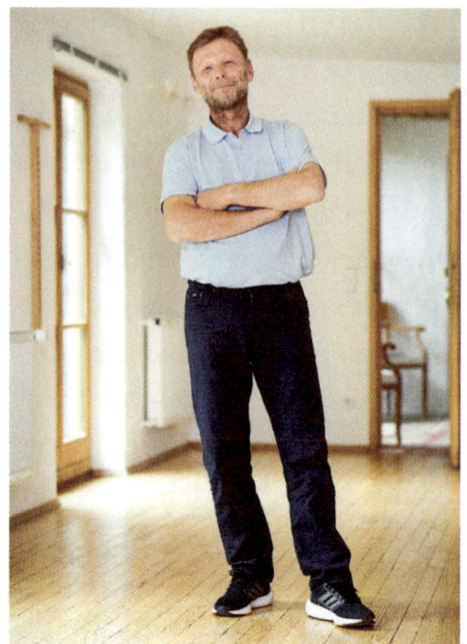

als normal), der Nacken ist gerade (normalerweise hat er auch eine Einwärtswölbung, eine Lordose). Die übergeraden, überaufgerichteten Menschen stehen meist voll zu ihrer Haltung, sind oft stolz darauf und haben keine Ahnung davon, dass ihre Rückenschmerzen und Nackenschmerzen genau von dieser Haltung kommen.

**Überselbstbewusste Menschen:** Männer (viel seltener Frauen), die im Alltag eher in überaufgerichteter Haltung mit forcierter Selbstbehauptung stehen und gehen (das Gegenteil von der oben nach vorn gebeugten Haltung), sitzen oft – ohne sich anzulehnen – überaufgerichtet (Oberkörper und Kopf weiter hinten als Po und Becken) »gerade« auf dem Stuhl oder besser auf dem Chefsessel. Auch das »**Power Posing**«, das zuletzt auch von Amy Cudden über das Internet stark propagiert wurde, kann zu dieser Haltung führen, wenn es lange und häufig ausgeführt wird – und eventuell chronische Rückenschmerzen machen.

**Balletttänzer*innen:** Zu den disziplinierten Menschen gehören auch manche Balletttänzer*innen und Turner*innen, die man im Alltag in dieser überaufrechten Körperhaltung sieht. Und natürlich Mädchen und Frauen, die begeisterte Hobby-Balletttänzerinnen sind. Auch beim klassischen Gesellschaftstanz werden oft solche zurückgebeugten Körperhaltungen gelehrt. Die Schwierigkeit besteht darin, dass viele die Tanzhaltung generell für gut und erstrebenswert halten und sie immer und bei allem beibehalten. Dann sitzen sie auch so im Büro und halten das für gesund, schön und vorbildlich – was es leider nicht ist.

Oft halten all diese Tänzerinnen auch noch die Schulterblätter zurückgezogen und haben, außer ihren Rückenschmerzen, auch noch Schmerzen zwischen den Schulterblättern. Sie selbst meinen, dass sie perfekt aufrecht sitzen, und haben meist keine Ahnung davon, dass sie rückwärts gebeugt sind.

**Yogis:** Übrigens Obacht! Der bei Yogis (und auch beim Meditieren) sehr häufig praktizierte Lotussitz sollte *immer* mit entspanntem unterem Rücken und Bauch gemacht werden! Nur dann bringt man Körper, Geist und Seele wirklich zusammen, denn nur dann kann eine gute Bauchatmung überhaupt stattfinden.

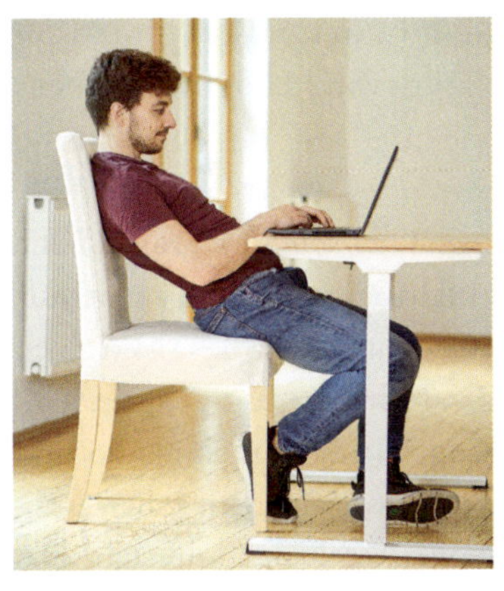

**Halb liegend sitzen mit Hohlkreuz von oben:** Das ist die bequeme, gemütliche Variante für ein Hohlkreuz von oben. Die Betreffenden liegen halb auf dem Stuhl oder auch Sofa, sind nur ganz weit oben angelehnt, haben die Beine meist (gerne noch zusätzlich übereinandergeschlagen) ausgestreckt oder mit stark gebeugten Knien unter den Stuhl verstaut. Manchmal haben sie sich diese Haltung auch angewöhnt, weil sie hilfreich ist bei der Arbeit am Laptop, der ohne Erhöhung auf dem Tisch steht und dessen Bildschirm in dieser Position etwa in Augenhöhe ist. Kreuzschmerzen kriegen die Betreffenden so oder so. Und oft auch Nackenschmerzen und Beschwerden am Hals vorn, weil sie den Kopf gesenkt halten müssen (siehe Kapitel 6).

### Warum das Befreien von Rückenschmerzen bei den überaufgerichteten Patienten oft nicht so leicht ist

Lockern wir bei Patient*innen mit der überaufgerichteten Haltung die Rückenmuskeln und bringen sie damit aus der rückwärts gebeugten Haltung heraus, sagen sie alle (wirklich: alle!): »Jetzt fall ich nach vorn«, »Jetzt hab ich aber einen runden Buckel«, »Jetzt sitze ich total schlampig« oder auch »Jetzt bin ich nach vorn gebeugt«. Das kommt daher, dass das Gehirn alles, was es ständig tut (z. B. ständig die Rückenmuskeln angespannt halten und dadurch nach hinten gebeugt zu sitzen) als »normal«, »richtig«, »aufrecht« und »bequem« empfindet und beurteilt.

Wir zeigen den Patient*innen deshalb nach der Behandlung gerne ihre neue, wunderbar aufrechte Haltung im Spiegel und machen Fotos von ihnen von der Seite, im Stehen und im Sitzen, sodass sie sich davon überzeugen können, dass es so sehr gut aussieht und keinesfalls bucklig! Dass es objektiv anders aussieht, als es sich subjektiv anfühlt. Wir erklären ihnen, dass das, was sich jetzt so komisch anfühlt, das Richtige ist. Und dass es ein paar Tage der Umstellung braucht, bis das Gehirn das gecheckt hat und die neue leichte Haltung als normal empfindet.

Oft hilft es ihnen auch, darauf zu achten, wo sie ihr Gewicht beim Stehen an den Fußsohlen spüren: Wenn es eher hinten auf den Fersen ist, sind sie immer noch zu weit zurückgebeugt, nicht aufrecht!

Das **Körperbewusstseinstraining** ist ein sehr wichtiger Teil der Pohltherapie® – und gerade bei diesen Patient*innen ist es ganz dringend notwendig. Befreit man sie nur von ihren Rückenschmerzen, werden sie sich zwar momentan froh und erleichtert fühlen, aber sofort in ihre alte Fehlhaltung zurückgehen, die sich für sie ja richtig und aufrecht anfühlt. Bald würden sie wieder zum Heer der chronischen Rückenschmerzpatienten gehören. Man kann sie behandeln, so oft man will und mit allen bekannten Methoden: Sie würden schließlich als unbehandelbar gelten und zu den Patient*innen gehören, die »mit ihren Beschwerden leben müssen«.

Will man diese Form von Rückenschmerzen dauerhaft beseitigen, muss man tatsächlich oft an früh eingetrichterten und gern übernommenen Glaubenssätzen arbeiten, wie »Lass dich nie gehen!«, und vor allem: »Halte dich gerade.« Sonst sind alle Liebesmüh und die besten Behandlungen vergebens.

Sander Gilman ein ganzes Buch über die Geschichte der **Ideologie des »Halte dich gerade!«** geschrieben (leider bis jetzt nur auf Englisch erhältlich, siehe Literaturverzeichnis). Diese Ideologie nahm im 18. Jahrhundert beim deutschen Militär ihren Ausgangspunkt und verbreitete sich von dort bis nach China. Zumindest in Deutschland wurde sie insgesamt bei der Bevölkerung beliebt, vor allem in den »höheren Kreisen«, die auch das Militär sehr schätzten und ihm zum Teil angehörten. Man erzog die Kinder in diesem Sinne und ging selbst in der Freizeit mit einem Spazierstock zwischen den Ellbogen im Rücken spazieren. Es wurden für uns heutige Menschen grauenhaft anmutende Gymnastikformen erfunden, die auch bei Frauen total verspannte, verbogene Figuren bewirkten. Leider gehört zu der Geschichte auch, dass hier unsere heutige Krankengymnastik, jetzt Physiotherapie genannt, ihren Ausgang nahm. Daher das Geradehalten über viele Jahre auch dort auch dort.

Dazu zwei **Übungen** und eine **Selbstbehandlung gegen die überaufgerichtete Haltung:**

***Playlist »Bei überaufgerichteter Haltung (Sitzen mit Hohlkreuz von oben)«***

### *Selbstbehandlung*

Im Stehen oder Sitzen mit beiden Daumen (an die übrige, leicht geballte Hand geschmiegt, nur leicht überstehend die unteren Rückenstrecker entlanggehen, druckschmerzhafte Punkte drücken (dabei die Daumen leicht hin- und herbewegen). Dann mit zusätzlicher Bewegung: Oberkörper zurückbeugen und wieder leicht nach vorn, vor und zurück, bis der Schmerz nachlässt.

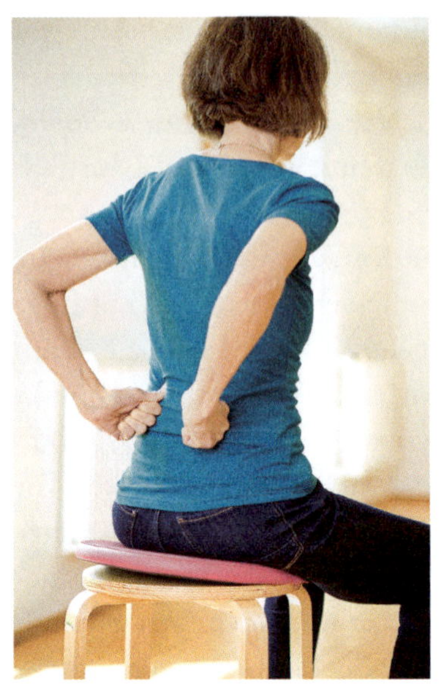

Dann mit den Daumen in kleinsten Schritten weiter nach oben und nach unten wandern. Dieses Verfahren wiederholen, bis die Rückenstrecker fast schmerzfrei sind.

*Körperbewusstseinstraining*
Im Sitzen: Spüre ich mein Gewicht noch auf den Oberschenkeln oder nur auf den Sitzbeinen hinten? Kann ich so weit mit dem Oberkörper (nicht in den Hüftgelenken!) zurückgehen, dass ich das Gewicht wieder an den Oberschenkeln und Sitzbeinen spüre? Wenn es noch nicht geht: erst Oberkörper ein paarmal in der Taille weiter zurückbeugen und dann erst vorbeugen.

## Schief sitzen

Viele Menschen sitzen schief zur einen Seite geneigt, ohne dass es ihnen bewusst ist. Selbst wenn sie sich dabei ständig auf die Hand oder den Unterarmen auf Tisch oder Bein stützen, haben sie davon meist keine Ahnung.
Oder sie denken: »Ich bin eben so, da kann man wohl nichts machen.« Zumal, wenn man es im Röntgenbild sieht: Die Wirbelsäule ist krumm.
Aber das Problem kann auch selbst gemacht sein: Meist hat man eine C-Skoliose, wenn man nur oben zu einer Seite gebeugt ist (Kopf aufgestützt, die Augen gehen in die Gegenrichtung), oder eine S-Skoliose, wenn man, meist von unten her, mit der Wirbel-

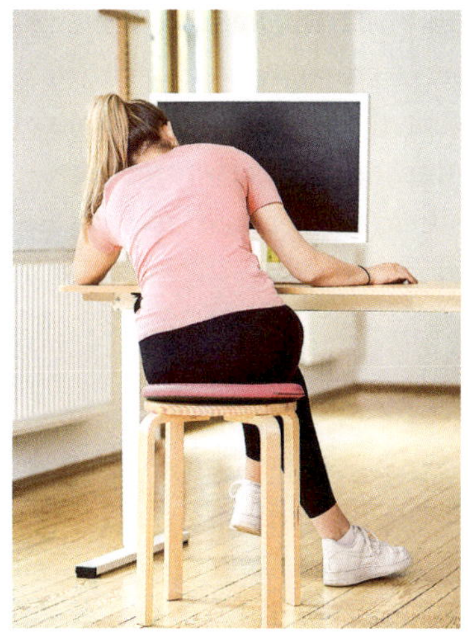

säule zunächst zu einer Seite und dann zur anderen gebeugt ist, z. B. wenn man auf den Unterarm gestützt sitzt. Der Kopf geht dann mit den Augen in die andere Richtung, damit man wieder gerade sieht.

So oder so kann man die Verbiegung, da sie selbst fabriziert ist, meist wieder rückgängig machen, wieder normal aufrecht werden, ohne Seitwärts-Verbiegungen. Eine gute Nachricht!

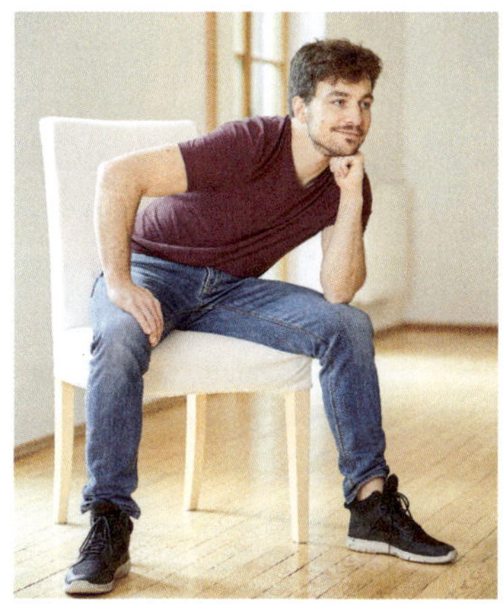

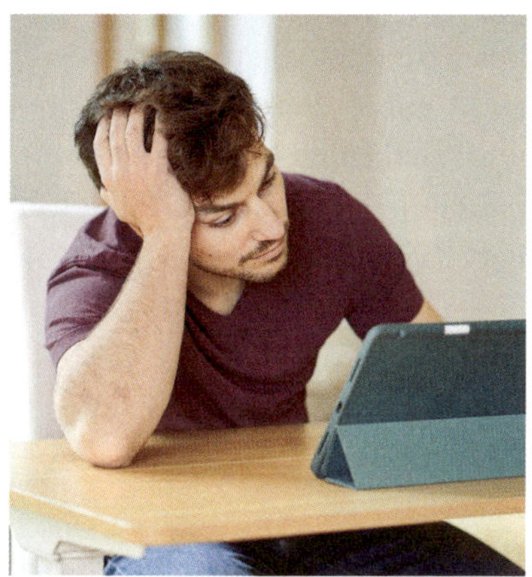

**Probieren Sie es aus:** *Setzen Sie sich hin wie auf den Fotos.*

- *Mit aufgestütztem Kopf: Achten Sie darauf, was mit Ihrer Körperseite und was mit Ihren Augen geschieht.*
- *Mit auf den Unterarm gestütztem Oberkörper: Achten Sie darauf, was mit Ihrem Kopf und Ihren Augen geschieht.*

*Meist ist es bei Rechtshändern die linke Seite, zu der man sich neigt bzw. auf deren Unterarm man sich stützt. Wenn man mit dem Kinn auf die Hand oder auf Unterarm oder Ellbogen aufgestützt sitzt, ist es bei der Computerarbeit meist die linke Hand, sodass man die rechte Hand frei hat für die Maus (bei Linkshändern natürlich umgekehrt). Dabei ist man gleichzeitig nach vorn geneigt, der Kopf wird schwer, daher ist man froh, wenn man ihn abstützen kann. Der Kopf ist häufig zur anderen Seite geneigt. Und so wird man schief. Je weiter nach außen man sich abstützt, desto schiefer wird man. Das Gewicht ist im Sitzen mehr auf der einen Seite (zu der man geneigt sitzt): nicht nur auf dem Arm, sondern auch auf der Pobacke.*

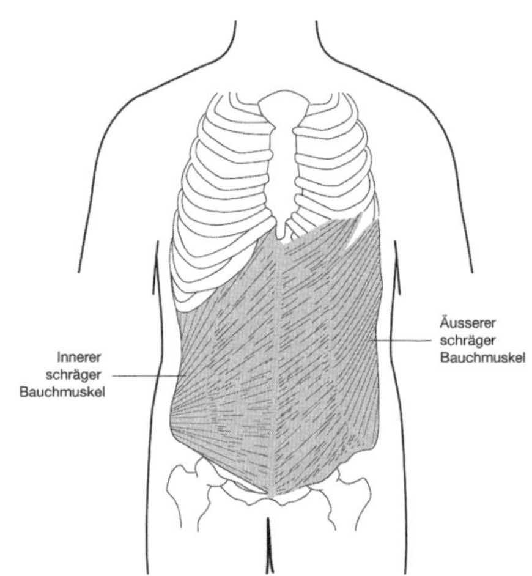


*schräge Bauchmuskeln (die entsprechenden Muskeln gibt es natürlich auch in der anderen Diagonale)*

Wenn Sie schon lange schief sitzen, hat sich das bei Ihnen eingefleischt. Auch wenn Sie sich darum bemühen, gerade zu sitzen, sich eben nicht zur Seite zu neigen, sich nicht aufzustützen: Ihre **schrägen Bauchmuskeln,** die seitlichen Muskeln in der Taille, bleiben verkürzt und fest. Deshalb sind Brustkorb und Becken bei Ihnen auf der einen Seite enger zusammen als auf der anderen. Und Ihre **Zwischenrippenmuskeln,** also die Muskeln zwischen den Rippen, bleiben auf der betroffenen Seite ebenfalls angespannt; dadurch bleiben Ihre Rippen auf dieser Seite enger zusammen als auf der anderen Seite.

**Probieren Sie es aus:** *Setzen Sie sich bequem hin und*

- *legen Sie sich auf jeder Seite die Hand zwischen die Rippen und das Becken: Spüren Sie, wie viel von der Hand jeweils dazwischen passt. Ist das gleich?*
- *fahren Sie mit der Daumenspitze zwischen den unteren Rippen seitlich entlang. Ist der Abstand gleich auf beiden Seiten?*

Die schrägen Bauchmuskeln ziehen die Wirbelsäule schief in die abenteuerlichsten Skoliosen, die man dann im Röntgenbild sieht und für Schicksal hält.

Wenn Sie sich beobachten, werden Sie feststellen, dass Sie sich am Abend zu Hause auf der Couch noch genauso auf Tisch oder Lehne aufstützen! Und wenn Sie beim Aufstützen eine Hand (meist die linke) am Kinn haben, machen Sie das im Schlaf möglicherweise auch noch so. Achten Sie mal darauf, wenn Sie nachts oder morgens aufwachen: Wo ist Ihre linke Hand?

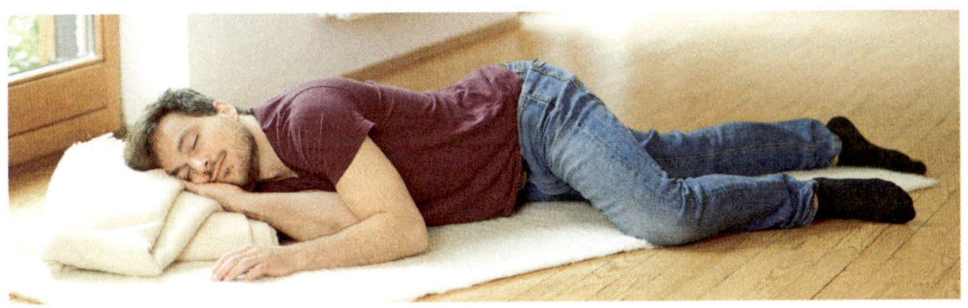

### *Was sind die Beschwerden?*

Einseitige Schmerzen

- im unteren Rücken (Quadratus lumborum, seitlich schräge Bauchmuskeln)
- im Nacken seitlich (Scaleni-Muskeln), meist Gegenseite zum Rücken
- auf einer Körperseite, meist links
- auf einer Schulter oben auf der Seite, zu der der Kopf aufgestützt ist
- in einem Handgelenk, nämlich bei der Hand, auf die der Kopf gestützt ist
- an einem Oberarm außen
- an einem Ellbogen
- wenn es schlimm wird, auch Kiefer- und Zahnschmerzen auf der aufgestützten Seite

**Andere Beschwerden:** Atemeinschränkungen besonders auf der Seite, zu der man sich neigt.

**Fallbeispiel:** Ein 42-jähriger Polizist kam mit diversen Symptomen in die Praxis. Seit einiger Zeit plagten ihn Rückenschmerzen vor allem links, neuerdings schmerzte auch der Nacken und jetzt auch noch das Kiefergelenk. Hin und wieder hatte er auch schon tinnitusartige Beschwerden und jetzt ganz aktuell sogar einen Hörsturz links.
Beim Sichtbefund fielen mir (B. K.) sofort der schiefe Kopf und die unterschiedlich hohen Schultern auf, der ganze Kerl war irgendwie verdreht ...
Schnell war mir klar, dass es vom Sitzen kommen musste. Er sitzt nämlich in der Notruf-Leitstelle viele Stunden am Schreibtisch und stützt dabei den Kopf am Kinn auf. Zuvor hatte er mit Sport einen guten Ausgleich, jetzt war er aber Vater geworden und musste seine Freizeitaktivitäten deutlich einschränken.
Schon das Bewusstmachen des Auslösers half ihm schon sehr viel weiter, und mit nur wenigen Behandlungen konnten wir seine Probleme in den Griff bekommen.

### *Wie wirkt sich das auf das Gehen und Stehen aus?*

Schief zu sitzen bewirkt ein schiefes Stehen und Gehen. Die Verkürzung auf der gewichtsbelasteten Seite behält man auch im Stehen und Gehen bei.
**Stehen:** Schief zu einer Seite geneigt, meist nach links, Gewicht ist dann bevorzugt links, links konkave Skoliose, (unechter) Beckenschiefstand, alles im Röntgenbild sichtbar; scheinbare Beinverkürzung
Das gewichtsbelastete Bein wird steif, weil es fast immer im Kniegelenk durchgedrückt ist. Es folgen dann oft auch Knie- und Beinschmerzen.
**Gehen:** Man hinkt ein bisschen, je nachdem, wie stark man zur Seite geneigt ist, leider auch mehr.

**Probieren Sie es aus:** *Stellen Sie sich mit dem Gewicht mehr auf ein Bein, indem Sie Ihren Oberkörper zu einer Seite schieben. Spüren Sie, wie das* *gewichtsbelastete Bein gerade wird, das Knie durchgestreckt, die Muskeln in Oberschenkel und Wade fest, und wie das Becken auf dieser Seite nach oben rutscht und auf der anderen nach unten, Ihre LWS zur gewichtsbelasteten Seite konkav wird, zur anderen konvex, und wie das andere Bein sich im Knie beugt (weil es von oben länger wird).*

Alles das passiert normalerweise ständig, wenn wir gehen, denn wir müssen ja ständig das Gewicht von einer Seite auf die andere verlagern, um ohne Gewichtsbelastung einen Schritt vorwärts zu machen. Nur ist das hier eine **Bewegung,** die sich ständig ändert, beim **Sitzen** auf einer Seite aber entsteht eine mehr oder weniger erstarrte **Haltung:** Das Gewicht wechselt nicht mehr von einer Seite auf die andere, sondern bleibt stundenlang, tagelang, jahrelang immer auf der gleichen Seite. So kommt es zu chronischen Verspannungen.
**Die gute Nachricht:** Schiefhaltungen, auch Skoliosen sind veränderbar (wenn Sie nicht angeboren sind, was sehr selten ist, oder so früh erworben, dass man bereits schief gewachsen ist, was ebenfalls sehr selten ist).

## Schief sitzen von unten her

Schief sitzen von unten her ist weniger häufig als von oben her. Wenn es das gibt, dann geht es meistens von den Beinen aus.

**Probieren Sie es aus:** *Setzen Sie sich mit dem Gewicht unten auf eine Seite (sagen wir, auf die rechte, man spürt das deutlich auf dem gewichtsbelasteten Sitzbein) und neigen Sie dann den Oberkörper zur anderen Seite, hier die linke. Davon bekommen Sie, wenn Sie häufig und lange so sitzen, einen Beckenschiefstand (das Becken ist links höher) und vermutlich auch eine S-Skoliose: unten zuerst nach rechts, dann weiter oben nach links, der Kopf dann wieder etwas nach rechts. Variationen sind möglich.*

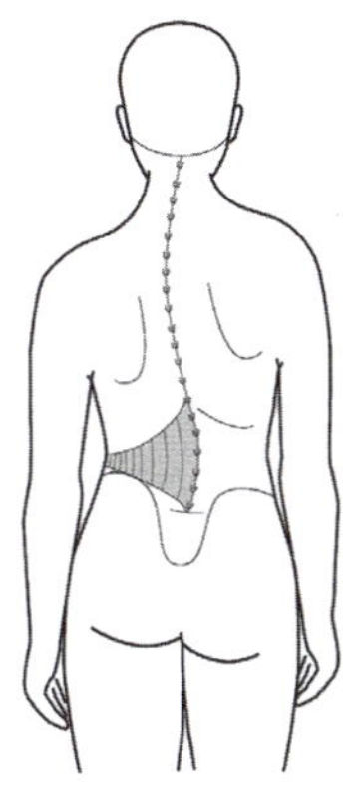

Meist wird das »schiefe Sitzen von unten her« vom Gehen und Stehen aus auf das Sitzen übertragen. Dieses schiefe Stehen, Gehen und Sitzen kann durch eine (manchmal uralte) Verletzung oder wehe Stelle bedingt sein und mit einer Gewichtsverlagerung beim Stehen und Gehen begonnen haben, z. B., weil man an einem Fuß eine schmerzhafte Stelle hatte – und wenn es nur ein Hühnerauge oder eine Warze auf der Fußsohle war. Man hat unbewusst angefangen, das Gewicht mehr auf die gesunde Seite zu verlagern, und ist dabei nicht nur beim Stehen und Gehen, sondern allmählich auch beim Sitzen schief geworden. Meist braucht man die schlimme Ausgangsstelle am Fuß, Knöchel oder Bein gar nicht mehr zu behandeln, dafür aber die ganze Schiefhaltung, besonders hier das schiefe Becken.
Aber es geht auch umgekehrt, nur muss man hier oft etwas länger Ursachenforschung betreiben.

**Ein Fallbeispiel dazu:** Ein kürzlich pensionierter Oberstudienrat, der Deutsch und Geschichte unterrichtet hatte, klagte über starke Schmerzen im linken Bein. Den Ort seines Schmerzes zeigte er an der linken Pobacke quer rüber, an der linken Leiste, der Ober- und Unterschenkel-Außenseite bis in die linke Fußsohle außen. Die Fußsohle kribbelte. Das ganze Bein war außerdem überempfindlich auf Berührung und Kälte. Es machte große Probleme beim Sitzen, am besten war es noch, die Beine übereinanderzuschlagen und sich auf links zu setzen. Außerdem saß er überaufrecht mit Hohlkreuz und Kreuzschmerzen. Im Sitzen fiel ihm das Drehen sehr schwer. Sein Gang war sehr steif, er bewegte dabei eigentlich nur die Beine, nicht den Körper.
Natürlich war er insgesamt schief: die LWS (Lendenwirbelsäule) nach links geneigt, die BWS (Brustwirbelsäule) nach rechts (S-Skoliose), das Becken rechts nach vorn geschoben und hochgezogen, das rechte Bein stark außenrotiert. Die ganze linke Seite war so verspannt, dass er links nicht einmal den Arm über den Kopf heben konnte. Er war orthopädisch vielfach

durchuntersucht worden und hatte schon sehr viel an Physiotherapie und schulmedizinischen sowie alternativen Therapien hinter sich und machte gewissenhaft seine Übungen (allerdings auch schmerzhaftes Dehnen und isometrische Kräftigungsübungen mit Dauerspannung ohne Bewegung). Nichts hatte bisher richtig geholfen. Am besten tat ihm noch leichte Gymnastik.

Ich (H. P.) begab mich auf Ursachenforschung. Was stellte sich heraus? Er hatte sein ganzes Lehrerleben lang, wenn es nur irgendwie ging, vorn auf dem Lehrertisch gesessen, und zwar auf der linken Pobacke, während er das rechte Bein ohne Belastung einfach auf den Boden abgestellt hatte. Das war ihm heute noch die liebste Sitzform und Körperhaltung. (Sie erinnern sich? »Das kann es nicht sein, das tut mir ja nicht weh!« Eben!). Ihn zu behandeln war nicht schwer: Er machte gewissenhaft alle Übungen und Selbstbehandlungen jeden Tag. Auch die Bindegewebsbehandlung tat ihm sehr gut, er wurde wieder viel beweglicher. Die Schwierigkeit bestand im Umstellen der jahrzehntelangen Gewohnheit des Links-Sitzens. Er meinte erst, in seinem Alter und bei der Länge der Vorgeschichte sei das unmöglich. So etwas könne man nicht mehr umstellen. Aber siehe da: Nach einigen Monaten Dranbleiben und ständiger Ermunterung von mir schaffte er es doch. Er wurde schmerzfrei und gewann seine alte Bewegungsfreude zurück.

### *Was können Sie tun?*

▶ ***Playlist »Schief sitzen«***

### *Selbstbehandlung*

Eine Selbstbehandlung gegen einseitige Rückenschmerzen und das schiefe Becken: selbst mit dem Daumen oder Kochlöffel den Quadratus lumborum links und rechts neben der Wirbelsäule behandeln.

### *Körperbewusstseinstraining*

Es ist nicht so leicht, aus einer Schiefhaltung heraus wieder gerade zu werden. Gerade bei der Schiefhaltung mit Kopf-Aufstützen kann man sehr gut merken, wie schwer es ist, sich so etwas abzugewöhnen. Versuchen Sie mal, das wegzulassen, den Kopf also nicht mehr abzustützen, und arbeiten Sie dann konzentriert weiter am Computer.

Wie lange hat es am ersten Tag gedauert, bis Sie den Kopf wieder auf die Hand gestützt hatten, und zwar genau in der Weise, wie Sie das immer machen? Wie lange am zweiten Tag? Wie lange nach einer Woche?

### *Änderung äußerer Faktoren*

Natürlich sollten Sie alles Schiefe in Ihrer Arbeitsumgebung ebenfalls ändern und sich selbst so die Voraussetzungen schaffen, gerade zu sitzen (also nicht z. B. mit dem Laptop auf der Couchlehne lümmeln oder ein Bein über das andere schlagen und den Laptop daraufstellen). Besser ist es, den Laptop hochzustellen, z. B. auf ein paar Bücher, und mit einer zweiten Tastatur und einer Maus zu arbeiten.

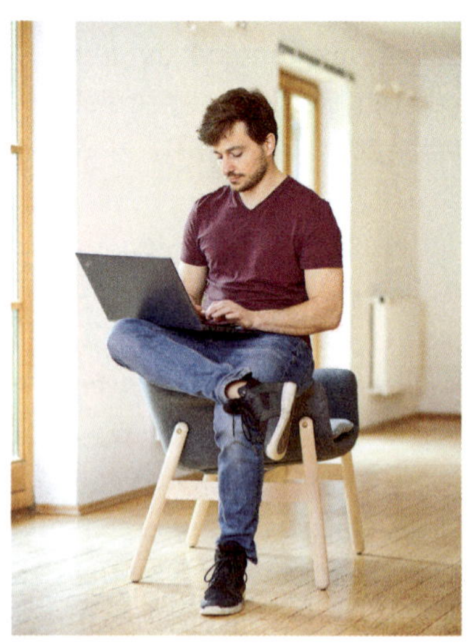

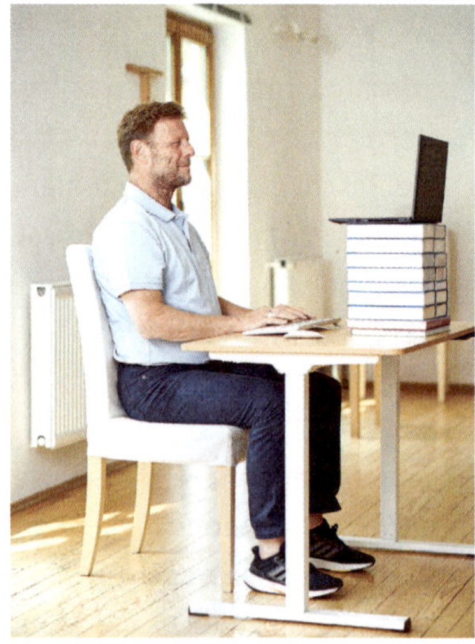

# Verdreht sitzen

Das verdrehte Sitzen ist dem schiefen Sitzen nah verwandt und kommt häufig mit diesem zusammen vor – weil man nahezu die gleichen Muskeln dazu braucht (nämlich hauptsächlich die schrägen Bauchmuskeln), nur in anderer Kombination.

Beim (von oben) verdrehten Sitzen spielen meist die äußeren Faktoren eine große Rolle. Man dreht sich dahin (und bleibt dahin gedreht), wo die Dinge stehen, auf die man ständig schauen (vgl. Kapitel 3) und mit denen man hantieren muss.

### *Wie wirkt sich das auf das Stehen und Gehen aus?*

Natürlich ist man dann im Stehen und Gehen genauso verdreht wie im Sitzen. Der Oberkörper ist in der Drehung erstarrt, er schwingt daher beim Gehen nicht mit. Nur das Becken kann sich noch drehen.

**Fallbeispiel:** 58-jähriger Hotelier mit funktionellen Herzbeschwerden (Herzschmerzen, Herzstechen, Herzklopfen, unangenehme Empfindungen in der Herzgegend). Einmal waren die Beschwerden so akut geworden, dass er mit Verdacht auf Herzinfarkt nachts in eine Klinik eingeliefert wurde. Alle kardiologischen Untersuchungen erbrachten jedoch keinen Befund, der die Beschwerden hätte erklären können.

Wie zu erwarten, hatte er unter der Brust eine Querfalte, links ganz tief ausgeprägt, eingezogen. Beim Untersuchen fiel auf, dass er auf der rechten Seite liegend den Oberkörper kaum nach links hinten drehen konnte. Das Pandiculieren der entsprechenden Bauch- und Brustmuskeln war sehr schwierig. Dabei war er sonst recht beweglich, ging selbst mit seinen Gästen viel in die bayerischen Berge, machte mit ihnen Qigong usw.

Die Sitzanalyse vor Ort in seinem Büro erbrachte, dass er – eingezwängt in einen viel zu engen Raum – Bildschirm und Tastatur rechts vor sich hatte, der Bildschirm zu tief war und der Stuhl zu

weit weg vom Schreibtisch stand, sodass er ständig mit dem oberen Oberkörper (unter der Brust) vorgebeugt, mit Bauch- und Brustmuskeln links nach vorn gedreht an seinem Arbeitsplatz saß.
Ich (H. P.) behandelte alle betroffenen Muskeln- und Bindegewebspartien, dann aber musste er, um seine Beschwerden dauerhaft zu verlieren, auch seine Arbeitsbedingungen ändern. Alternative räumliche Möglichkeiten waren eigentlich in seinem großen Hotel genug vorhanden!

***Playlist »Verdreht sitzen«***

## »Gemischte« Sitz-Fehlhaltungen

Die meisten von uns haben nicht so einfach erkennbare, eindeutige Sitz-Fehlhaltungen wie gerade beschrieben, sondern eine Mischung von vielen. Und manchmal noch ganz wilde Variationen dazu. Das macht aber nichts: Wir können sie immer noch als Zusammensetzungen erkennen und entsprechend behandeln. Und das, was wir noch nicht kennen, können wir im Einzelfall ausfindig machen, rauskriegen, woher es kommt, und behandeln. Zum Erfolg gehört dabei immer eine Mitarbeit des Patienten, der Patientin.

# 7 *Verquere Haltungen der Beine und Füße beim Sitzen*

## Wie wir auf die Beine beim Sitzen kamen

Früher dachten wir, alle Bein- und Fußbeschwerden kämen vom Gehen und Stehen. Heute wissen wir: **Die meisten Hüft-, Bein- und Fußbeschwerden kommen vom (falschen) Sitzen!**
Früher dachten wir, die Beine machen ja eigentlich nichts beim Sitzen, die Füße stehen brav vor einem, tragen nur das Gewicht der Unterschenkel, vielleicht noch das der unteren Oberschenkel. Die Erfahrungen mit Patient*innen belehrten uns eines Besseren. Inzwischen wissen wir: Es gibt fast nichts, was Menschen nicht mit Ihren Beinen und Füßen beim Sitzen anstellen!

## Zurückgeklappte Beine, stark gebeugte Knie

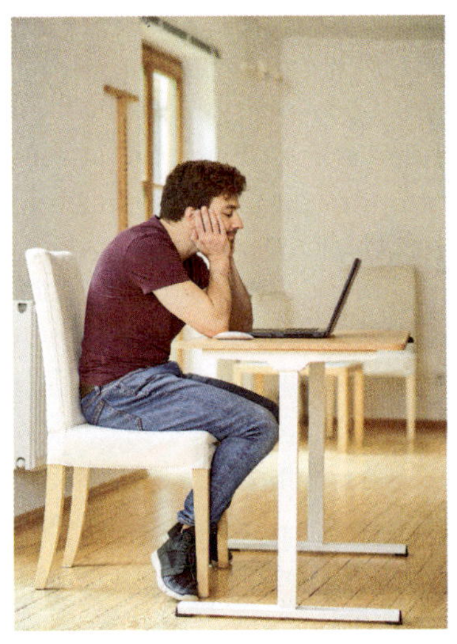

Zurückgeklappte Beine unter dem Stuhlsitz sind sehr häufig. Manche sitzen so auf dem Sprung, den Oberkörper weit nach vorn gebeugt.
Viele große Menschen, für die die normalen Stühle oder auch der Tisch eigentlich zu niedrig sind, verstauen ihre Unterschenkel unter den Stuhlsitz, wodurch die Beine insgesamt kürzer werden. Hätten sie ihre Beine vor sich stehen, würden die Knie so hoch

stehen, dass sie häufig nicht mehr unter den Schreibtisch oder Tisch passen.
Knieschmerzen, Unterschenkelschmerzen, Fußschmerzen und auch Zehenschmerzen sind also häufig eine direkte Folge von zu niedrigen Sitzen.

### *Variationen: auf die Zehen gestellt*

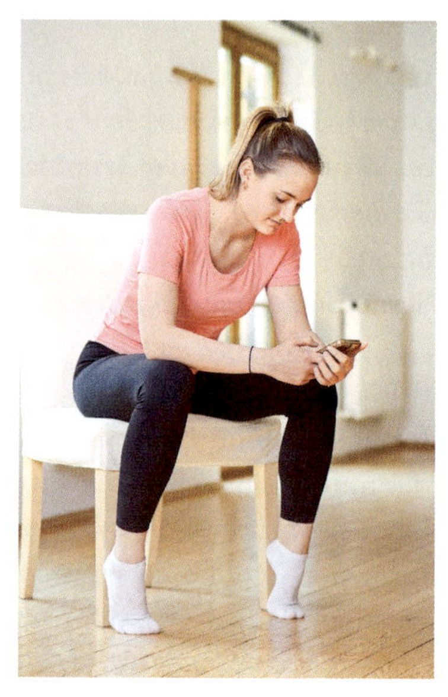

**Hierfür ein Beispiel:** Ich (H.P.) wunderte mich früher sehr, wieso manche Menschen die Angewohnheit entwickelt hatten, beim Stehen und Gehen ihre Zehen immer hochgezogen zu halten. Ich ließ sie ohne Schuhe und Strümpfe gehen, da konnte ich gut sehen, dass sie die Zehen schon hochgezogen hatten, wenn sie den Fuß nach vorn setzten.
Die Zehen, vor allem die verspannten langen Zehenstrecker (die sich außen an den Schienbeinen befinden) zu behandeln, nützte aber nur jeweils für den Moment. Zur nächsten Behandlung und auch zur übernächsten kamen die Patienten regelmäßig wieder mit in den Grundgelenken hochgezogenen Zehen.
Bis mir bei einem Patienten mit Ballenschmerzen und Zehenschmerzen ein Licht aufging, als er vor mir saß: Er hatte die Füße unter den Stuhlsitz gestreckt und die Füße auf die Zehen gestellt (in den Grundgelenken abgebeugt). Das ergab die gleiche Form und verspannte die gleichen Muskeln wie das Hochziehen der Zehen. Erst als er sich das bewusst machte und änderte (am Anfang dadurch, dass er es häufig absichtlich machte und wieder bleiben ließ), wurden die Behandlungserfolge allmählich dauerhaft.

**Probieren Sie es aus:** *Stellen Sie im Sitzen Ihre Füße vor sich, die Knie rechtwinklig gebogen, und legen Sie Ihre Finger tastend jeweils außen an die Schienbeine vorn. Heben Sie dann die Zehen an und spüren Sie, wie die Muskeln unter Ihren Fingern sich anspannen, fest werden. Lassen Sie die Zehen wieder herunter und spüren Sie, wie die Muskeln neben den Schienbeinen wieder locker werden. Halten Sie die Finger in dieser Position und stellen Sie die Unterschenkel zurück, indem Sie die Knie stärker beugen und dabei die Füße auf die Zehen stellen. Spüren Sie, wie die gleichen Muskeln sich wieder festmachen.*

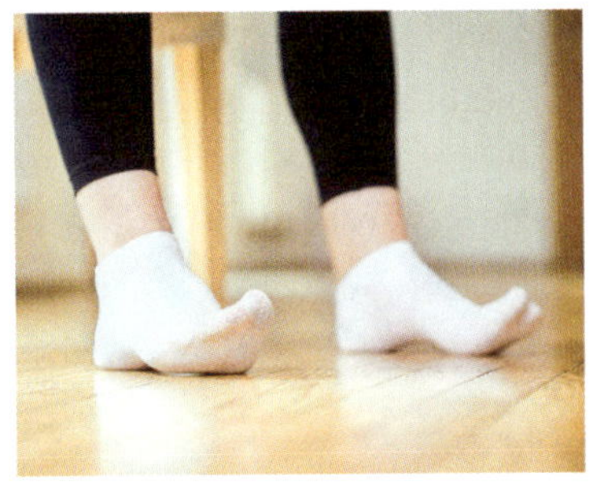

Seither überlegen wir uns bei allen Fußschmerzen, Fußverformungen und Beinproblemen immer gleich: Was tut der oder die mit den Beinen beim Sitzen, dass dieses Bein- oder Fußproblem entstanden ist? (Während wir früher nur an schlimme, verformende Schuhe dachten, vor allem bei den Frauen, und nicht wussten, was bei den Männern eigentlich los ist mit den Füßen.)

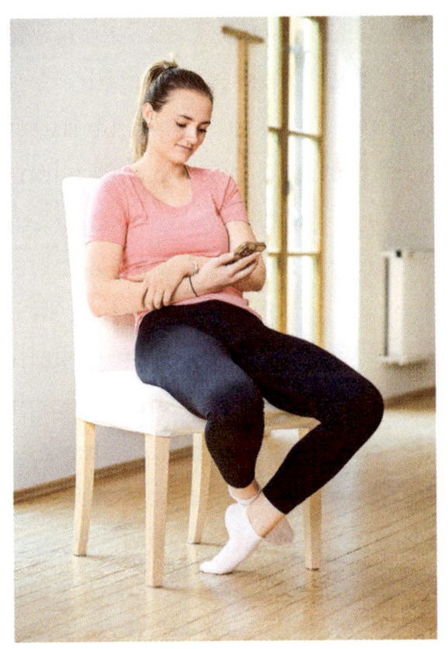

*Das Füßeverstauen unter dem Sitz geht auch in der Variation: Zehen im Grundgelenk nach unten gebogen.*

Dann schmerzen mit der Zeit eher die Fußsohlen, weil sie so zusammengepresst werden, und natürlich die Waden, in denen die Muskeln untergebracht sind, die die Zehen und Füße so weit beugen können.

## Das Problem der gestreckten Beine beim Sitzen auf dem Boden

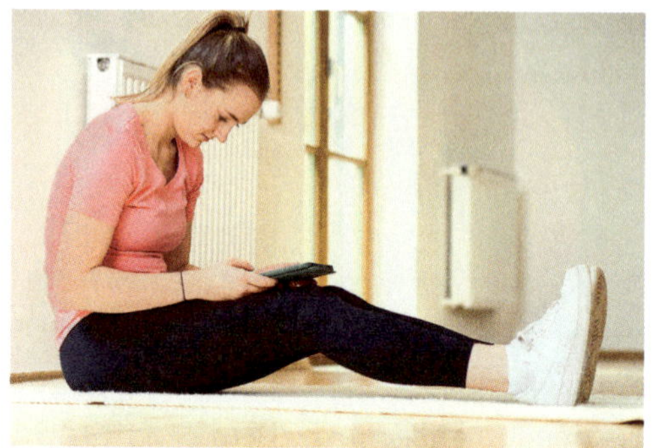

Preisfrage: Warum fällt es den meisten von uns schwer, mit ausgestreckten Beinen, gestreckten Knien, aufrecht auf dem Boden zu sitzen (was kleinen Kindern noch leichtfällt)? Weil wir meistens die Knie beim Sitzen auf dem Stuhl oder Sessel mehr als 90 Grad gebeugt halten (sie unter den Sitz stecken) und damit die Hüftgelenke in einem weiteren Winkel als 90 Grad gestreckt halten. Damit sind die Hüftstrecker (Pomuskeln und hintere Oberschenkelmuskeln) dauerhaft angespannt. Wir halten also die Hüftgelenke ständig gestreckt und die Kniegelenke ständig gebeugt. Durch die so entstehenden Dauerspannungen fällt uns dann das Gegenteil schwer: Kniegelenke strecken, Hüftgelenke mindestens 90 Grad beugen, obwohl es ganz natürlich wäre.

## Beine hochlegen auf den Tisch

### *Variation 1: Hochlegen mit gebeugten, übereinandergeschlagenen Beinen*

Die Beine hochzulegen, auf den Tisch, Couchtisch oder den nächsten Sessel, ist für viele der Inbegriff der Gemütlichkeit, das abendliche Ritual, mit dem der Feierabend beginnt. Wenn man die Beine übereinanderschlägt, kann man auf dem oberen Bein wunderbar das Handy oder ein Tablet ablegen und erst mal eine Runde

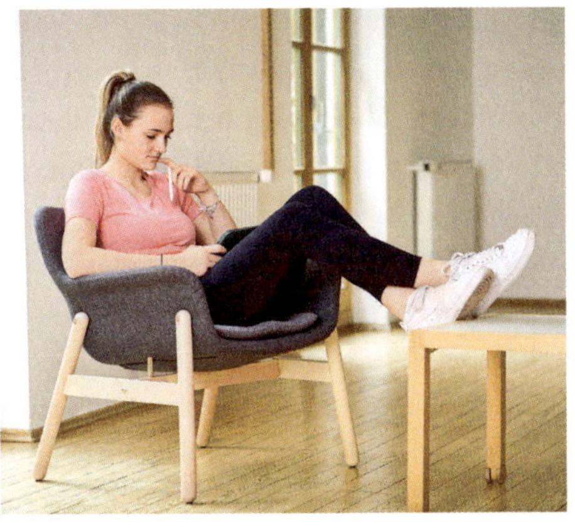

Whatsappen, andere Social-Media-Nachrichten betrachten, neueste private E-Mails lesen und beantworten, Videos anschauen und vieles mehr. Je nachdem, wie lange man das täglich tut, wie hoch man die Beine legt, kann man allerdings Druckstellen und Schmerzen am unteren Bein bekommen – an der Stelle, wo das obere Bein draufdrückt. Auch Durchblutungsstörungen der Beine können mit der Zeit entstehen. Und man kann das obere Bein kaum mehr strecken, man wird ein bisschen schief.

### *Variation 2: Hochgelegte Beine mit durchgestreckten Knien*

Diese Fehlhaltung der Beine gehört meistens zum Halb-Liegen auf dem Stuhl oder Sessel. Man hat eigentlich eine **überaufgerichtete, überstreckte Hohlkreuzhaltung** mit durchgedrückten Knien und setzt sich so auch hin, ganz vorn auf den Stuhl, dass man nichts zu beugen braucht – außer den Rücken ganz oben und den Kopf, den man vorstreckt. Das ergibt Beschwerden wie bei der vorgebeugten Haltung und die Kopfhaltung, die wir Schildkröte genannt haben. Diese Haltung wird bevorzugt von jungen Männern eingenommen.

Manche stemmen sich dabei noch mit den Füßen ab und wundern sich später über Fersenschmerzen, Beinschmerzen und Knieschmerzen vorn.

Wie ist es bei Ihnen zu Hause? Falls Sie auch ein/e Hochleger/in sind, lesen Sie den folgenden Absatz, durch den Sie vielleicht die Erklärung für manche Ihrer »unerklärlichen« Beschwerden finden.

*Zu welchen Beschwerden kann das führen?*

Macht man das tatsächlich jeden Abend, kann es sein, dass man die Beine allmählich nur noch schlecht beugen kann und dann auch an der U-Bahn-Station noch mit durchgedrückten Knien steht, bis man irgendwann über Knieschmerzen vorn klagt (vorn setzen die Sehnen der Muskeln an, die das Bein im Knie strecken können) und keine Ahnung hat, wie man dazu kommt. Man hat sich eine seltsame »Kniekrankheit« zugezogen. Hatten das der Vater/die Mutter und der Großvater/die Großmutter nicht auch schon? Wahrscheinlich ist es erblich! Wenn man sich allerdings einmal ganz genau erinnert, hatten die allerdings auch schon die Angewohnheit, sobald es nur möglich war, die Beine hochzulegen. So kann die gemütliche Angewohnheit zur Familienplage werden.

Übrigens kann diese Angewohnheit auch zu Schmerzen an den Fersen, schmerzenden Achillessehnen oder auch zu Überlastung der Außenbänder am Knöchel führen.

## Außenrotierte, weit auseinanderstehende Beine

Außenrotierte, weit auseinanderstehende Beine sind sehr verbreitet bei Männern. Das geht im Sitzen aber nur mit Außenrotation in den Hüftgelenken, sonst kann man die Beine gar nicht so weit abduzieren (d.h. vom Körper abspreizen).

**Probieren Sie es aus:** *Spreizen Sie zuerst im Stehen ein Bein zur Seite ab, heben Sie es nach außen an und schauen Sie sich an, wie weit es vom anderen Bein weggeht. Setzen Sie sich dann hin und bringen das Bein wieder so nach außen. Sie werden feststellen, dass das längst nicht so weit geht. Es sei denn, Sie drehen das Bein, sodass das Knie schräg nach außen zeigt. Das ist eine Bewegung der Außenrotatoren des Beins, die Sie vielleicht auch in der Pobacke spüren können.*

Das heißt: Im Sitzen sind beim »Manspreading« vor allem die Außenrotatoren angespannt, die sich unter dem großen Pomuskel auf jeder Seite innen in der Pobacke befinden. Gegen dieses »Manspreading« gibt es in der New Yorker U-Bahn extra Schilder, auch in der Madrider U-Bahn ist es verboten. Die Männer nehmen nämlich so zu viel Platz ein und lassen den übrigen Passagieren zu wenig Raum. Manche interpretieren es als männliches Dominanzgehabe.

**Variation mit O-Beinen:** Dabei sind nur die Oberschenkel weit auseinander, die Unterschenkel dagegen innenrotiert und dicht beieinander. Das machen auch hauptsächlich Männer, und zwar solche, die auch normalerweise eher O-Beine haben (gefördert bei vielen durch Fußballspielen).

Die Füße sind dabei oft auf die Außenkanten gestellt und/oder um die Stuhlbeine gewickelt.

### *Zu welchen Beschwerden können außenrotierte, weit auseinanderstehende Beine im Sitzen führen?*

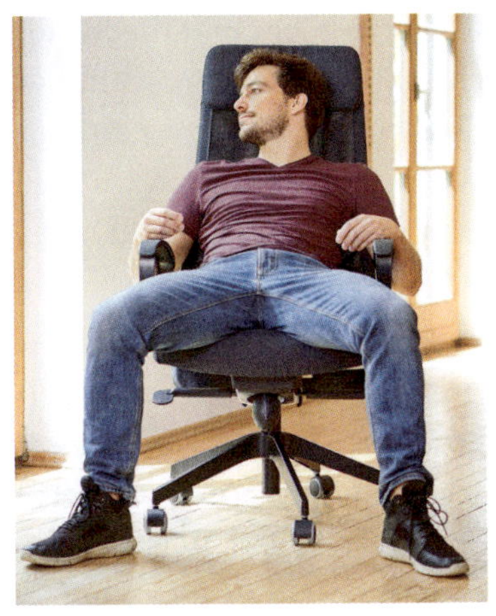

In der Praxis erleben wir vor allem Männer mit schmerzenden Hintern. Und zwar schmerzen vor allem die Außenrotatoren der Oberschenkel, die sich unter dem großen Pomuskel (Gluteus maximus) in den Pobacken befinden. Einer dieser Außenrotatoren ist der Piriformismuskel, der zusammen mit dem Ischiasnerv aus dem Bauchraum kommt und diesen von innen an den Beckenknochen drücken kann. Das gibt häufig einen fiesen Schmerz, der im Bein hinunterzieht.

*Mit welcher Fehlhaltung treten die außenrotierten, weit auseinanderstehenden Beine zusammen auf?*

Vor allem mit dem »Startmuster« (Thomas Hanna). Das ist die oben zurückgebeugte, überaufgerichtete Haltung mit dem Hohlkreuz von oben. Daher ist diese Form von Beinfehlhaltung häufig mit Schmerzen im unteren Rücken gekoppelt. Auch Schmerzen zwischen den Schulterblättern sind dabei relativ häufig.

*Was kann ich tun?*

▶ ***Playlist »Verquere Haltungen der Beine und Füße beim Sitzen«***

*Was kann ein/e Pohltherapeut*in bei diesem Problem tun?*

Er/sie kann gut Ihr ganzes Spannungsmuster ausfindig machen und behandeln und Ihnen dabei helfen, Ihre Muskeln wieder so zu entspannen, dass Sie nicht mehr den Drang verspüren, unbedingt die Beine in Außenrotation nach außen zu bringen und sich überaufzurichten.

## X-Bein/e im Sitzen

Bei einem X-Bein sind die Oberschenkel nach innen rotiert und die Unterschenkel nach außen. Dadurch steht das jeweilige Bein gewöhnlich auf der Innenkante des Fußes, die Außenkante ist hochgezogen. Meist sind beide Beine im X-Bein, als Variation gibt es aber auch ein einseitiges X-Bein, während das andere normal steht.

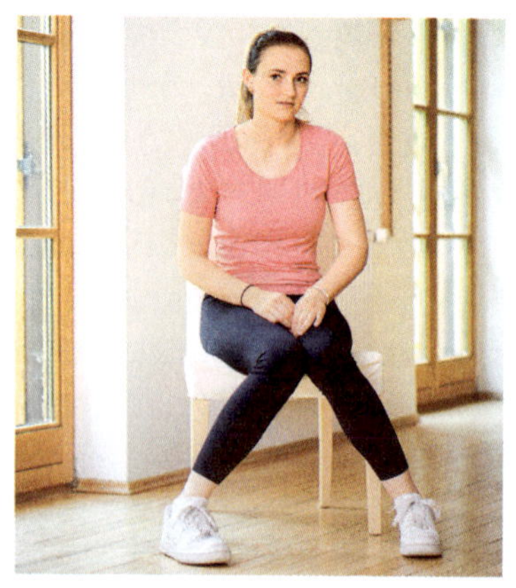

### *Wer macht das hauptsächlich?*

X-Beine haben bzw. machen meist **Frauen.** Die Oberschenkel sind dabei gewöhnlich dicht aneinander, was oft der Erziehung entspricht. Es gibt nur wenige strukturelle X-Beine (d.h., die Knochen sind so geformt), die meisten sind funktionell, d.h. nur von Muskeln, Faszien und Haut-Bindegewebe so gehalten. Deshalb sind sie auch reversibel.

Bei Kindern (bis zum Alter von etwa sechs Jahren) sind X-Beine übrigens physiologisch, sie machen alle diesen Entwicklungsschritt durch. Bis etwa anderthalb/zwei Jahre haben die meisten Babys und Kleinkinder O-Beine. Mit dem Laufenlernen werden die Beine dann zunächst gerade, und dann beginnt das X-Bein-Alter: Ungefähr bis sie in die Schule kommen, haben die meisten Kinder nach innen geneigte Knie, die nicht behandelt werden müssen. Machen Sie sich also keine Sorgen.

### *Zu welchen Beschwerden können funktionelle X-Beine (bei Erwachsenen) führen?*

Schmerzen gibt es bei einem X-Bein gewöhnlich mit der Zeit:

- auf der Außenseite des Unterschenkels (das sind die Peroneusmuskeln, die die Außenkante des Fußes hochziehen)
- außen am Knie des X-Beins (dort sind die Sehnen der Oberschenkelmuskeln)
- innen an den Adduktoren (vom Innenrotieren des Oberschenkels)

**Probieren Sie es aus:** *Machen Sie bitte ein einseitiges X-Bein und spüren Sie die Spannungen, die das in Ihrem Bein auslöst.*

## Übereinandergeschlagene Beine

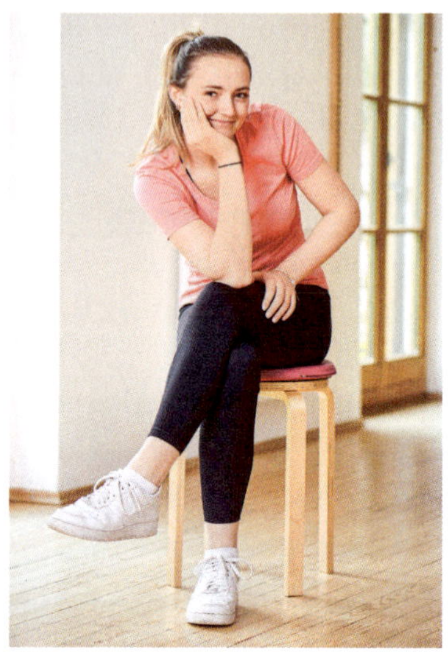

Übereinandergeschlagene Beine kommen mehr beim weiblichen Geschlecht vor, vielleicht, weil damit vorn »geschlossen« ist? Das wurde uns früher gewöhnlich schon im Kindesalter beigebracht: dass man nie breitbeinig sitzt, also am besten eigentlich nie »normal« sitzen sollte, denn dann wären die Knie im Sitzen etwa hüftbreit auseinander. Später galt es für Damen auch als elegant, mit übereinandergeschlagenen Beinen zu sitzen.
Die übereinandergeschlagene Beinhaltung hat allerdings auch mit dem Stoppmuster (Hanna) und dem »Körperschema der Angst« (Feldenkrais), also der nach vorn gekrümmten Haltung zu tun: Die Adduktoren (die Muskeln auf der Innenseite der Oberschenkel) sind dabei dauerhaft angespannt oder verkürzt.
Ich weiß, das machen Sie nur sehr selten und weil es halt einfach besser aussieht, oder? Und natürlich wechseln Sie immer ab, welches Bein Sie über das andere schlagen.
Wirklich?
Schlagen Sie mal erst das rechte Bein über das linke. Und dann das linke über das rechte. Eins fühlt sich besser an, irgendwie richtiger, gemütlicher? Genau das ist vermutlich das Bein, das sie immer und immer wieder über das andere schlagen. Das andere nur mal kurz dazwischen.
Machen Sie es noch ein paarmal und beobachten Sie sich, was Sie dabei tun: Sie schlagen keineswegs nur Ihr Lieblingsbein übers andere. Sondern Sie gehen erst mit dem Knie des anderen in die

Körpermitte, sozusagen als Unterlage. Dann erst heben Sie das Lieblingsbein an und legen es über das andere. Und das Gewicht haben Sie immer auf der anderen Seite. Da können Sie Ihren Sitzknochen spüren. Beobachten Sie das einmal.
Dieses Muster überträgt man gerne auch auf das Stehen und macht es tatsächlich auch noch im Liegen. Und immer ist das gleiche Bein oben.

## Variation des Beine-Übereinanderschlagens: Beine umeinanderwinden

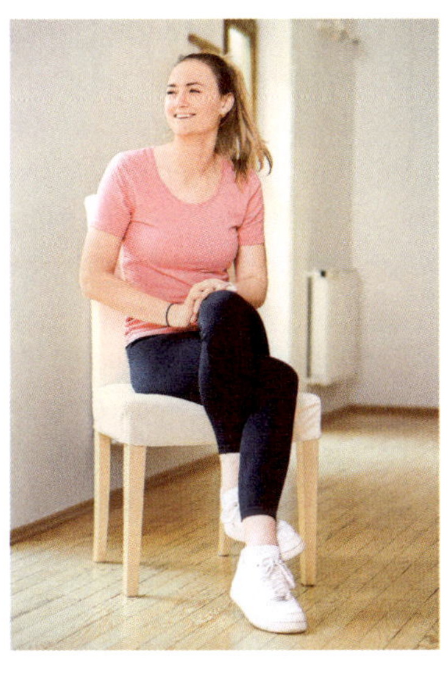

Vielleicht gefällt es Ihnen auch noch besser, dabei **ein Bein um das andere herumzuwinden?** Zum Beispiel so:
Dann wird's noch enger, Sie machen noch mehr zu. Auch die Genitalien und der Beckenboden werden jetzt zusammengepresst.
Und so oder so, ob nun die Beine nur übereinanderliegen oder umeinandergewickelt sind: Man kann in dieser Position gut **die Beine zusammenpressen,** vor allem, wenn man Stress oder Angst hat. Das gehört nämlich auch zum »Körperschema der Angst oder des passiven Selbstschutzes« (Feldenkrais) oder des »Stoppmusters« (Thomas Hanna). Daher sehen Sie in Talkshows fast nie jemanden mit parallelen, hüftbreit voneinander entfernten Beinen sitzen – selbst die meisten Männer nicht, auch wenn sie sich sonst eigentlich ganz gelassen geben.
So weit, so gut oder so schlecht – aber was ist daran eingefleischt?

### *Die Auswirkungen übereinandergeschlagener Beine*

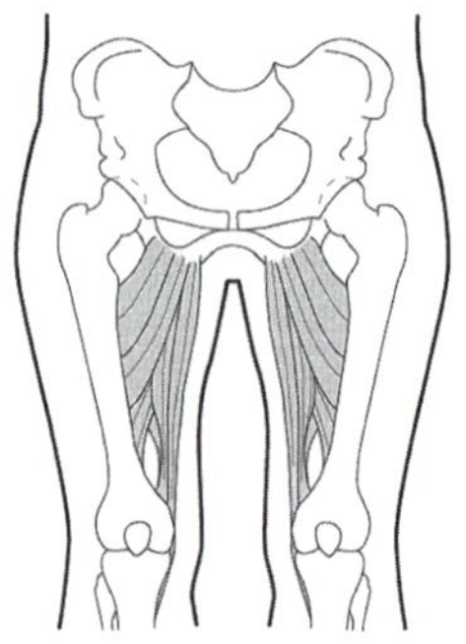

Wenn Sie immer wieder Ihre Beine übereinanderschlagen, bekommen Sie verkürzte, verspannte Adduktoren. Das sind die Muskeln auf der Innenseite der Oberschenkel (von denen man bei den Fußballern so viel hört), die auf die Dauer schmerzen können.

**Probieren Sie es aus:** *Wenn Sie jemand sind, der sehr oft die Beine übereinanderschlägt, probieren Sie mal Folgendes: Sitzen Sie mit parallelen Beinen und fassen Sie Ihre Adduktoren auf der Innenseite der Oberschenkel an: Irgendwie fühlen die sich nicht ganz locker an. Sie werden auch bemerken, dass Ihre Beine, auch wenn Sie sie nicht übereinanderschlagen, ziemlich dicht zusammen sind. Das kommt, weil die Adduktoren die Beine immer zur Mitte hinführen und, wenn sie verspannt sind, mehr zur Mitte hin halten.*
*Wenn Sie im Schneidersitz sitzen oder im Lotussitz beim Yoga, hat es Sie wahrscheinlich schon oft geärgert, dass Ihre Knie nicht sehr weit nach außen gehen (und das Lieblingsbein bleibt sogar noch weiter oben als das andere)? Mit verspannten Adduktoren mögen die Beine eben lieber mehr in der Mitte bleiben.*

Und wenn Sie normal dastehen, stehen Ihre Beine wahrscheinlich auch ziemlich nah beieinander. Eigentlich sollten sie hüftbreit voneinander entfernt sein. Aber wenn Sie das mal probieren, wird es Ihnen vorkommen, als hätten Sie Pampers an. Viel zu breitbeinig! Als Frau geht das gar nicht, meint man. Wenn Sie sich aber mal im Spiegel anschauen, Beine hüftbreit auseinander: Sieht eigentlich ganz normal aus, oder?

### *Was sich sonst noch alles verspannt bei übereinandergeschlagenen Beinen*

Vielleicht stehen Sie auch gern so: der Fuß des Lieblingsbeins leicht über den anderen geschlagen?

Und Sie stehen sicher gern mit dem Gewicht auf der anderen Seite (genau wie im Sitzen), auf der sich im Stehen das gewichtsbelastete Bein durchdrückt, während das Lieblingsbein leicht gebeugt vor dem anderen steht?

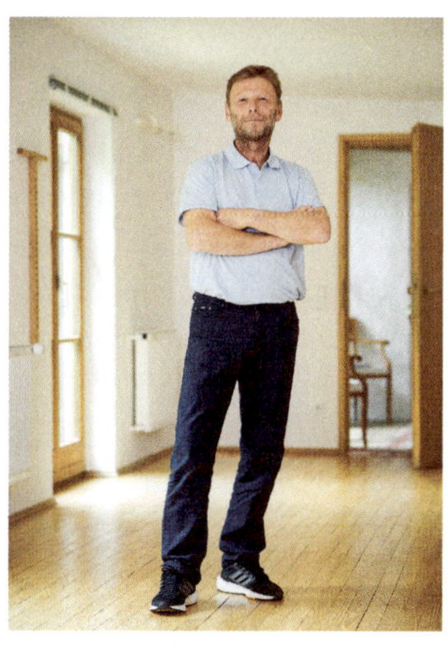

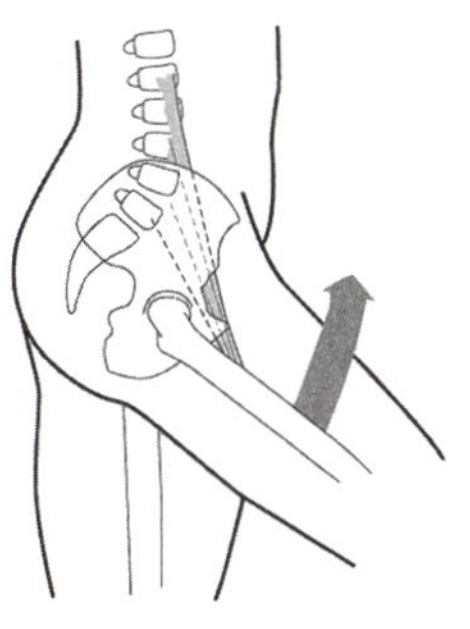

Beim Lieblingsbein ist nämlich auch der Iliopsoas, der größte Hüftgelenksbeuger, vom ständigen Hochhalten verspannt, was zu einseitigen Schmerzen im Bauch führen kann (leicht zu verwechseln mit Blinddarm-Beschwerden, wenn es auf der rechten Seite auftritt). Auch dieses einseitige Stehen fühlt sich irgendwie richtiger an. Und haben Sie durch die dauernde Gewichtsbelastung vielleicht schon einen verspannten Quadrizeps (Muskel am Oberschenkel vorn) und Knieschmerzen am anderen Bein?

Und wahrscheinlich haben Sie mit der Zeit einen im Röntgenbild sichtbaren Beckenschiefstand: Auf der Seite des Lieblingsbeins ist Ihr Becken höher und mehr nach vorn gedreht als auf der anderen. Dazu gehört eine Skoliose der LWS, konkav zur Seite des Lieblingsbeins. Das hat Ihr Orthopäde wahrscheinlich schon diagnostiziert, denn das kann man alles im Röntgenbild sehen. Nur haben Sie nach Meinung der Pohltherapie® keine knöcherne Wirbelsäulenverkrümmung, sondern eben nur die eingefleischte Gewohnheit, ein Bein über das andere zu schlagen. Die Skoliose der LWS wird durch die Dauerkontraktion des Quadratus-lumborum-Muskels verursacht (der das Becken auf der Seite des Lieblingsbeins hochgezogen hält) – ein übler Schiefzieher, wenn er verspannt ist.

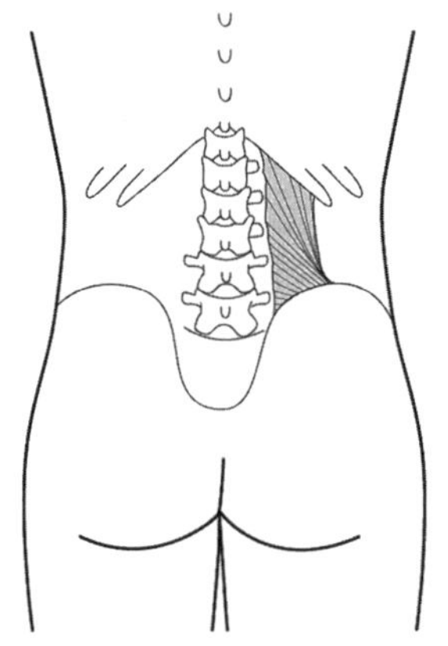

*rechter Quadratus-lumborum-Muskel*

Er macht dann auch leicht einseitige Schmerzen im unteren Rücken. Den Beckenschiefstand machen die schrägen Bauchmuskeln, die das Becken auf der Seite des Lieblingsbeins ständig nach vorn gezogen halten. Auch diese Bauchmuskeln können mit der Zeit schmerzen.

Eingefleischt ist Ihre Haltung deshalb, weil Sie die ganzen Muskelverspannungen nicht ohne Weiteres wieder wegbekommen. Jedenfalls nicht, wenn Sie die Haltung jahrelang von früh bis spät immer wieder eingenommen haben (und das ist häufig!). Ihre Muskeln, die Faszien und Ihr Haut-Bindegewebe sind dann so verkürzt, dass es Sie automatisch immer wieder in die gleiche Position zieht. Sosehr Sie sich auch Mühe geben: Sobald Sie sich auch nur zwei Minuten nicht darauf konzentrieren, schwupp, haben Sie wieder das Lieblingsbein über das andere geschlagen, halten Sie Ihr Becken schief und Ihre Wirbelsäule krumm. Sie können es sich einfach nicht abgewöhnen! Denn das Spannungsmuster haben Sie Ihrem Gehirn und Ihren Muskeln/Faszien und Ihrem Bindegewebe (unbewusst) fest einprogrammiert.

Schlimm? Ja, weil man so viele »unerklärliche« Beschwerden bekommen kann, die einfach nicht weggehen und unter denen man endlos leidet, solange man die Ursache nicht findet und nicht die

gesamte Fehlhaltung und die eingefleischte Gewohnheit im Alltag auflöst.
Aber auch wieder nicht so schlimm, weil man etwas dagegen tun kann! Ich selber (H. P.) hatte das alles auch schon und bin seit vielen Jahren wieder gerade und beschwerdefrei!

### *Was können Sie tun?*

**▶ *Playlist »Verquere Haltungen der Beine und Füße beim Sitzen«***

Oder Sie wenden Sie sich an eine/n Pohltherapeut*in in Ihrer Nähe. Unsere Spezialität sind eingefleischte Gewohnheiten, Fehlhaltungen und komplexe Beschwerdebilder, die wir erkennen und mit Ihnen gemeinsam behandeln.
Pohltherapeut*innen werden nicht nur Ihre Adduktoren wieder entkrampfen, sondern Ihr ganzes individuelles Spannungsmuster auffinden und behandeln und Ihnen Übungen und Selbstbehandlungen zeigen, sodass Sie beschwerdefrei, mühelos und selbstverständlich wieder mit parallelen Beinen sitzen können, die hüftbreit auseinander sind, gerade, voll beweglich, ohne Beckenschiefstand und Skoliose, das Gewicht auf beiden Seiten gleich verteilt, im Sitzen wie im Stehen und Gehen.
Freuen Sie sich darauf!

## Auf einem Bein/einem Fuß sitzen

Das finden manche Menschen sehr bequem. Ich (H.P). kann es mir gar nicht vorstellen, ich finde es sehr unbequem. Man hat dabei das betreffende Bein sehr stark gebeugt, damit man sich den Fuß auf der anderen Seite unter den Po schieben kann. Diejenigen, die das gemütlich finden, können stundenlang so sitzen. Das Gute daran sei auch, dass man sich so kalte Füße wärmen kann, heißt es. Wenn man zu kalten Füßen neigt, sei das Sitzen auf dem Fuß das optimale Mittel dagegen. Es kann allerdings nur ein Fuß jeweils gewärmt werden, dann muss man wechseln.
Was die Schäden angeht, die durch diese Art zu sitzen hervorgerufen werden: Das Knie des hochgelegten, untergeschobenen Beins verträgt auf die Dauer die starke Beugung nicht, lässt sich nicht mehr ganz strecken und schmerzt schließlich in der Kniekehle oder auch an den Knieaußenseiten, sodass es zu einer starken dauerhaften Komprimierung der beiden Menisken im Knie kommt, was zu Meniskusschäden führen kann.

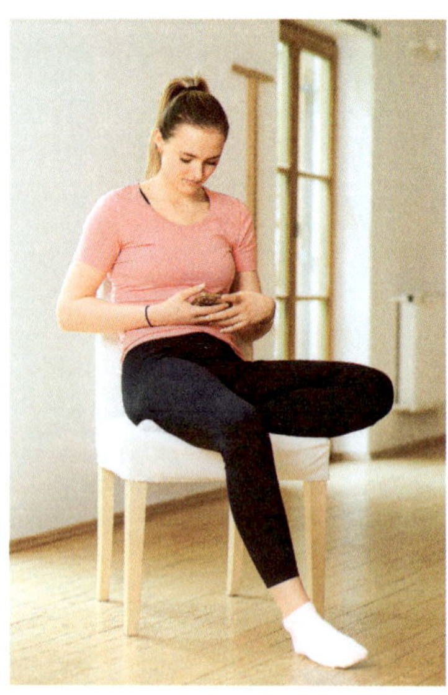

# 8 *Und was machen die Schultern und Arme beim Sitzen?*

## Die ideale/gute Haltung von Schultern und Armen beim Sitzen

- **Die Schultern** sind weder zurück- noch nach vorn gezogen.
- **Die Oberarme** sind ebenfalls weder nach vorn noch nach hinten gezogen, sie sind auch nicht abgespreizt, sondern **hängen** senkrecht seitlich in der Mitte des Oberkörpers herunter.
- **Die Unterarme** sind im Sitzen im Allgemeinen gebeugt, ihr Gewicht ist abgelegt auf die Oberschenkel außen oder auf die Arbeitsplatte.

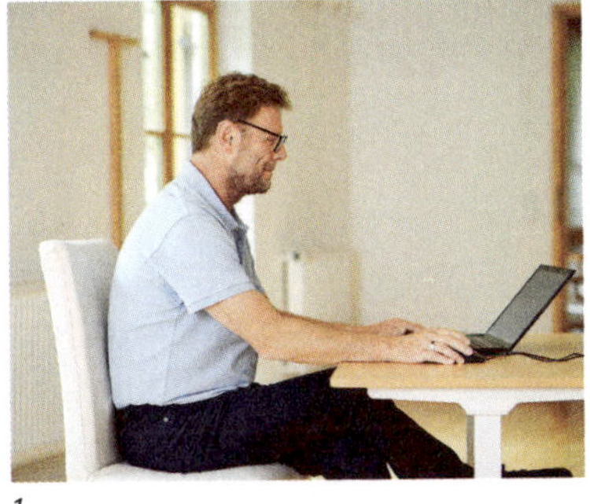

1.

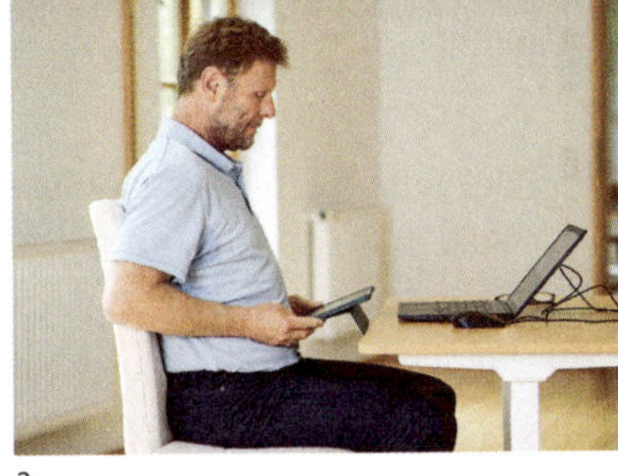

2.

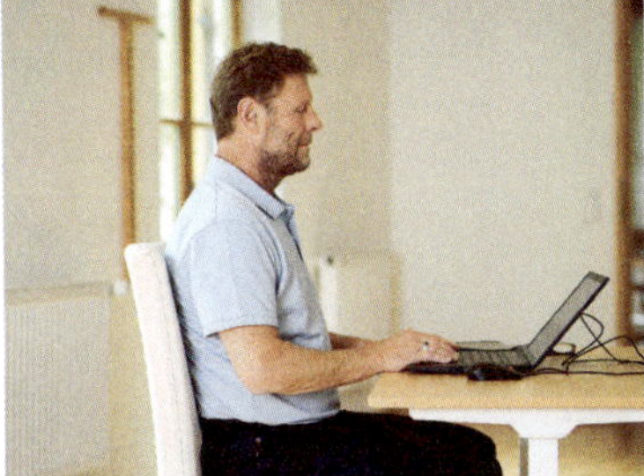

3.

*1. Oberarme zu weit vorn*
*2. Oberarme zu weit hinten*
*3. Oberarme hängen richtig senkrecht.*

## Sitzen mit hochgezogenen Schultern

Mit hochgezogenen Schultern sitzt man leicht, wenn die Schreibplatte zu hoch ist. Man bekommt davon leicht Schmerzen oben auf der Schulter. Natürlich sind kleine Menschen hier eher gefährdet als große.

Weitaus häufiger aber gehören die hochgezogenen Schultern zum »Körperschema der Angst« (Feldenkrais). Dann

- ist man gleichzeitig nach vorn gebeugt,
- hat den Bauch eingezogen, womit man die Luftzufuhr drosselt,
- hält den Kopf in den Nacken gezogen und
- die Arme eher nach innen gedreht (im Stehen zeigen die Handrücken nach vorn).

Siehe oben vorgebeugte Haltung. Diese Reaktion kann man bei Menschen, die dazu neigen, auch als Schreckreaktion beobachten. Sobald z. B. der Chef zur Tür reinkommt, sind – schwupp! – die Schultern unter den Ohren.

Sind die Schultern ständig nach oben gezogen, bekommt man Schmerzen auf den Schultern oben, und Nacken und Oberkörper werden steif. Man kann sich dann oben kaum noch drehen. Das liegt daran, dass die beiden hauptverantwortlichen Muskeln, der obere Trapezius und der Levator scapulae (Schulterblattheber) nicht nur die Schultern, sondern gleichzeitig auch den Nacken und Kopf bewegen können – wenn sie locker sind. Sind sie fest und angespannt, geht beides nicht mehr.

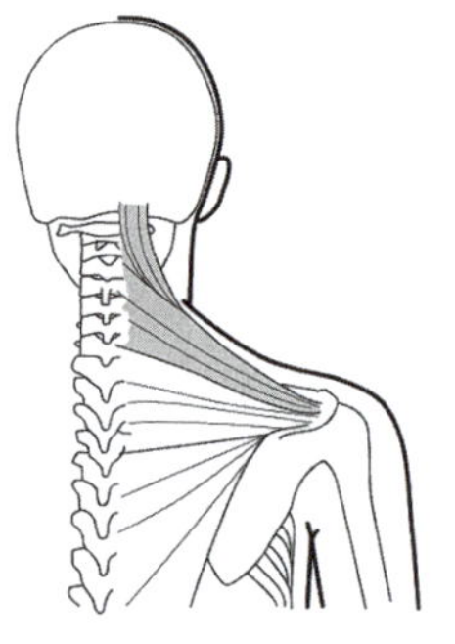

*obere Trapezius*

**Probieren Sie es aus:** *Ziehen Sie im Sitzen die Schultern hoch und versuchen Sie, den oberen Oberkörper und den Kopf zu drehen.*

***Playlist »Und was machen die Schultern und Arme beim Sitzen?«***

## Sitzen mit zurückgezogenen Schultern

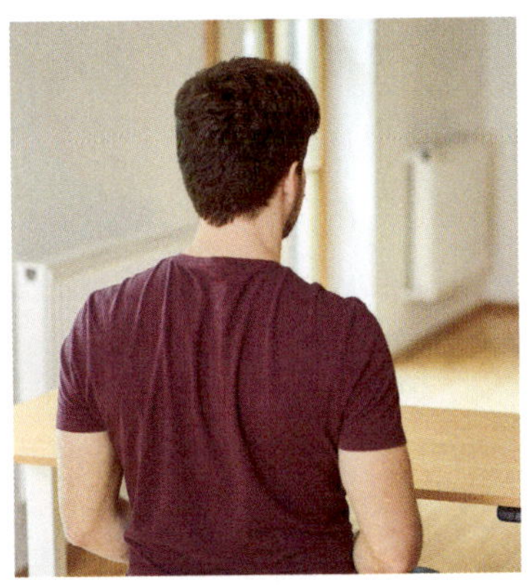

Zurückgezogene Schultern sind meist mehr oder weniger bewusst selbst verursacht. Das heißt: Man hat – zumindest zu Beginn, bevor es zur unwillkürlichen eingefleischten Gewohnheit wurde – die Schultern absichtlich zurückgezogen gehalten, oft als Gegenmittel gegen nach vorn gezogene Schultern, siehe Kapitel 6. Und oft treten sie zusammen mit einem generellen »Halte dich gerade«-Appell an sich selbst auf. Zurückgezogene Schultern erkennt man daran, dass der Abstand zwischen den Schulterblättern und der Wirbelsäule nur noch sehr gering ist und die Schultern merkwürdig schmal wirken, was vor allem Männern, die mit besonders gerader Haltung imponieren wollen, gar nicht gefällt. Häufig leiden die Betroffenen unter Schmerzen zwischen den Schulterblättern und durch die übergerade Haltung auch unter Schmerzen im unteren Rücken.

*Wie Sie sich davon befreien können:*

**Bewegung:** *Ziehen Sie absichtlich Ihre Schultern noch mehr nach hinten und lassen Sie sie dann ganz langsam nach vorn gehen (nur was ganz leicht* *und schmerzfrei nach vorn geht, keine Gewalt anwenden, nicht zerren!). Machen Sie das bitte etliche Male hin und her. Sie werden merken, dass sich Ihre Schultern ganz allmählich etwas weiter von der Wirbelsäule wegbewegen.*

▶ ***Playlist »Sitzen mit Hohlkreuz von oben«***

Sie können dabei gleichzeitig, immer wenn Sie ins Hohlkreuz gehen, die Schultern zurückziehen.

## Sitzen mit abgespreizten Armen

**Fallbeispiel:** Als ich (H.P.) das erste Mal eine Patientin mit Schmerzen an den Oberarmen oben außen (manche rechnen diese Region noch zu den Schultern) hatte, hatte ich zunächst keine Ahnung, was dahinterstecken könnte. Damals wusste ich noch nicht, dass die meisten Beschwerden vom Sitzen kommen. Ich dachte, was schmerzt, sind die Deltoideusmuskeln. Mit ihnen spreizt man die Arme seitlich ab bzw. hält sie seitlich abgespreizt. Und richtig: Sie waren bei dieser Patientin (einer Wissenschaftlerin Anfang vierzig) verspannt, wie ich beim Untersuchen spürte.
Aber, so fragte ich mich, wie kann man denn so was machen: mit abstehenden Armen herumlaufen? Das hab ich ja noch nie gesehen. Wobei könnte meine Patientin das tun? Ich fragte sie danach. Sie konnte mir keine Antwort geben: Nein, das kenne sie nicht.

Erst sehr viel später, als ich mich selbst beobachtete, wurde mir klar, dass das Abspreizen eines oder beider Arme **als Bewegung** im Sitzen recht häufig vorkommt, z.B., wenn man am Schreibtisch nach etwas greifen will, was etwas weiter weg ist. Dann spreizt man den Arm natürlich ab. Und man kann den Arm oder die Arme im Sitzen auch leicht **abgespreizt halten,** weil die Hände und damit ein großer Teil des Gewichts ja aufliegen.

Jetzt war es nur noch ein kleiner Schritt, um herauszubekommen, was die Patientin ständig machte: Sie las auf diese Weise! Sie hatte meist sehr große Bücher oder dicke Zeitschriftenbände vor sich auf dem Tisch liegen und hielt sie mit beiden Händen außen fest (auch um besser vor- und zurückblättern zu können). Dabei hielt sie beide Arme abgespreizt (was zwar nicht nötig war, aber sie hatte es sich so angewöhnt). Also half, so vermutete ich: die Deltoideusmuskeln der Patientin und das Bindegewebe darauf lockern und wieder in Bewegung bringen, und für die Patientin: sich zu überzeugen, dass man sehr gut auch ohne abgespreizte, nur mit hängenden Oberarmen lesen kann.

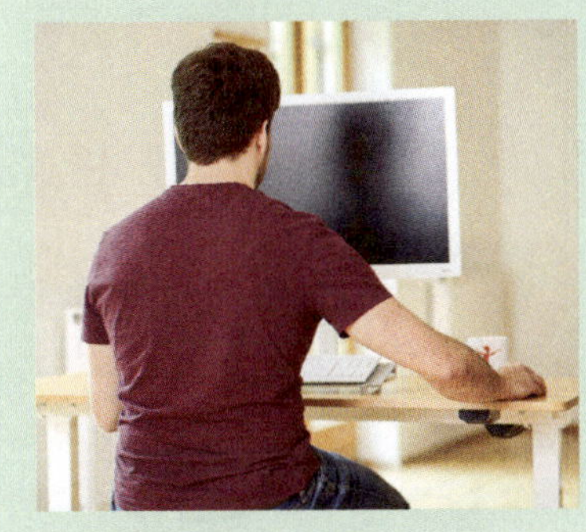

Inzwischen weiß ich: Abgespreizte Arme kommen eigentlich immer vom Sitzen. Beliebt ist z. B. der einseitig abgespreizte rechte Arm, der Schmerzen im rechten Deltoideus, im rechten Oberarm außen und vorn auslöst, weil die Maus zu weit außen deponiert ist. Oft ist der Arm außerdem nach vorn gestreckt, weil die Maus sich auch so weit vorn befindet, dass man das tun muss. Dann schmerzt der Oberarm auch vorn. Warum die Maus sich da befindet? Keine Ahnung – und der Patient weiß es auch nicht. Trotzdem muss man die eingefleischte Gewohnheit des Abspreizens und Vorstreckens lösen, sonst landet die Maus immer wieder da – weil es »so bequem« ist!

## Sitzen mit nach vorn gestreckten Armen (Serratus-anterior-Buckel)

Mit dem Vorstrecken haben wir schon die nächste dumme Angewohnheit beim Sitzen. Das Vorstrecken der Arme bewirkt allerdings viel mehr als das einfache Abspreizen, denn das Vorstrecken bewirkt auch einen Buckel oben und damit Atemeinschränkungen, gern auch Angst und schlechte Laune sowie Schmerzen an den Oberarmen vorn und an den Schultern vorn, denn es setzt sich in die Muskeln fort, die die Schultern nach vorn ziehen. Tatsächlich kann man die Arme ohne die Schultern nur mehr oder weniger waagerecht nach vorn bringen, aber nicht »verlängern«. Dafür braucht es zusätzliche Schultermuskeln, nämlich die Serratus-anterior-Muskeln. Wir sprechen daher von einem Serratus-anterior-Buckel.

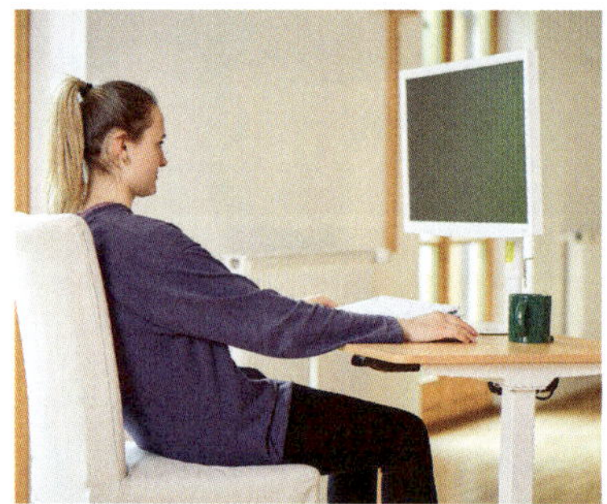

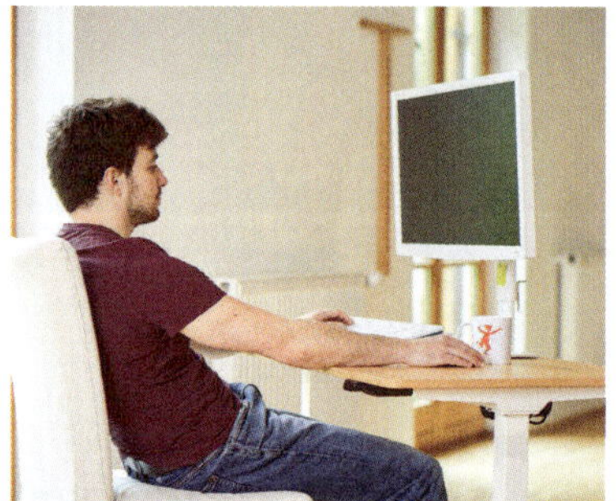

**Probieren Sie es aus:** *Setzen Sie sich weit weg von einem Tisch und legen Sie dann die Hände auf den Tisch. Sie werden sie nur dann weit nach vorn bringen, wenn Sie Ihre Schulterblätter nach vorn ziehen. Das können Sie vielleicht in Ihrem Rücken oben spüren, wie die Schulterblätter nach vorn gleiten. Die Muskeln, die Sie dazu brauchen (die Serratus-anterior-Muskeln) befinden sich an Ihrem Brustkorb oben seitlich. Wenn Sie sich die linke Hand unter die rechte Achsel auf den Brustkorb legen, können Sie die Bewegung des rechten Serratus-anterior-Muskels spüren, wenn Sie den rechten Arm nach vorn strecken).*

Bei Menschen, die oft mit nach vorn gestreckten Armen arbeiten oder auch weitsichtig sind und z. B. das Handy weit weg von sich halten, kann man direkt unter der Brust eine Querfalte entdecken (sie liegt höher als die Querfalte auf dem Bauch bei oben nach vorn gebeugter Haltung).
Das Fatale an dieser Haltung ist, dass die Serratus-anterior-Muskeln auch Atemmuskeln sind, sodass man, wenn man länger mit vorgestreckten Armen sitzt, nicht nur Schmerzen im oberen Rücken und Nacken bekommt, sondern auch noch Atembeschwerden, weil man nicht mehr in den Brustkorb atmen kann, sondern kurzatmig nur noch in den Bauch.

**Probieren Sie es aus:** *setzen Sie sich in normalem Abstand an einen Tisch oder Schreibtisch und legen Sie den rechten Arm darauf. Die linke Hand legen Sie sich unter rechte Achsel in Höhe der Brust auf den Brustkorb. Wenn Sie die Arme ganz nach vorn gestreckt haben, werden Sie bemerken, dass Sie im Brustkorb nicht mehr richtig atmen können.*

Und die Stimmung und der Antrieb werden davon auch nicht besser. Sodass es sein kann, dass Sie sich in dieser coolen Haltung mit der Zeit eher depressiv und kraftlos fühlen.
Dumm gelaufen! Dumm gesessen!

**Fallbeispiel:** Ein Fagottspieler aus einem hochklassigen Symphonieorchester kam mit extremen Schulter- und Nackenbeschwerden zu mir (B. K.). Außerdem klagte er über Schwindel, depressive Verstimmung, Müdigkeit, Konzentrationsstörungen und – ganz fatal für ihn – über Schmerzen bei der Einatmung. Die ganze Leichtigkeit des Musizierens war ihm abhandengekommen, und er befürchtete, seinen Job, für den er viel eingesetzt hatte, aufgeben zu müssen, um, für ihn unvorstellbar, mit erst knapp dreißig Jahren Frührentner zu werden!
Ich ließ mir genau beschreiben und zeigen, wie er sein Fagott hält und wie er dabei sitzt ... sehr schnell war ersichtlich, dass er sich über die Jahre eine massive Verspannung des Serratus-

anterior-Muskels angezüchtet hatte! Alle Symptome hingen irgendwie genau damit zusammen. Zum Glück hatte er ein hervorragendes Körpergefühl und konnte sehr schnell, vor allem durch Körperbewusstseinstraining und durch eine andere Haltevorrichtung für sein Fagott, wieder munter musizieren!

▶ ***Playlist »Und was machen die Schultern und Arme beim Sitzen?«***

Ansonsten hilft natürlich: Sich entspannt aufrecht in der richtigen Entfernung an den Schreibtisch zu setzen, ohne halb daran zu liegen, die Tastatur in die richtige Entfernung zu legen oder sich gegebenenfalls eine Brille anzuschaffen.

**Fallbeispiel:** Eine junge Steuerfachangestellte kam mit extremen Schulter- und Nackenverspannungen kam zu mir in die Praxis. Der Schmerz zog ihr nicht nur in den Kopf, sondern auch in die Oberarme, besonders oben außen.
Es stellte sich heraus, dass sie noch vor ihrer Tastatur meistens einen großen Aktenordner liegen hatte und, um überhaupt tippen zu können, die Arme ständig weit vorgestreckt halten musste. Auch war die Schriftgröße auf ihrem Monitor wohl zu klein eingestellt, weshalb sie noch zusätzlich den Kopf vorschob, um besser sehen zu können. Finde den Fehler!

**Falldarstellung einer Kollegin: Mann mit rechtem Arm über dem Kopf**

Der 50-jährige Mann mit dem »Tennisarm« hat sich über quasi liegendes Arbeiten am PC (Maus extrem weit nach vorn geschoben) eine Verkürzung von Levator scapulae, Serratus anterior u. a. und vermutlich eine Überdehnung der Bizepssehne zugelegt, sodass er besonders den rechten Arm immer wieder nach oben auf den Kopf zieht und ihn dort ablegt, während er sich mit jemandem unterhält.

# 9 *Die Beschwerden durch falsches Sitzen von Kopf bis Fuß*

## Kopf und Nacken

Hauptauslöser für alle Probleme im Kopf- und Nackenbereich sind alle Sitzhaltungen, bei denen der Kopf nicht im Lot »balanciert« wird, sondern durch einzelne Muskelzüge ständig gehalten werden muss. Das ist auf unterschiedliche Art fast bei allen Sitz-Fehlhaltungen der Fall:

- Oben nach vorn gebeugte Haltung
- Sitzen mit rundem Rücken
- Unten, d.h. in den Hüftgelenken vorgebeugt sitzen
- Sitzen mit Hohlkreuz von unten, gekipptes Becken
- Sitzen mit Hohlkreuz von oben
- Schiefhaltungen beim Sitzen
- Ganz vertrackt: der aufgestützte Kopf
- Verdrehte Sitzhaltung
- Halb liegen beim Sitzen

Sobald der Kopf vorgeschoben wird oder geneigt wird (ja, auch wenn er nur ein klein wenig geneigt wird), müssen Muskeln Haltearbeit leisten. Auf die Dauer werden sie einfach vom Bindegewebe in ihrer Arbeit unterstützt bzw. abgelöst. Wir empfinden es dann nicht mehr als Arbeit, haben aber sogar im völlig entspannten Zustand, z.B. beim Liegen auf dem Sofa, immer noch das Gefühl, den Nacken nicht richtig loslassen zu können.
Je nachdem, welche Muskeln betroffen sind, kann es zu unterschiedlichen Symptomen kommen.

# Kopfschmerzen

Ob wirklich irgendjemand auf dieser Welt sagen kann, wie viele verschiedene Arten von Kopfschmerzen es gibt, wissen wir nicht. Was wir aber mit Bestimmtheit sagen können, ist, dass eine der Hauptursachen sich in der falschen Sitzhaltung findet.
Wenn organische Ursachen für Ihre Kopfschmerzen ausgeschlossen werden können und Ihnen Ihr Bauchgefühl sagt, dass sie irgendwie vielleicht mit Verspannungen zu tun haben könnten, sollten Sie mal genauer hinschauen.
Typisch wäre, dass die Schmerzen nach der Arbeit beginnen, also eigentlich erst dann, wenn Sie sich aus der »eingefleischten« Haltung herausbegeben, oder dass die Schmerzen im Laufe eines langen bewegungsarmen Schreibtischtages zunehmen.
Haben Sie häufiger das Gefühl, dass die Kopfschmerzen am Nacken hinten hochsteigen? Und sich dann möglicherweise wie ein zu enger Ring um den Kopf zuziehen? Klingt sehr nach Spannungskopfschmerz durch Fehlhaltung, häufig ist es der vorgeschobene Kopf (Schildkröte) oder auch der gesenkte Kopf (Handynacken).

**Probieren Sie es aus:** *Begeben Sie sich doch mal in Ihre bevorzugte Arbeitshaltung und lassen Sie sich von der Seite fotografieren oder sogar filmen. Ist Ihr Kopf häufig oder überwiegend geneigt oder vorgeschoben? Sind die Ohren, wenn man Sie von der Seite betrachtet, deutlich weiter vorn als Ihre Schultern? Haben Sie eine haltungsbedingte Falte im Nacken? Und das möglicherweise über einen längeren Zeitraum und fast ohne Bewegungen?*

Da es eine Gewohnheit ist und sich im wahrsten Sinne des Wortes eingefleischt hat, geht das eben leider nicht so einfach mal eben weg. Sie werden sich vermutlich immer wieder in der alten Haltung ertappen. Hier hilft es auch nicht, mit sich zu schimpfen, aber jetzt kommt die gute Nachricht: Es gibt eine Lösung. Die Verspannungen und Verkürzungen können durch Behandlung und vor

allem durch tägliche Übungen aufgelöst werden! Denn das Gewebe wächst ja glücklicherweise mit seinen Aufgaben und passt sich gerne an neue »Arbeitsbedingungen« an.
Wie zum Beispiel der Arbeitsplatz optimiert werden kann, erfahren Sie in Kapitel 3. Welche Übungen schon direkt am Schreibtisch helfen könnten, lesen Sie hier:

***Playlist »Erste Hilfe im Büro – Übungen für zwischendurch«***

Durch die Behandlung (passiv und aktiv) und das achtsame Erspüren der ergonomischeren Körperhaltung werden Sie vermutlich schnell eine Veränderung feststellen, und es wird Ihnen immer leichter fallen, so zu sitzen, dass die Nackenmuskulatur nicht die ganze Zeit Ihren Kopf halten muss.

## Nackenschmerzen

Haben Sie auch als Erstes hier nachgeschaut? Dann sind Sie in guter Gesellschaft: Nackenschmerzen sind das, was wohl die meisten Menschen heutzutage plagt. Ganz gemein können sie bei der Schildkröten-Haltung, dem »Nerdneck«, werden: Kopf vorgeschoben und oben in den Nacken gelegt Die »Schildkröte« ist vor allem bei einer oben nach vorn gebeugten Sitzhaltung, beim Sitzen mit rundem Rücken und einer in den Hüftgelenken vorgebeugten Haltung (siehe Kapitel 6) vertreten. Aber auch fast alle anderen Sitz-Fehlhaltungen führen zu Nackenverspannungen und daher häufig auch zu Nackenschmerzen, weil der Kopf nicht mehr an der richtigen Stelle balanciert werden kann, sondern von Nacken-, Hals- und Schultermuskeln gegen die Schwerkraft gehalten werden muss. Je nachdem, ob der Kopf bei überaufgerichteter Haltung viel zu gerade gehalten wird, ob er beim Schiefsitzen von oben her eher zur Seite geneigt ist (meist zur entgegengesetzten Seite wie der Körper) oder aufgestützt gehalten wird, ob er beim Verdrehtsitzen selbst schief oder verdreht ist: Es sind jeweils andere kurze oder lange, obere oder untere, rechte oder linke, hintere oder seitliche, reine Nackenmuskeln oder Schulter-Nackenmuskeln betroffen. Der Schmerz kann bis hinunter zwischen die Schulterblätter ziehen, da manche Nackenmuskeln sehr lang sind und auch die umgebenden Faszien flächig verspannen und verkürzen.

Der obere Trapezmuskel ist bei praktisch allen Menschen unseres Kulturkreises verspannt. Er gehört auch zur Angst- und Stressreaktion: Kopf in den Nacken und Schultern hoch.

**Probieren Sie es aus:** *Zwicken Sie sich mit zwei Fingern in die Haut im Schulter-Nackenbereich. Ist das Gewebe sehr fest und schmerzhaft, dann ist es verspannt, und Sie gehören vermutlich zu den »Kopf-Haltern«. Höchstwahrscheinlich nicht nur am Arbeitsplatz, sondern auch bei allen möglichen anderen Tätigkeiten. Übrigens behalten Sie ziemlich sicher auch nachts beim Schlafen genau diese Kopfstellung bei, ebenso wie Ihre ganze Sitzhaltung.*

*Um sie loszuwerden, machen Sie als Erstes die Übungen, die bei Ihrer Lieblings-Sitz-Fehlhaltung beschrieben sind, und dann erst die Übungen und Selbstbehandlungen bei den zugehörigen Kopffehlhaltungen. Richten Sie auch die äußeren Umstände (auch im Auto!) so ein, dass Sie von daher aufrecht sitzen können! (Kapitel 4).*

*Und vergessen Sie die Augen nicht! (Kapitel 6). Ohne Augengymnastik werden Sie Ihre Nackenschmerzen kaum loswerden.*

## Steifer Nacken

Ein enger Verwandter der Nackenschmerzen ist der steife Nacken. Immer mal wieder oder sogar dauerhaft haben Sie Probleme, Ihren Kopf zu drehen? Oder sogar Schmerzen dabei? Oder ist das Drehen nur zur einen Seite wirklich gut möglich? Beobachten Sie doch mal sich selbst im Laufe eines Tages: Wie oft drehen Sie tatsächlich Ihren Kopf mal nach ganz links oder rechts? Wer seinen Kopf ein Leben lang gut nach links und rechts drehen können möchte, sollte auch genau diese Bewegung sehr oft machen, denn nur das schützt vor dem Steifwerden. Sitzen Sie bei der Arbeit vielleicht auf einem Drehstuhl? Das minimiert jegliche natürliche Bewegung der kompletten Wirbelsäule, natürlich auch der Halswirbelsäule. Aber auch jede Kopffehlhaltung (Kapitel 6) macht steif und dadurch jede natürliche Drehung fast unmöglich.

Für einen steifen Nacken sind aber keinesfalls nur die Muskeln direkt am Hals verantwortlich. Manche Muskeln, die wir für diese Bewegung brauchen, reichen deutlich weiter den Rücken hinab, die Ursache für eine eingeschränkte Beweglichkeit der Halswirbelsäule kann sich also durchaus weiter unten befinden. Zwischen den Schulterblättern zum Beispiel. Um die Halswirbelsäule zu drehen, braucht es auch eine bewegliche Brustwirbelsäule.

Übrigens haben viele das Gefühl, der steife Nacken entstünde durch Zugluft oder die Klimaanlage. Das ist aber nur bedingt richtig. Genau genommen sind das nämlich nur die Auslöser für das Problem. Ein entspannter Nacken lässt sich durch Zugluft, falschen Kopfkissen, langen Zahnarzt- oder Friseurbesuchen, Kälte oder auch Stress nichts anhaben. Wer durch solche Faktoren einen steifen Nacken bekommt, hatte ganz sicher zuvor schon Verspannungen!

Manch einer erklärt gerne, dass er doch sehr sportlich sei oder jeden Tag fünf Kilometer mit dem Hund laufe. Aber bewegt man dabei wirklich den Kopf?

Ihr favorisierter Sport ist Joggen? Rudern? Radfahren? Möglicherweise sogar Rennrad? Achten Sie mal darauf, was Ihr Kopf (und Ihre Schultern) tatsächlich dabei macht! Sie ahnen sicher, worauf ich hinauswill … Drehstuhl fixieren oder abschaffen wäre schon mal ein gutes Vorhaben. Platzieren Sie Sachen, die Sie am Schreibtisch häufiger brauchen oder betrachten (Uhr/Kalender), weit nach außen, um immer wieder einen Grund zu haben, auch am Tisch den Kopf zu drehen. Wie Sie Ihren Arbeitsplatz optimie-

ren können, erfahren Sie in Kapitel 3; was Ihnen generell helfen könnte, um schlechte Sitzgewohnheiten loszuwerden, erfahren Sie in Kapitel 5.
Da Nackenverspannungen wiederum zu so vielen anderen unnötigen Problemen führen können (wie Sie in den folgenden Kapiteln erfahren werden), lohnt es sich, hier vorzubeugen!

▶ ***Playlist »Übungen für Kopf und Nacken«***

## Ohrgeräusche

Ohrgeräusche können so unterschiedlich sein wie ihre Besitzer. Keinesfalls handelt es sich immer um einen hohen Pfeifton wie häufig beschrieben. Gemeinsam haben alle Ohrgeräusche jedoch, dass sie sehr störend und nervenaufreibend sein können. Es gibt viele mögliche Ursachen für Ohrgeräusche, und Sie sollten sie zu allererst organmedizinisch abklären lassen.
Der Facharzt für HNO-Heilkunde und Gründer der Tinnitus-Clinic Dr. M. Golenhofen weist darauf hin, dass etwa ein Drittel der Tinnitus-Patienten an sensomotorischen Störungen im Bereich von Kopf und Hals leiden. Er empfiehlt ausdrücklich die Pohltherapie®.
Fragt man betroffene Patienten, was sie selbst vermuten, woher das nervige Geräusch kommen könnte, wird häufig genau diese Aussage bestätigt, meistens sogar exakt gezeigt. Denn bei sensomotorischen Störungen handelt es sich um nichts anderes als um Verspannungen. Häufig sind die Nackenmuskeln betroffen, aber auch Kiefer-, Zungen-, Hals- oder Kopfmuskeln kommen infrage.
Welche Sitzhaltungen zu solchen Verspannungen führen können, ist in einigen vorderen Kapiteln zu finden. Kurz zusammengefasst: Alle Sitzhaltungen, bei denen der Kopf nicht locker über den

Schultern balanciert, sondern gehalten wird, also zum Beispiel vorgeschoben oder häufig geneigt ist, führen langfristig zu Verspannungen, besonders dann, wenn ausgleichende Bewegungen fehlen.

Da das Ohr und das Kiefergelenk sehr eng beieinanderliegen, sind auch alle Sitzhaltungen, bei denen der Kiefer verschoben oder gepresst wird, mögliche Ursachen. (Kopf- oder Kinnaufstützen, zurückgezogener Kopf bei unausgeglichener Weitsichtigkeit …)

Ist Ihr Ohrgeräusch bewegungs-, temperatur- oder stressabhängig? Das sind ziemlich sichere Hinweise darauf, dass die Ursache Verspannungen sein könnten, die Sie sich möglicherweise über Jahre hinweg durch eine falsche Haltung und Bewegungsmangel selbst angezüchtet haben.

Manchmal helfen schon regelmäßige einfache Übungen, die Sie hier finden können:

▶ ***Playlist »Übungen für Kopf und Nacken«***

▶ ***Playlist »Kieferselbstbehandlung«***

Durch die Übungen und auch die Behandlung des verspannten Gewebes, natürlich auch durch eine Optimierung Ihres Arbeitsplatzes (Kapitel 3) und achtsameres Sitzen, sollte es Ihnen bald möglich sein, eine entspannt aufrechte Haltung einzunehmen, und es besteht eine gute Chance, dass auch Sie das lästige Problem loswerden können.

# Schwindel

Falsches Sitzen als Ursache oder Auslöser für Schwindel? Ist das möglich? Absolut ja!
Wussten Sie, dass keineswegs nur unser Gleichgewichtsorgan im Innenohr allein für die Sicherheit unserer Bewegungen im Raum zuständig ist? Ein komplexer Regulationsmechanismus in unserem Gehirn führt tatsächlich eine Vielzahl von verschiedenen Sinnesinformationen zusammen und sorgt für unsere Fähigkeit, uns sicher und schwindelfrei bewegen zu können. In jedem Gelenk und Muskel mitsamt Sehne und umgebenden Fasziengewebe wie auch in der Haut finden sich Rezeptoren, die unser Gehirn ununterbrochen mit Informationen versorgen. In Nacken- und Halsmuskeln, Augenmuskeln und Beinmuskeln gibt es davon ganz besonders viele. Das Gleichgewichtsorgan, unsere Ohren und Augen, eigentlich alle Sinnesorgane senden also die ganze Zeit Informationen zum Gehirn, und all diese Informationen werden benötigt, um eine reibungslose Koordination zu ermöglichen.
Es ergibt sich also eine Vielzahl an möglichen Ursachen für Schwindel. Der erste Weg bei anhaltendem Schwindel sollte Sie natürlich zum Arzt führen, um organische Ursachen ausschließen zu können.
Es werden verschiedene Formen von Schwindel unterschieden, und bei fast allen davon finden sich Verspannungen an bestimmten Stellen. Nach genau diesen Verspannungen suchen die meisten Ärzte leider nicht, dabei können die meisten Schwindelgeplagten meistens genau zeigen, woher ihr Schwindel kommt, und wissen auch, wie und wann er ausgelöst wird – wenn man sie denn danach fragt!
Meist sind es die kurzen Nackenmuskeln, direkt dort, wo der Kopf in den Hals übergeht. Bei manchen führt die Verspannung des Trapezmuskels auf der Schulter zu Schwindel, sehr oft auch die Kopfwendemuskeln (Sternocleidomastoideus) am Hals vorn oder

auch die äußeren Augenmuskeln. Schon ein Blick zur Seite kann dann Schwindel auslösen.
Sitzen mit gehaltenem, geneigtem (siehe Kapitel 6) oder vorgeschobenem Kopf (Schildkröte) führt genau zu diesen Verspannungen, auch hochgezogene Schultern (siehe Kapitel 8) sorgen für nachhaltige Verspannungen und somit möglicherweise auch zu Schwindel.
Zum Glück können einzelne fehlende Sinnesinformationen ganz gut kompensiert werden. So kann man sich auch blind oder taub noch sehr gut koordinieren. Fallen aber mehrere Sinne weg oder kommt es durch Verspannungen im Bindegewebe zu Fehlinformationen an das Gehirn, dann kann das erheblichen Schwindel zur Folge haben. Manche berichten von einem Benommenheitsschwindel, andere eher von Dreh- oder Schwankschwindel. All dies sind haltungsabhängige Schwindelformen.
Übrigens: Besonders bei Schwindel bitte keine Dehnungen (Kapitel 5) machen! Auch wenn derartige Empfehlungen nach wie vor gegeben werden und sich im Internet jede Menge solcher Übungen finden: Die Wissenschaft ist da schon deutlich weiter. Verspanntes Bindegewebe will nicht gedehnt werden, sondern braucht Bewegung und Entspannung! Auch Kräftigung (Kapitel 5) ist meist kontraproduktiv. Warum auch sollte verspanntes Gewebe gekräftigt werden?

**Playlist »Übungen bei Kopffehlhaltungen«**

## Schwindel durch falsche Atmung?

Tatsächlich kann auch falsches Atmen zu Schwindel führen. Zu einer falschen Atmung kommt es zum Beispiel, wenn der Bauch beim Sitzen die ganze Zeit angespannt oder so eingeklemmt ist, dass keine Bauchatmung möglich ist (Kapitel 6). Es kann dann zum sogenannten Hyperventilationsschwindel kommen. Die oben nach vorn gebeugte Haltung ist häufig in Verbindung mit Angst

und zu schneller Atmung zu finden und oft mit dem Gefühl des »Schwarzwerdens vor den Augen« oder Ohnmacht verbunden. Durch den festen Bauch kommt es aber auch zur Hochatmung, die dann wiederum zu Nackenverspannungen und somit auch zu Schwindel führen kann. (Bei Hochatmung müssen die sogenannten Atemhilfsmuskeln den ganzen Brustkorb bei jedem Atemzug hochziehen, was sonst eigentlich nur bei körperlicher Anstrengung zusätzlich geschehen sollte.) Entspannte Atmung findet hauptsächlich im Bauch und im unteren Brustkorb statt.
Sich so hinzusetzen, dass eine entspannte Bauch- und Brustatmung möglich ist, hilft also nicht nur bei der Sauerstoffversorgung des Gehirns, sondern auch gegen Nackenverspannungen, Tinnitus, Schwindel usw.

## Schwarze Gedanken

Wir nennen es mal »schwarze Gedanken«. Gemeint ist damit eigentlich ein großes Feld unterschiedlichster Störungen. Jeder, der damit schon einmal zu tun hatte, weiß vermutlich, was gemeint ist: Negatives Denken und Fühlen, unproduktives Grübeln, Kopfkarussell, depressive Stimmungstiefs, Grau-in-Grau-Denken …
Viele von uns machen im Laufe des Lebens irgendwann (meist glücklicherweise nur für kurze Zeit) Bekanntschaft damit; nicht selten kommen dann noch Schlaflosigkeit, Antriebslosigkeit, ständige Müdigkeit und mehr dazu.
Aber hätten Sie gedacht, dass man diese Störungen durch eine Fehlhaltung auslösen kann?
Sie sitzen mit vorgeschobenem Kopf? Ständig hochgezogenen Schultern? Krummem oberem Rücken? Eingezogenem Bauch? Oder sitzen Sie in den Hüftgelenken nach vorn gelehnt? Tatsächlich kann jede Sitzhaltung, bei der unser Kopf nicht im Lot steht, also von Muskeln gehalten werden muss, zu Verspannungen im Nackenbereich führen, aber auch die ständig hochgezogenen

Schultern (Ihnen ist ständig kalt? Oder Ihr Tisch ist zu hoch?) könnten beteiligt sein.

Inzwischen sollten Sie gelernt haben, was die Hauptaufgabe der Arme ist, nicht wahr? Richtig! Einfach nur zu hängen! Wir müssen sie glücklicherweise gar nicht mit den Schultern hochziehen. Haben Sie ein Bild von jemandem im Kopf, der so richtig depressiv sitzt? Bestimmt, oder? Der krumme Rücken, der hängende Kopf? Die eingerollten, hochgezogenen Schultern? All das haben wir in Kapitel 6 ausführlich beschrieben.

Sich klarzumachen, dass auch ein kerngesunder Mensch durch so eine Sitzhaltung trübe Gedanken entwickeln kann, hilft schon weiter! Probieren Sie es selbst aus! Wer so richtig depressive Gedanken haben will, muss sich auf jeden Fall »depressiv« hinsetzen! Entspannt aufrecht klappt es einfach nicht mehr ...

Ursache für schwarze Gedanken könnten also wirklich Nackenverspannungen sein. Meistens ist allerdings die ganze vordere Körperseite verkürzt, weshalb das natürliche Sitzen gar nicht möglich scheint. Durch die Verkürzung sitzt man dann bucklig, weshalb der Kopf gehalten werden muss, statt entspannt über den Schultern balanciert zu werden. Die Folge sind dann wiederum die Verspannungen im Nacken. Vermutlich kommt es durch sie zu einer Einengung der Blutgefäße (vor allem der Arteria vertebralis), die für die Sauerstoffversorgung des Gehirns zuständig sind. Ein unguter Kreislauf beginnt: Die schwarzen Gedanken machen es einem schwer, den Weg aus der Inaktivität zu finden, es fehlt oft einfach der Antrieb. Durch den Bewegungsmangel verschlimmert sich wiederum die Verspannung. Wer jetzt auch noch einen reinen Schreibtischjob hat, der hat es wirklich nicht leicht. Eine wahre Herausforderung, die wir aber gemeinsam meistern können!

Die gute Nachricht ist, dass bei vielen schon allein eine andere Sitzhaltung zu einer Verbesserung führen kann, selbst wenn der Arbeitsplatz noch nicht komplett optimiert ist.

Wie man tatsächlich entspannt und natürlich sitzen kann, erfahren Sie in Kapitel 4.

In Kombination mit zusätzlichen Übungen oder sogar Behand-

lung der verspannten Strukturen kann es Ihnen auch hier schon viel besser gehen. Tatsächlich können schon alleine das Aufrichten der Brustwirbelsäule und das Loslassen des Bauches dazu führen, dass man sich besser fühlt und positiver gestimmt wird. Unsere Übungen helfen Ihnen dabei.
Wirklich einfache Übungen finden Sie hier:

▶ ***Playlist »Übungen für Kopf und Nacken«***

Als letztes Video finden Sie in dieser Playlist einen Schnelldurchlauf der insgesamt zehn Übungen aus dem Cat Stretch. Wir empfehlen, unbedingt erst mal mit jeder Übung einzeln zu starten, evor Sie sich an den Schnelldurchlauf »wagen«.

▶ ***Playlist »Cat Stretch nach Thomas Hanna«***

Und? Wie geht es Ihnen jetzt? Spüren Sie einen Unterschied? Fällt das Atmen in den Bauch schon leichter? Können Sie möglicherweise besser entspannt sitzen? Fällt Ihnen vielleicht schon auf, dass Sie vorher ständig Ihren Bauch eingezogen oder angespannt hatten? Und das Wichtigste: Wie sehen Ihre Gedanken jetzt aus? Schon etwas heller? Wie fühlen Sie sich?

## »Zahnschmerzen« ohne Befund

Das gibt es tatsächlich gar nicht so selten: Zahnschmerzen ganz ohne Befund. Und nein, der Zahnarzt hat nichts übersehen, aber so ein Zahn oder auch das Zahnfleisch kann eben auch aus anderen Gründen Alarm machen, dafür muss der Zahn selbst nicht unbedingt im üblichen Sinne kaputt sein. Druck auf die Zähne durch Kopf-in-die-Hand-Stützen beim Sitzen (siehe Kapitel 6) kann tatsächlich zu anhaltenden Zahnschmerzen führen. Es schmerzt dabei eigentlich das Zahnfleisch, in das die Zähne mit ihren Wurzeln gepresst werden, es fühlt sich aber an wie Zahnschmerzen. Manchmal splittern durch das Pressen sogar an gesunden Zähnen Teile ab. Auch die Kieferknochen können leiden. Schon niedrigschwellige Reize können dann starke Schmerzen auslösen, die sich oft von echten Zahnschmerzen kaum unterscheiden lassen. Findet der Zahnarzt keinerlei Ursachen dafür, ist es wahrscheinlich, dass der Auslöser Verspannungen sind und die Ursache möglicherweise irgendeine Angewohnheit beim Sitzen. Besonderes Augenmerk gilt hier sicher der Angewohnheit, das Kinn aufzustützen. Im entspannten Zustand berühren sich die Zahnflächen von Ober- und Unterkiefer normalerweise gar nicht, auch nicht beim Sprechen. Lediglich beim Kauen haben sie Kontakt zueinander. Berühren sich dauerhaft die oberen und unteren Zähne, ist das ein Anzeichen für Verspannungen der Kiefermuskeln, die man sich beim Sitzen hauptsächlich auf zwei Arten zuzieht:

- Man hat den Kopf stark gesenkt und drückt dadurch den Oberkiefer, die obere Zahnreihe auf die untere. Kommt noch Stress dazu, fängt man meist an, den Kopf noch mehr nach unten zu pressen.
- Durch die dumme Angewohnheit, beim Sitzen den Kopf mit der Hand abzustützen, und zwar am Unterkiefer, weshalb es dann zu starkem Druck auf die Zahnreihen kommt. Häufig wird dabei der Kopf auf eine oder beide Hände oder Fäuste gestützt. Bei Menschen mit Bildschirmarbeit ist meist die linke

Seite betroffen, da die rechte Hand eher für Touchpad, Maus oder Tastatur gebraucht wird. Manche stützen den Kopf aber auch auf beide Hände oder Fäuste ab, während sie das Geschehen auf dem Bildschirm verfolgen.

**Fallbeispiel:** Ein ITler Ende zwanzig kam mit Zahnschmerzen ohne Befund. Und zwar schmerzten bei ihm auf der linken Seite alle Backenzähne oben und unten. Außerdem schmerzte ihn das linke Handgelenk. Er hatte eine Kopfschiefhaltung nach links und war insgesamt schief, d. h. auch mit dem Oberkörper nach links geneigt, was man im Röntgenbild deutlich sehen konnte. Man sah die Linksneigung auch beim Gehen. Er konnte auch seinen linken Arm nicht mehr ganz strecken (Fehlhaltung: ständig gebeugter Ellbogen). Des Rätsels Lösung: Er hatte den Kopf nicht nur auf die linke Hand gestützt, sondern presste bei Stress den Kopf nach unten in die linke Hand. Je stärker der Stress, je kniffliger die Aufgabe, desto stärker die Anspannung der linken Seite insgesamt und desto stärker der Druck nach unten. Auch seine Pullover hatten davon am linken Ärmel immer dünne Stellen, die schließlich zu Löchern wurden. Als er darauf achtete, entdeckte er, dass er nachts genauso seine Zähne zusammenpresste wie tags: Er lag hauptsächlich auf der linken Seite und presste mit Macht den Kopf in die linke Hand.

Um seine gesamte »eingefleischte« Gewohnheit wegzubringen, musste ich (H. P.) nicht nur die linken Kiefermuskeln behandeln, sondern auch die Muskeln, die den linken Oberarm nach vorn bringen, die linken Handgelenksstrecker, die Muskeln auf der linken Halsseite (Scaleni und Sternocleidomastoideus) und die schrägen Bauchmuskeln auf der linken Seite. Er bekam von mir nicht nur Selbst-Pandiculations für die Kiefermuskulatur, sondern auch Übungen, um die Muskeln auf der ganzen linken Seite zu lockern und wieder ansteuerbar zu machen. Dann konnte er allmählich darangehen, die schädliche Angewohnheit auch mental anzugehen und insgesamt entspannter zu arbeiten. Nach einem halben Jahr hatte er es geschafft. Auch der Zahnarzt war erleichtert.

Wenn Sie Zahnschmerzen ohne Befund haben, beobachten Sie doch mal sich selbst. Einfache Übungen zum Entspannen der Kiefer- und Zungenmuskulatur können schon helfen. Sie finden sie hier:

▶ *Playlist »Kieferselbstbehandlung«*

Sollten Sie damit noch keine Symptomfreiheit erreichen können, sollten Sie sich an einen Pohltherapeuten/eine Pohltherapeutin wenden, der/die gezielt das Bindegewebe auf den Kiefermuskeln und Ihre Körperfehlhaltung behandeln kann.

## Kieferverspannungen

Unfassbar, aber nicht von der Hand zu weisen: Die Kiefermuskulatur kann tatsächlich durch schädliche Angewohnheiten beim Sitzen verspannen (Kapitel 6). Sehr häufig findet sich als Auslöser das aufgestützte Kinn, dabei kann es sogar zu dauerhaften und sichtbaren Verschiebungen des Unterkiefers kommen und als Folge daraus zu CMD (Craniomandibuläre Dysfunktion), einer meist schmerzhaften Veränderung des Kiefergelenkes. Selten wird das dann mit dem in Verbindung gebracht, was eigentlich dazu geführt hat, nämlich die Fehlbelastung beim Sitzen.
Auch durch extreme (Kopf-)Fehlhaltungen im Sitzen kann die Kiefermuskulatur verspannen, wie der extrem stark gesenkte Kopf, um beispielsweise ins Handy oder auf ein Tablet zu schauen. In Kapitel 3 erfahren Sie, wovon es abhängt, ob man auf Dauer gut sitzen kann.

**Probieren Sie es aus:** *Können Sie in Ihrer bevorzugten Haltung ohne Probleme, sagen wir mal, von einem Apfel abbeißen, kauen und schlucken, ohne die Haltung zu verändern? Dann sitzen Sie vermutlich schon recht gut. Falls*

*Sie sich jedoch erst aufsetzen müssen oder den Kopf heben müssen oder was auch immer, scheint die Haltung zumindest für die Kiefermuskulatur suboptimal zu sein.*

Beim vorgestreckten Kopf, bei der Schildkrötenhaltung, die meist mit einer oben nach vorn gebeugten Haltung oder einem runden Rücken verbunden ist, kommt es zu einer Unterkiefer-Retrusion, das heißt: der Unterkiefer ist zurückgezogen, die Verzahnung, das Ineinandergreifen von oberer und unterer Zahnreihe beim Zubeißen, funktioniert nicht mehr.

**Probieren Sie es aus:** *Machen Sie im Sitzen einen runden Rücken und schauen Sie vor sich wie auf einen Bildschirm. Spüren Sie, wie Ihr Unterkiefer dadurch nach hinten rutscht und sich Ober- und Unterkiefer weiter voneinander entfernen. Vielleicht öffnet sich sogar Ihr Mund.*

Kommt es hier zu bleibenden Verspannungen, kann das zu einer Schlafapnoe führen, einem gefährlichen Schnarchen mit Atemaussetzern in der Nacht. Zahnärzte und Kieferorthopäden behandeln das in der Regel mit sogenannten Protrusionsschienen, die die oberen und unteren Zähne nachts in der richtigen Position zueinander fixieren und Kiefer und Mund geschlossen halten – allerdings stärker geschlossen als üblich.
Da das Problem unserer Erfahrung nach jedoch gar kein Zahn- oder Kieferproblem ist, sondern eine Folge der falschen Sitzhaltung tagsüber, behandeln wir in der Pohltherapie® die ganze Körper- und Kopffehlhaltung (oben oder unten vorgebeugte Haltung und Schildkrötenhaltung des Kopfs), sodass die Schienen nachts unnötig werden und die Betroffenen auch tagsüber wieder besser Luft bekommen. Außerdem verlieren sie so ihre Schmerzen am Kiefergelenk, im Nacken und im oberen Rücken. Die Zähne kommen dadurch auch wieder in die richtige Stellung zueinander.

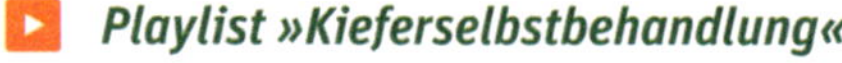

*Playlist »Kieferselbstbehandlung«*

Bei langjährigen Problemen empfiehlt es sich unbedingt, zunächst eine/n Pohlherapeut*in aufzusuchen, um sich das Bindegewebe und auch die ganze Fehlhaltung behandeln zu lassen.

## Hals vorn

Bei jeder Sitzhaltung, bei der die Muskulatur am Hals vorn permanent den Kopf halten muss (z. B. stark zurückgelehnter Rücken) oder aber auch stark verkürzt, weil dauernd »angenähert« ist (Kinn weit Richtung Brust), kann es zu unangenehmen Symptomen kommen. Welche das sein können, lesen Sie in den nun folgenden Absätzen.

Ist die Beschwerde mehr links oder rechts, deutet das auf eine asymmetrische Haltung hin, bei der der Kopf während der Anspannung auch noch gedreht ist. Zum Beispiel, wenn Sie an zwei Monitoren arbeiten, aber die meiste Zeit den Kopf nur dem einen zuwenden, oder als Zahnarzt/Zahnärztin oder Kosmetiker/Kosmetikerin, der/die eigentlich immer von der gleichen Seite behandelt, oder bei einem Job am Schreibtisch mit Kundenverkehr, wenn der Monitor nicht zwischen Ihnen und Ihrer Kundschaft stehen soll (also gerade vor Ihnen), sondern etwas seitlich steht und Sie deshalb ständig den Kopf gedreht halten müssen. Betonung liegt auf *halten,* ständiges Drehen wäre ja kein Problem, im Gegenteil: Bewegung sorgt für Entspannung! Wie Sie Ihren Arbeitsplatz besser einrichten, erfahren Sie in Kapitel 3. Was auf Dauer leider eher nicht hilft (und leider dennoch häufig empfohlen wird), finden Sie in Kapitel 5. Übrigens können diese Übungen mit ganz gezielten Bewegungen bei allen hier aufgezeigten Beschwerden schon zu einer deutlichen Linderung beitragen, da sie alle einen sehr ähnlichen Auslöser haben.

▶ ***Übung für einen entspannten Hals – Selbstpandiculation des Kehlkopfes***

Als letztes Video finden Sie in dieser Playlist einen Schnelldurchlauf der insgesamt zehn Übungen aus dem Cat Stretch. Wir empfehlen, unbedingt erst mal mit jeder Übung einzeln zu starten, bevor Sie sich an den Schnelldurchlauf »wagen«.

## Schluckbeschwerden

Schluckbeschwerden durch eine Fehlhaltung beim Sitzen? Ja, das geht wirklich!
Wenn der Winkel zwischen Unterkiefer und Hals die meiste Zeit (bei locker geschlossenem Mund) deutlich kleiner als 90 Grad ist, kann das zu Schluckbeschwerden führen. Also zum Beispiel, wenn man beim Sitzen halb liegt oder den Kopf ständig stark geneigt hält. Aber auch, wenn man auf der Couch oder im Bett nur den Kopf mitsamt Hals anlehnt und so den vorderen Halsbereich stark einengt.

**Fallbeispiele:**
1. Ein älterer Herr, der bevorzugt in seinem feinen Relaxsessel las, aber auch Fernsehen schaute, hatte starke Schluckbeschwerden und einen gefühlten Kloß im Hals. Es stellte sich heraus, dass er die Kopfstütze nicht nutzte. Er hielt also sowohl beim Lesen als auch beim Fernsehen die ganze Zeit den Kopf hoch ... mit der vorderen Halsmuskulatur. Ein kleines zusätzliches Kissen unter dem Kopf hätte das Problem vermutlich verhindern können. Durch Behandlung und das Erlernen achtsamer Wahrnehmung, wann er denn eigentlich die Halsmuskeln anspannte und wie er sie bewusst loslassen konnte, war ihm schnell geholfen.
2. Ein junger Mathematikstudent hatte extreme Schluckbeschwerden, weshalb ihm tatsächlich schon die Mandeln entfernt worden waren. Das hatte leider nicht zum Erfolg geführt. Es stellte sich heraus, dass er beim Sitzen am Tisch seinen Kopf häufig stark geneigt hielt, weil er zum Beispiel sein Tablet oder auch das Handy meistens sehr weit unten hielt, quasi unter dem

Tisch … So hatte er sich massive Verspannungen im vorderen Halsbereich »angezüchtet«. Aufgrund seiner dadurch entstandenen Schluckbeschwerden begann er fast ausschließlich auf dem Bett liegend mit angelehntem Kopf (quasi rechtwinklig abgeknickt, Kinn auf der Brust) und dem Laptop auf dem Bauch zu arbeiten und zu lernen. Leider verstärkte genau das sein Problem auch noch. Auch ihm konnte recht schnell mit der Pohltherapie® geholfen werden.

Wie oben schon beschrieben, kann es durch eine unnatürliche Kopf- und Sitzhaltung zu Schluckbeschwerden kommen. Umgekehrt können auch Beschwerden am Hals vorn einen dazu bringen, eine Schonhaltung einzunehmen.
Auch ein ständig nach rechts oder links gedrehter oder geneigter Kopf kann zu Schluckbeschwerden führen. Dann fühlt es sich so an, als ob das Problem eher seitlich sitzt.

**Probieren Sie es aus:** *Legen Sie sich eine Hand sanft vorn auf den Hals und testen Sie, wann die Muskeln dort anspannen und wann sie locker lassen können. Wie schaut es in Ihrer bevorzugten Sitzhaltung aus? Und abends auf der Couch oder im Relaxsessel? Ist der Hals auch beim Fernsehgucken noch entspannt? Oder halten Sie möglicherweise über Stunden den Kopf genau mit diesen Muskeln fest?*

Glücklicherweise hilft oft schon eine Bindegewebsbehandlung von außen – auch wenn es sich anfühlt, als kämen die Beschwerden von tief innen.
Und nicht zu vergessen: Ursachenforschung! Was machen Sie genau, um diese Spannung zu erzeugen? Es ist vermutlich etwas, was sich für Sie selbst sehr bequem und gemütlich anfühlt, weshalb Sie es auch viele Stunden am Tag machen.
Noch mehr Übungen für verspannte Halsmuskeln finden Sie hier:

***Playlist »Kieferselbstbehandlung«***

*Übung für einen entspannten Hals – Selbstpandiculation des Kehlkopfes*

*Playlist »Übungen für Kopf und Nacken«*

*Playlist »Übungen für Gesicht und Hals«*

## Räuspern

Verspannungen im Bereich der Speiseröhre und auch der Luftröhre können tatsächlich die Funktion dieser beiden wichtigen Röhren behindern. Häufig erleben wir Patienten, die sich ständig räuspern müssen, geradezu schon ein Tic, unproduktiv und leider nicht nur für den Betroffenen selbst sehr nervig. Unproduktiv meint, dass eben kein Schleim hochgeräuspert wird. Das Räuspern entsteht eher, weil es sich im Hals ständig so anfühlt, als wäre da etwas, das hochgeräuspert werden müsste. Wir vermuten, dass die verspannten Strukturen dieses Gefühl auslösen, und fühlen uns in dieser Annahme auch bestätigt, denn durch eine entsprechende Behandlung und auch durch das achtsame Vermeiden von Sitzhaltungen (Kapitel 6), bei denen es zu Verspannungen oder Einengungen des Halses vorn kommt oder auch zu einer Behinderung der natürlichen Bauchatmung (siehe auch Kapitel 6), kommt es meistens schnell zu einer deutlichen Besserung.

## Reizhusten

Ähnlich wie beim Räuspern kommt es zu sehr störenden Missempfindungen im Bereich des Halses, manchmal auch hinter dem Brustbein, meistens tief in der Luftröhre empfunden, die den Betroffenen ständig zum Husten bringen. Auch dieser Reizhusten kann durch Verspannungen am Hals vorn außen ausgelöst werden. Natürlich sollten Sie die Ursache wie immer zuerst bei Ihrem Hausarzt oder HNO-Arzt abklären lassen. Findet sich jedoch keine Ursache dafür, liegt der Gedanke nahe, dass es sich um eine Verspannung handelt. Tatsächlich könnte ein zu tiefer oder zu hoher Monitor, eine nicht optimale Brille (Kapitel 3), ein ungünstiger Arbeitsplatz (Kapitel 3) oder einfach nur eine schädliche Angewohnheit, zum Beispiel beim konzentrierten Arbeiten am PC und besonders bei Stress ständig die Halsmuskulatur anzuspannen, das nervige Symptom Reizhusten am Laufen halten. Sich überhaupt erst mal dieser Muskeln bewusst zu werden und zu spüren, wann sie sich anspannen, und zu lernen, sie auch wieder zu entspannen, hilft da enorm weiter.
Fühlen Sie nach, wo genau der Reiz sitzt, greifen Sie beherzt in das Bindegewebe genau über dieser Stelle und ziehen es sanft von sich weg. Atmen Sie dabei entspannt in den Bauch ein und aus, vielleicht hilft das schon ein wenig.

## »Kloß im Hals«

Das Gefühl von einem Kloß im Hals (Globusgefühl) treibt die meisten Menschen zum Arzt, weil es wirklich sehr unangenehm, störend und auch bedrückend werden kann. Kann der Hausarzt nichts finden, geht es weiter zum HNO-Arzt, zum Neurologen und weiter zum Orthopäden: Vielleicht ist es ja ein Bandscheibenvorfall in der Halswirbelsäule? Oder die Schilddrüse? Möglicherweise eine Vergrößerung? Oder vielleicht eine Allergie? So kann es passieren, dass man eine ganze Reihe von Untersuchungen hinter sich bringt, ohne dass irgendetwas gefunden wird. Aber

Sie spüren den Kloß ja! Besonders, wenn Sie Stress haben oder beim Autofahren. Also zum Psychotherapeuten oder Psychiater? Alles psychosomatisch?

Aha! Es ist die Angst, die da sitzt … oder die nicht geweinten Tränen … oder etwa doch nicht?

Wenn so gar nichts gefunden wird, der Kloß aber einfach nicht verschwindet, kann man tatsächlich irgendwann ein Fall für den Psychotherapeuten werden. (Kann übrigens nie etwas schaden, bringt uns aber hier nicht wirklich weiter.)

Schon manch einem wurden sogar die Rachenmandeln entfernt mit der Hoffnung, dass der Spuk dann vorbei ist, natürlich auch vergeblich, wenn die tatsächliche Ursache eine Verspannung ist! Und zwar gar nicht so tief im Hals innen drin, wie es sich anfühlt, sondern eine Verspannung von außen! Und die sieht man nicht beim Reingucken in den Hals und auch nicht beim Röntgen oder im Blut.

So eine Verspannung kann entstehen, wenn verschiedene Faktoren zusammenkommen. Ein Hauptfaktor scheint die Kopfhaltung beim Sitzen zu sein. Sie tritt bei allen Sitzhaltungen auf, bei denen der Kopf übermäßig weit nach unten geneigt (Handy) oder angespannt ist, weil der Kopf gehalten werden muss (Rücken weit nach hinten gelehnt, aber keine Kopfstütze) oder man den Kehlkopf ständig hochgezogen hält. Das ganze Bindegewebe am Hals vorn kann so fest werden, dass man es fast nicht glauben kann, wenn beim Arzt nichts gefunden wird. Der Kloß scheint real. Da Bindegewebe auch auf Kälte und Stresshormone reagiert, beobachtet manch einer, dass es besonders schlimm ist, wenn man Stress oder Angst hat, im Urlaub jedoch oder beim entspannten Sport, auch durch warme Getränke oder in der Sauna wiederum etwas besser.

Durch Behandlung des Bindegewebes vorn am Hals außen, verschiedene Übungen

▶ ***Übung für einen entspannten Hals – Selbstpandiculation des Kehlkopfes***

und vor allem durch eine andere Haltung des Kopfes können Sie schnell viel Verbesserung erreichen und den Kloß bald ganz verschwinden lassen. Übrigens spielt auch die Atmung eine nicht ganz unerhebliche Rolle. Wer häufig oben nach vorn gebeugt sitzt, verhindert eine entspannte Atmung!
Dieses Problem haben wir übrigens überdurchschnittlich oft bei jungen Leuten festgestellt, die vorwiegend am Laptop oder gar Tablet arbeiten und oft gar nicht am Tisch sitzen, sondern mit abgeknicktem Genick, Kinn fast auf der Brust, im Bett oder auf dem Sofa arbeiten.

## Schultern und Arme

Eigentlich unfassbar, was man so alles mit seinem Kopf, Schultern oder Armen machen kann, ohne Probleme zu bekommen! Für uns manchmal noch unglaublicher, was man sich so alles angewöhnen kann oder nicht mehr macht, sodass man richtig dicke Probleme bekommt.

### Schmerzen oben auf der Schulter

Das am häufigsten zu findende Symptom ist sicher der Schmerz auf der Schulter oben. Wer beim Sitzen den Oberkörper oben vorbeugt, den Kopf häufig vorschiebt oder nach vorn neigt, die Schultern nicht hängen lässt, sondern ständig hochzieht, oder wer so eingesunken sitzt, dass keine Bauchatmung mehr möglich ist, der wird sich über kurz oder lang vor allem den Trapezmuskel so verspannen, dass er ihn irgendwann gar nicht mehr ganz loslassen kann. Schon die Haut über dem Muskel kann dann so empfindlich sein, dass Gurte von Taschen oder auch bei Frauen die Träger vom BH Schmerzen verursachen. Manchmal bilden sich richtig tastbare Knubbel.
Frieren, Angst oder Stress sorgen häufig auch für hochgezogene

und angespannte Schultern, aber auch ein zu hoher Schreibtisch als äußerer Umstand (Kapitel 3) kann das verursachen. Übrigens spielt auch die Atmung hier eine große Rolle. Ist nämlich der Bauch »eingeklemmt« oder verspannt, kann keine entspannte Bauchatmung mehr stattfinden, weshalb dann bei jedem Atemzug der Brustkorb nach oben gezogen werden muss. Und genau das kann auch zu angespannten Schultern führen. Also: Entspannt aufrechtes Sitzen (Kapitel 4) ermöglicht die Bauchatmung und entlastet somit gleichzeitig die Schulter-Nacken-Muskulatur.

Leider hilft es nicht viel, sich immer wieder zu ermahnen, die Schultern einfach hängen zu lassen. Sie wandern meist wie von Zauberhand wieder hoch. Erst Übungen mit viel Bewegung und möglicherweise auch eine Behandlung von Muskeln, Faszien und Bindegewebe schafft Linderung und das Bewusstsein für den entspannten Zustand der Schultern (Kapitel 5).

Vielen hilft es auch, die Schultern erst mal kurz extra hochzuziehen, um sie dann ganz langsam und achtsam wieder runterkommen zu lassen. Dieses eigentlich paradoxe Vorgehen hilft dem Gehirn, die Strukturen wieder richtig anzusteuern und somit auch besser loslassen zu können. Denn ständig angespannte Muskeln werden quasi vom bewussten Gehirn, vom sensomotorischen Cortex abgekoppelt und sind manchmal schwer oder auch gar nicht mehr ansteuerbar (»Sensomotorische Amnesie«).

Probieren Sie doch einfach mal ein paar einfache sensomotorische Übungen, die sich genau auf Ihr Spannungsmuster beziehen, aus!

***Playlist: »Übungen für Schultern, Arme und Hände«***

## Schmerzen zwischen den Schulterblättern

Sie ertappen sich häufiger mit krummem Rücken? Und haben gelernt, »anständig« gerade zu sitzen? Dann kennen Sie möglicherweise dieses Problem.

Der Irrglaube, seinen Oberkörper über zurückgezogene Schultern oder zusammengezogene Schulterblätter aufrichten zu können, führt meistens zu diesem unangenehmen Symptom. Mehr über zurückgezogene Schultern finden Sie in Kapitel 8. Es schmerzt zwischen Wirbelsäule und Schulterblatt, manchmal so sehr, dass man sein Herz oder auch die Lunge als Übeltäter vermutet. Oder zumindest die Wirbelsäule mit ihren Bandscheiben.

Glücklicherweise sind es in den allermeisten Fällen tatsächlich Verspannungen der Muskeln zwischen Wirbelsäule und Schulterblättern, manchmal auch der Strukturen zwischen Brustkorb und Schulterblättern, also quasi unter den Schulterblättern. Mit Faszienrolle oder Triggerball ist die Stelle nur zu erreichen, wenn die Arme vor dem Körper weit gekreuzt oder über den Kopf gehoben werden.

Kreisen Sie doch mal Ihre Schultern, so gut es geht: Knirscht und kracht und hakelt es? Eindeutiges Zeichen, dass es hier verspanntes Gewebe gibt und Sie gerne mehr Bewegung in Ihr Leben holen dürfen. Das bewahrt Sie vor einem schmerzhaften Schulter-Arm-Syndrom.

Was Sie tun können, um auch ohne zurückgezogene Schultern aufrecht zu sitzen, erfahren Sie in Kapitel 5, und was Sie jetzt direkt schon mal für Ihre Schultern und auch für Ihre Brustwirbelsäule tun können, sehen Sie hier:

▶ ***Playlist »Übungen für Schultern, Arme und Hände«***

## Schmerzen am Oberarm außen

Diese Schmerzen empfindet man meistens oben am Oberarm außen. Der Schmerz kann beide Schultern betreffen oder auch nur auf einer Seite auftreten. Ursache ist meistens die Angewohnheit des Armhaltens bzw. Abspreizens (siehe Kapitel 8). Statt den Arm einfach entspannt an der Seite hängen zu lassen, wird er abgespreizt gehalten, und das manchmal über mehrere Stunden hinweg. Betroffen ist fast immer der »Mausarm«, der ja meistens auch der generell aktivere Arm ist. Beobachten Sie sich selbst: Auch der locker aufgelegte Arm wird manchmal unbewusst die ganze Zeit angespannt. Der Schmerz kann so schlimm werden, dass das Heben des Armes kaum noch möglich ist. Gefühlt kommt der Schmerz häufig aus dem Schultergelenk, manchmal schmerzt es auch dort, wo der Deltoideus unten festmacht (etwa Mitte Oberarm außen), tatsächlich sind es aber zum Glück oft nur das Bindegewebe und die Muskulatur außen am Arm, und das kann sehr gut behandelt werden. Ohne Behandlung, ohne Übungen und ohne eine achtsamere Wahrnehmung dessen, was man da so tut, kann sich das Ganze zu einem sehr schmerzhaften (ja, es geht noch schmerzhafter!) Schulter-Arm-Syndrom und später bis hin zur Arthrose auswachsen. Also: Wehret den Anfängen!
Ganz entscheidend ist wieder einmal Ihr Arbeitsplatz! Ist der Tisch zu hoch, der Stuhl zu niedrig oder zu weit weg vom Tisch, werden Sie immer wieder in das alte Muster fallen! Lesen Sie dazu noch mal in Kapitel 3, wovon es abhängt, ob man auf Dauer gut sitzen kann, und auch in Kapitel 5, was Ihnen generell helfen könnte.

**»Behandlung obere Schulterschmerzen«**

**Playlist »Schultern selbst behandeln«**

## Eingeschlafene oder taube Hände

Einschlafende oder taube Finger und Hände oder auch schmerzende Handgelenke sind gar nicht so selten. Auch hier ist die tatsächliche Ursache fast immer eine Verspannung, die man über viele Stunden des Tages selbst erzeugt: beim Sitzen.

Jeder, der dieses Problem hat und beginnt, nach möglichen Ursachen zu forschen, wird mit einer ganzen Fülle von Informationen versorgt. Von Bandscheibenvorfällen in der Halswirbelsäule über hormonelle Störungen in den Wechseljahren, seltenen Autoimmunerkrankungen, Diabetes, Polyneuropathien bis hin zum häufig diagnostizierten Karpaltunnelsyndrom finden sich viele Erklärungen.

Ist es das aber alles nicht, und selbst wenn eine dieser Diagnosen auf Ihrem Befund steht, lohnt es sich dennoch, genauer hinzuschauen! Dieses Symptom findet sich nämlich auch bei Verspannungen durch Fehlhaltungen (Kapitel 8). Und die lassen sich glücklicherweise ganz ohne Operation oder Medikamente beseitigen.

Die Nerven, die die Hände und Finger versorgen, entspringen direkt aus der Halswirbelsäule, schieben sich dann unter dem Schlüsselbein und unter dem kleinen Brustmuskel durch und ziehen bis in die Fingerspitzen. Es handelt sich um drei große Nerven, und je nachdem, welcher Nerv an welcher Engstelle geärgert wird, kommt es zu unterschiedlichen Symptomen. Mal ist vor allem der Daumen betroffen, mal eher die Kleinfingerseite, manchmal auch die ganze Hand.

Anhand Ihrer Schilderung und Ihres Empfindens kann häufig die Ursache schnell gefunden werden. Wenn die ganze Hand einschläft oder taub wird, sind meist alle drei Nerven betroffen, und zwar an einer Stelle, wo sie noch alle drei gemeinsam laufen: direkt über oder unter dem jeweiligen Schlüsselbein bzw. im Bereich des kleinen Brustmuskels, der bei vielen durch eine ungünstige Sitz- oder Arbeitshaltung verkürzt und verspannt ist. Vor allem die oben vorgebeugte Haltung und das »Körperschema der Angst und Depression« kommen hier in Betracht.

**Probieren Sie es aus:** *Legen Sie sich die Finger Ihrer linken Hand tastend auf die rechte Schulter vorn, unter dem rechten Schlüsselbein außen, und bewegen Sie dann Ihre rechte Schulter nach vorn. Jetzt fühlen Sie den Muskel und möglicherweise die Verspannung. Gehen Sie jetzt in Ihre bevorzugte Arbeitshaltung und wiederholen das Ganze. Der Druck dieses Muskels auf den sogenannten Plexus brachialis, also den Bereich der Nerven, wo sie noch alle gemeinsam laufen, könnte für eingeschlafene oder taube Hände sorgen.*
*Auch das Aufstützen auf zu niedrige Armlehnen/Mittelkonsolen/Arbeitsplatten/Fahrradlenker erzeugt viel Spannung im ganzen Schulterbereich. Probieren Sie es selbst aus!*
*Schmerzende Handgelenke erzeugt man durch ständiges Abstützen des Kopfes mit abgeknickten Handgelenken oder auch durch ungünstiges Halten des Tablets oder Laptops.*

Eigentlich sollte ein Arm auf einer Armlehne locker abgelegt werden, nicht aufgestützt! Armlehnen verführen jedoch zum Abstützen, deshalb: Weg damit!

▶ ***Playlist »Übungen für Schultern, Arme und Hände«***

Das Aufstützen des Ellbogens oder Ablegen des Armes, sodass Nerven oder Gefäße immer wieder an der gleichen Stelle komprimiert werden, führt auf Dauer zu bindegewebigen oder faszialen Veränderungen der Strukturen und dann eben auch zu Symptomen, die scheinbar unerklärlich sind. Tischkanten, Armlehnen, Autotüren/Fenster, aber auch zu kleine Computermäuse, die krampfhaft gehalten werden, könnten eine Mitschuld tragen. Durch achtsames Beobachten Ihrer Lieblingsgewohnheiten beim Sitzen kommen Sie vermutlich schnell dahinter. Falls nicht, wenden Sie sich gerne an eine/n Pohltherapeut*in, der/die gemeinsam mit Ihnen auf Ursachenforschung geht und Ihnen auch gerne hilft, den Arbeitsplatz zu optimieren.

## Oberkörper/Brustkorb

Der Brustkorb beherbergt unsere Lunge und unser Herz und irgendwie vielleicht auch unsere Seele oder wie auch immer man es nennen mag. Zumindest scheint es so zu sein, dass alle Beschwerden, die sich in diesem Bereich finden, fast immer auch großen Einfluss auf unsere Gefühlswelt haben und sehr häufig mit einer insgesamt veränderten Stimmung einhergehen. Umso wichtiger ist es, nach möglichen Auslösern und Ursachen zu forschen, denn wenn Fehlhaltungen und die daraus folgenden Verspannungen Ursachen für z. B. Angststörungen oder depressive Verstimmungen sind, helfen dem Betroffenen eben keine Psychotherapie und schon gar keine Psychopharmaka, sondern nur eine Behandlung der verkürzten oder verspannten Strukturen, regelmäßige gezielte Bewegungen und, ganz wichtig, eine Veränderung der Alltagsgewohnheiten. An erster Stelle sollte man verstehen, wovon es abhängt, ob man auf Dauer gut sitzen kann (Kapitel 3) und lernen, achtsamer zu sitzen, denn Sitzen ist nun mal das, was die meisten von uns über viele Stunden des Tages tun.
Übungen, um die Verkürzungen auf der Körpervorderseite zu entspannen, finden Sie hier:

***Playlist »Cat Stretch nach Thomas Hanna«***

Wie man natürlich entspannt aufrecht sitzen kann, steht in Kapitel 4.

## Schmerzen hinter dem Brustbein

Natürlich kann der Schmerz hinter dem Brustbein auch andere Ursachen haben. Das sollte zuallererst organmedizinisch abgeklärt werden.

Nehmen wir aber mal an, Sie haben schon verschiedene Fachärzte aufgesucht und überall die Bestätigung erhalten, dass sich nichts finden lässt. Trotzdem haben Sie den Schmerz hinter dem Brustbein und fühlen sich auch sehr sicher, dass der Schmerz keinen psychosomatischen Auslöser hat. Oder vielleicht doch? Sie stellen vielleicht fest, dass der Schmerz bei Stress zunimmt. Ist er dann vielleicht doch nur psychisch?

Unsere Erfahrung ist, dass die Ursachen häufig in der nach oben vorn gebeugten Sitzhaltung zu finden sind. Es kommt zu Verkürzungen auf der Körpervorderseite und zu eingeschränkter Atembewegung, die sich unter Stress und in angstauslösenden Situationen verstärken. Durch die zunehmende Verspannung kommt es letztendlich zu diesem Schmerz.

Wissenschaftliche Forschung konnte nachweisen, dass Fasziengewebe sich sowohl bei Kälte als auch bei Kontakt mit Stresshormonen zusammenzieht, also verkürzt. Das erklärt, warum es zu einer Verschlechterung der Beschwerden kommt, wenn man friert oder Stress hat. Besonders emotionaler Stress scheint sich oft mit Verspannungen deutlich bemerkbar zu machen. Tatsächlich könnte man Stresshormone auch durch gute Atemtechniken reduzieren, aber wenn genau das aufgrund von Schmerzen oder Verspannungen nicht möglich ist, gerät man schnell in einen Teufelskreis.

Da der Auslöser für die Schmerzen die verspannten Muskeln mitsamt umgebendem Bindegewebe sind, setzen alle unsere Übungen und Behandlungen genau hier an. Es könnten die Brustmuskeln sein oder die Ursprünge des großen Bauchmuskels, aber auch die Zwischenrippenmuskeln, alle Atemhilfsmuskeln oder auch das Zwerchfell. Auch Muskeln direkt an der Wirbelsäule oder am oberen Rücken, die man oft übermäßig anspannt, um sich mit

Kraft aufzurichten oder auch die Schultern hinten zusammenzuziehen, kommen als Auslöser infrage – ebenso wie verspanntes Bindegewebe der Haut auf den Rippen-Wirbelgelenken, die sich neben der Wirbelsäule befinden. Eben alle Strukturen, die sich durch verkehrtes Sitzen und fehlende Ausgleichsbewegungen am Brustkorb mit der Zeit verkürzt haben und nun zu tatsächlichen Funktionseinschränkungen oder sogar Schmerzen führen.
Gut, dass sich so ziemlich alle Verspannungen durch Bewegung oder gezielte Behandlung (siehe Kapitel 5) lösen lassen! Auf geht's!

▶ *Playlist »Übungen für Brust und Bauch«*

▶ *Playlist »Cat Stretch nach Thomas Hanna«*

## Gefühl der Atemnot

Misst man den Sauerstoffgehalt im Blut, gibt es vermutlich gar keine Auffälligkeiten, auch beim Facharzt konnte nichts gefunden werden, und trotzdem haben Sie ständig oder häufig das Gefühl der Atemnot? Das kann schon Angst machen und sehr bedrückend werden.
Dieses Gefühl entsteht durch Verspannungen der Strukturen, die sich beim Atmen eigentlich bewegen sollten. Auch hier ist oft eine oben nach vorn gebeugte Sitzhaltung schuld. An erster Stelle steht sicher das Zwerchfell (unser Haupt-Einatemmuskel), das sich durch die Vorbeugung nicht recht bewegen kann. Aber auch zu feste Ausatemmuskeln wie ein zu fester Bauch oder verspannte Zwischenrippenmuskeln und verspanntes Haut-Bindegewebe auf den Rippen-Wirbelgelenken verhindern ein entspanntes Atmen, weshalb wir in der Pohltherapie® genau diese Strukturen wieder

in Bewegung bringen. Langfristig bleibt der Erfolg jedoch nur, wenn auch die Ursache für die Verspannung gefunden und behoben werden kann. Und Sie ahnen gar nicht, wie häufig die Ursache falsches Sitzen ist! Schauen Sie sich hier unbedingt noch mal an, wie entspannt aufrechtes Sitzen aussehen sollte! (Kapitel 4)

**Probieren Sie es aus:** *Versuchen Sie, sich entspannt aufrecht hinzusetzen (falls das noch nicht wieder geht, machen Sie den Test im Liegen), und entspannen dann Ihren Bauch. Richtig loslassen! Jetzt stellen Sie sich vor, Sie hätten unten im Bauch einen Luftballon, den Sie beim Einatmen aufblasen. Beim Ausatmen lassen Sie die Luft langsam wieder entweichen. Wie fühlt sich das an? Können Sie Ihren Bauch überhaupt loslassen? Eine gute Atmung findet tatsächlich zum Großteil im Bauch statt, weitet die seitlichen Flanken (die unteren Rippen wandern auseinander) und hebt und weitet den Brustkorb von unten. Ist es Ihnen nicht möglich, den Bauch und auch den unteren Brustkorb für die tiefe Einatmung loszulassen, oder können Sie sogar feststellen, dass sich Ihr Bauch beim Einatmen einzieht und sich Ihre Schultern heben und nur der obere Brustkorb sich weitet, dann gehören Sie zu den paradoxen Atmern und dürfen gerne mit unseren Übungen für eine entspannte Körpervorderseite loslegen.*

*Ebenso besteht Handlungsbedarf, wenn sich nur Ihr Unterbauch beim Einatmen weitet, während der Oberbauch (die Magengegend) und die Rippenbögen sich eher einziehen oder unbewegt bleiben. Dann kann zum Beispiel die Übung »Arme und Schultern rollen« helfen.*

***Playlist »Übungen für Brust und Bauch«***

## Atemeinschränkung

Siehe auch voriges Kapitel!

▶ ***Playlist »Übungen für Brust und Bauch«***

## Herzschmerzen, funktionelle Herzbeschwerden

Man könnte schwören, dass es das Herz ist … Doch auch der dritte Kardiologe bescheinigt, dass das Herz einwandfrei seinen Job erledigt. Es fühlt sich aber doch genauso an, als käme der Schmerz vom Herz … Dieses Erleben kann wirklich quälend und auch Angst einflößend sein.

Tatsächlich findet sich in diesem Fall im Bindegewebe, den Faszien und der Muskulatur sowohl im Brustbereich als auch am Rücken, meist zwischen oder fast unter den Schulterblättern, der Auslöser für diese Beschwerde. Ursache ist eine Fehlhaltung der Brustwirbelsäule oder etwas, was man mit seinen Schultern oder Armen häufig macht. Immer wieder finden wir dieses Symptom besonders bei den Vielsitzern, die mit vorgebeugtem oder eingerolltem oberen Rücken sitzen. Betroffene Patienten können die Stellen, wo sie die Herzschmerzen spüren und es zu Verspannungen gekommen ist, zielsicher exakt zeigen, und genau da behandeln wir. Dauerhaft beheben lässt sich die Störung jedoch nur, wenn die eigentliche Ursache, nämlich die ganze Fehlhaltung, erkannt und behoben wird.

Bei Herzschmerzen ist oft auch die Zwischenrippenmuskulatur betroffen, was darauf schließen lässt, dass auch die Atmung eine Rolle spielt. Die nach vorn eingerollte oder abgeknickte und/oder verdrehte Haltung verhindert eine entspannte Bauchatmung, es kommt zu einer sehr flachen Atmung oder auch zur Hochatmung. Manch einer probiert durch künstliches Aufrichten oder auch durch ein Nach-hinten-Ziehen der Schulterblätter, der Fehlhaltung entgegenzusteuern. Doch dadurch kommt es zu noch mehr

Verspannungen und möglicherweise erst recht zu Herzschmerzen, die ja eigentlich gar keine sind. Da hatte der Kardiologe glücklicherweise doch recht.
Übungen, die Ihnen helfen, entspannt aufrecht zu sitzen, besser zu atmen und insgesamt wieder beweglicher zu werden, finden Sie hier:

▶ ***Playlist »Übungen für Brust und Bauch«***

▶ ***Playlist »Schultern selbst behandeln«***

Und wenn Sie Ihre Probleme dauerhaft loswerden wollen und ein Leben lang beweglich sein möchten:

▶ ***Playlist »Cat Stretch nach Thomas Hanna«***

## Engegefühl, Druck auf der Brust

Siehe Herzschmerz! Tatsächlich findet sich das Gefühl Herzschmerz meist dann, wenn sich die Verspannungen besonders links abspielen. Wir alle meinen ja zu wissen, dass das Herz links sitzt (tatsächlich sitzt es fast genau mittig hinter dem Brustbein), weshalb Engegefühle in diesem Bereich schnell mit dem Herz in Verbindung gebracht werden.
Engegefühl oder auch Druck auf der Brust hat meist ganz ähnliche Ursachen. Nur eine etwas andere Lokalisation und somit ein anderes Erleben, möglicherweise nicht so bedrohlich wie Herzschmerz, aber nicht weniger unangenehm.
Sind die Verspannungen also eher mittig auf dem Brustbein, eher

rechts oder auch an den Seiten oder im Bereich der Rippenbögen (Sie selbst können es exakt zeigen!), dann kann es genau zu diesem bedrückenden Engegefühl kommen, meist verbunden mit dem unangenehmen Gefühl, nicht richtig durchatmen zu können. Da die Ursache dieselbe, lediglich die Lokalisation eine andere ist, ist unsere Empfehlung auch hier, an Ihrer Sitzhaltung zu arbeiten. Machen Sie regelmäßige Übungen, suchen Sie vielleicht auch mal eine/n Pohltherapeut*in auf, lernen Sie, richtig zu atmen und vor allem entspannt aufrechtes Sitzen und Ihren Arbeitsplatz so einzurichten, dass Sie nicht aus Versehen immer wieder in die alten Muster rutschen. Hier finden Sie, was Ihnen generell helfen könnte.

▶ *»Atmung verbessern mit: Cat Stretch 2«*

▶ *»Zwerchfellpumpe«*

▶ *»Zwischenrippenmuskeln in Bewegung bringen«*

▶ *»Übung für eine aufrechte und bewegliche Brustwirbelsäule«*

# Stimmung

Ein wirkliches Aha-Erlebnis hatte ich (B. K.), als ich die Ausbildung zur Pohltherapeutin bei Frau Dr. Pohl gemacht habe. Direkt im ersten Segment ging es um das sogenannte Stoppmuster: vorgeschobener oder fast schon gebeugter Kopf, eingerollte Schultern, runder Rücken, leicht gebeugte Hüft- und Kniegelenke, gesenkter Blick … wie man sich einen schwer depressiven Menschen eben so vorstellt. Genau so sollten wir eine Weile mit kleinen Schritten durch den Raum laufen. Unfassbar, wie sich das schon nach kürzester Zeit auf meine Stimmung – und nicht nur auf meine! – auswirkte. Kurz zuvor noch bester Laune, fühlte es sich für mich nun an, als sei ich auf einer Beerdigung. Ich habe es körperlich und seelisch (psychisch) gespürt! Probieren Sie es selber aus, vielleicht erleben Sie es ähnlich? (Keine Angst, Sie können das durch Haltungsveränderung gleich wieder rückgängig machen!)
Seltsamerweise ist die Sitz- und Arbeitshaltung von sehr vielen unter uns genau dieses Stoppmuster, und das nicht nur für wenige Minuten, sondern für täglich mehrere Stunden, über Jahre hinweg.
Und ja! Auch jemand, der eigentlich die Sonne im Herzen trägt, kann durch diese Haltung eine Veränderung der Stimmung erleben.
Zum Glück geht es auch andersherum: Aufrechtes, entspanntes, natürliches Sitzen, begleitet von einer freien Atmung, lässt uns gut fühlen, zuversichtlich fühlen! Es macht uns selbstbewusster, wacher und offener für neue Ideen und Gedanken. Richten Sie Ihren Arbeitsplatz so ein, dass er Sie nicht schon durch die äußeren Bedingungen ins Stoppmuster zwingt! Und kommen Sie in Bewegung! Selbst die allerbeste Sitzhaltung freut sich über Abwechslung.
Falls Sie bemerken, dass natürliches Sitzen für Sie gar nicht möglich ist, gehen Sie auf Ursachenforschung, machen Sie täglich Übungen. Wenn das noch nicht hilft, suchen Sie einfach mal eine/n Pohltherapeut*in auf.

## Depressive Stimmung

Hier eine großartige Abfolge von einfachsten Übungen, die wirklich helfen können, aus dem Stimmungstief herauszufinden, und zusätzlich das natürliche Sitzen erleichtern, Sie wieder beweglicher machen und langfristig auch vor Schmerzen schützen:

▶ *»Cat Stretch 2«*

▶ *»Zwerchfellpumpe«*

## Beklemmung

Wenn körperliche Verspannungen sich auf die Psyche auswirken, entsteht häufig das unangenehme Gefühl von Beklemmung, meist verbunden mit dem Angst einflößenden Gefühl, nicht richtig durchatmen zu können, oder auch mit dem Gefühl aufsteigender Angst. Was war zuerst da? Die Beklemmung und dadurch als Folge die vorn verkürzte Sitzhaltung und die hochgezogenen Schultern? Oder ist das Gefühl der Beklemmung oder auch der Angst bei Ihnen eine Folge der Verspannungen durch falsches, oben vorgebeugtes Sitzen?

**Fallbeispiel:** Ein Mitte dreißigjähriger Vater war in noch jüngeren Jahren an Hodenkrebs erkrankt, konnte jedoch optimal behandelt werden und schon bald wieder ein eigentlich sehr normales Leben führen. Er entwickelte jedoch eine Angststörung und litt sehr unter schwarzen Gedanken, Angstgefühlen und Beklemmungen. Er selbst wollte es nicht Depression nennen, trotzdem startete er auf Anraten seiner Ärztin eine Therapie mit Antidepressiva. Er konnte damit etwas besser schlafen, jedoch zeigte sich keine Wirkung auf seinen Gemütszustand. Als er sich bei mir (B. K.) vorstellte, fiel mir sofort seine stark verkürzte Vorderseite auf. Er stand und saß wie ein trauriger alter Mann. Zunächst hatte ich nur eine dauerhafte Fehlhaltung beim Sitzen im Verdacht. Beim ersten Sichtbefund stellte sich jedoch heraus, dass die lange Bauchnarbe, die ihm nach seiner Krebserkrankung geblieben war, total verwachsen war und ein aufrechtes Sitzes oder Stehen verhinderte. Nach vielen intensiven Behandlungen des Bindegewebes an der Narbe und ihrer Umgebung und schließlich auf dem ganzen Bauch konnten wir schnell eine sehr deutliche Verbesserung erreichen. Er sagte einmal, dass er jetzt endlich wieder Farben sehe und sich wie befreit fühle. Und er saß wieder aufrecht.

Manchmal liegt es also tatsächlich nicht an etwas, was man selber (bewusst oder unbewusst) macht (siehe auch äußere Faktoren). Meistens tut es das aber eben doch oder auch! In Kapitel 3 lesen Sie, wovon es abhängt, ob Sie dann auch auf Dauer gut sitzen können, und in Kapitel 4, wie richtiges Sitzen eigentlich geht.

Probieren Sie, ob Sie am Körper zeigen können, wo Sie die Beklemmung genau empfinden. Wo würden Sie sie zeigen? Genau da findet sich nämlich vermutlich die Verspannung, die dieses Gefühl entstehen lässt. Die meisten von uns zeigen einen Bereich vorn am Rumpf, meistens etwa da, wo das Brustbein endet; manche spüren die Beklemmung auch im Nacken. Gemeinsam haben sie alle, dass sich tatsächlich genau da, wo die Beklemmung empfunden wird, auch eine tastbare Verspannung im Bindegewebe finden lässt. Diese Verspannung ist ganz sicher durch eine vermutlich schon länger andauernde Anspannung oder Verkürzung der umgebenden Muskulatur entstanden. Gekoppelt mit zu flacher Atmung und fehlender ausgleichender Bewegung kann das genau dieses Beklemmungsgefühl verursachen. Und dann setzen Sie sich mal in Ihre typische Sitzhaltung und fühlen noch mal genau an diesen Stellen nach. Angespannt? Verkürzt?

Falls Sie unsicher sind, vor allem wenn Sie selbst nicht herausbekommen, wie Sie die Verspannung selbst erzeugen, wenden Sie sich gerne an einen Pohltherapeuten, eine Pohltherapeutin.

▶ ***»Zwischenrippenmuskeln in Bewegung bringen«***

▶ ***»Übung für eine aufrechte und bewegliche Brustwirbelsäule«***

## Angst

Angst, ausgelöst durch verkehrtes Sitzen? Ja, das ist tatsächlich möglich!

**Probieren Sie es aus:** *Schauspielern Sie doch selbst mal jemanden, der Angst hat. Woran erkennen Sie, ob jemand Angst hat? Oder sich erschrocken hat? Die Haltung, die Sie gerade einnehmen, ist vermutlich ein eingezogener Kopf, hochgezogene Schultern, eine verkürzte Vorderseite und eine Kontraktion der Bein-, Arm- und Fingerbeuger. Sie machen sich klein und versuchen, Ihre empfindliche Vorderseite und Ihren Nacken zu schützen, hören vielleicht sogar auf zu atmen. Das ist eine biologisch vorgegebene Schutzreaktion, vermutlich zum Schutz der inneren Organe und des Genicks: das Körperschema der Angst, das Stoppmuster!*

Genau in dieser Haltung sitzen viele Menschen stundenlang vor ihrem PC. Und das macht etwas mit ihnen und ihren Gefühlen!
Uns geht es hier weniger um konkrete Ängste, sondern um das unbegründete Gefühl der Angst. Häufig hören wir Sätze wie: Eigentlich weiß ich ja, dass ich nicht wirklich Grund habe, mich zu fürchten, und dennoch fühlt es sich die ganze Zeit so an. Alles, was ich mir vornehme, ist sehr anstrengend, und vieles meide ich sogar

schon aus eben genau dieser eigentlich unbegründeten Angst. Selbst alltägliche Vorgänge machen mir Angst.

Das Angstgefühl kann, genau wie Beklemmung oder Atemnot, fast immer am Körper gezeigt werden, denn Angst ist ein körperlicher Vorgang. Wo fühlen Sie Ihre Angst? Die meisten zeigen ihren Brustkorb vorn und/oder ihren Oberbauch (die »Magengegend«) und eventuell noch ihren Nacken. Genau da können eine manuelle Behandlung der Pohltherapie® und manchmal schon einfachste Übungen für ein ganz neues Erleben sorgen! Das unerträgliche Gefühl der Angst ist tatsächlich auch auf körperlicher Ebene behandelbar, und es ist eine wunderbare Erfahrung, wenn mit den Verspannungen auch die Angstgedanken und Angstgefühle verschwinden.

Da sich in den meisten Fällen die zur Angst führende Verspannung genau an den Stellen findet, die sich durch die weitverbreitete oben nach vorn gebeugte Fehlhaltung beim Sitzen verkürzt, war es naheliegend, eben genau dieses Sitzen als eigentliche Ursache dafür in Betracht zu ziehen. Und wir hatten recht.

Selbst nach so vielen Jahren ist es auch für uns immer wieder überraschend, wenn durch eine Behandlung mit Pohltherapie® und eine Veränderung der Sitzhaltung sich nicht nur die körperliche, sondern auch die psychische Verfassung verändert.

Lesen Sie in Kapitel 5 (und folgende) noch mal über »schädliche Sitzhaltungen« und auch die Kapitel zu »Was generell hilft«, aber unbedingt auch, »was leider auf Dauer nicht hilft oder es sogar schlimmer macht«. Und wir alle wissen ja: Auch die beste Therapie kann nur dann langfristig wirken, wenn die Ursache behoben und die Auslöser erkannt und gebannt werden. Alles andere ist reine Symptombekämpfung.

▶ ***»Arme rollen gegen den Buckel«***

▶ ***Playlist »Übungen für Kopf und Nacken«***

# Rücken und Gesäß

Das Volksleiden Nummer eins in Deutschland sind Rückenschmerzen. Für manch einen immer noch überraschend: Die Rückenschmerzen kommen (wenn organische Gründe ausgeschlossen sind) nicht durch zu schwache Rückenmuskeln, sondern durch verspannte Muskeln zustande! Keinesfalls stimmt der Satz: Ein starker Rücken kennt keinen Schmerz! Siehe auch in Kapitel 4, warum es keine starken Muskeln zum Sitzen braucht.

Wir sind aber überzeugt von dem Satz: **Ein beweglicher Rücken kennt keinen Schmerz!** Daraus folgt: Es lohnt sich, das leider so häufig empfohlene Krafttraining durch gezielte Bewegungen des Rückens auszutauschen und dranzubleiben! Faszien leben vom täglichen Bewegen und werden wie von Zauberhand wieder geschmeidig, nicht von heute auf morgen, aber bei täglichen Übungen werden Sie schnell belohnt!

Und: Es ist keinesfalls das Sitzen an sich, sondern die Art und Weise, wie Sie sitzen, die wir zweifelsohne für die allermeisten Beschwerden im Rücken und im Gesäßbereich verantwortlich machen können.

In den nächsten Kapiteln erfahren Sie, welche Rückenbeschwerden durch welche Fehlhaltung entstehen können, und in Kapitel 5 entdecken Sie, was über schädliche Sitzhaltungen allgemein zu sagen ist, aber auch, was Ihnen generell helfen könnte, um schlechte Sitzgewohnheiten doch noch loszuwerden!

Die hier vorgestellten Übungen sind wirklich für jeden machbar und schnell erlernt:

▶ ***Playlist »Übungen für Rücken und Gesäß«***

## Rückenschmerzen

Hier dürfen wir zunächst die Lokalisation und Art einordnen, denn genau sie gibt uns einen deutlichen Hinweis auf die Fehlhaltung, die Ihren Schmerz vermutlich auslöst.
Eher im oberen Rücken? Also an der Brustwirbelsäule? Oder geht es um den unteren Rücken, vielleicht sogar schon um das Gesäß? In den vorhergehenden Kapiteln ging es vor allem um den Schmerz im oberen Bereich, jetzt wollen wir uns eher dem unteren Rücken widmen. Haben Sie Beschwerden, während Sie sitzen? Oder nur anschließend? Was macht Ihre Beschwerden besser oder schlechter? Haben Sie auch nachts Beschwerden? Oder vor allem direkt nach dem Aufstehen? Strahlen die Schmerzen aus? Wenn ja, wohin?
All diese Fragen stellen wir Pohltherapeut*innen unseren Patient*innen, und aus den Antworten können wir auf die Auslöser, manchmal auch auf die Ursachen schließen. Die meisten Erkenntnisse haben wir aber schon, wenn wir unsere Patient*innen sitzen sehen.
Der am weitesten verbreitete Rückenschmerz ist wohl der Schmerz im unteren Rücken, am Übergang der Wirbelsäule zum Kreuzbein, meist mittig, häufig als Durchbrechschmerz geschildert, manchmal zu einer Seite mehr ausgeprägt. Sehr oft ausgelöst durch Sitzen mit Hohlkreuz von oben oder auch von unten, also mit gekipptem Becken, oder auch durch in den Hüftgelenken vorgebeugtes Sitzen, was sehr häufig zu einem verspannten tiefen Hüftbeuger (Iliopsoas) führt. Aber auch ein verspannter Unterbauch durch Sitzen mit mit »Schwanzeinziehen« kann zu Schmerzen im Lendenwirbelsäulenbereich führen. Sitzt der Schmerz noch tiefer, eher so links und (oder) rechts neben dem Kreuzbein (Iliosakralgelenke), sitzen Sie vermutlich oft schief oder mit überschlagenen Beinen oder sonst irgendwie verdreht.
Die auch für uns größte und absolut überraschendste Einsicht war, dass es keinesfalls zu schwache Rückenmuskeln sind, die zu Rückenschmerzen führen! Es sind immer die unbeweglichen und verspannten Muskeln und Faszien, die zu den größten Problemen führen. Jemand, der mehrere Stunden am Tag mit durchgedrück-

tem Rücken am Schreibtisch sitzt, am besten noch auf einem Drehstuhl, der sorgt gründlich für nachhaltige Rückenschmerzen, zumindest dann, wenn es keine ausgleichenden Bewegungen im restlichen Alltag gibt. Der Drehstuhl verhindert durch seine Beweglichkeit die letzten natürlichen Drehbewegungen der Wirbelsäule, die wir ohne die Drehfunktion zumindest hin und wieder machen würden. Sie können in Kapitel 3 noch mal nachschauen, wovon es abhängt, ob man auch auf Dauer gut sitzen kann.

Anhand der Schilderung Ihrer Beschwerden können wir meist schon auf Ihre eingefleischte Lieblingssitzhaltung schließen. Genau wie wir andersherum anhand Ihrer Sitzhaltung schon auf eventuell mögliche Beschwerden schließen können.

Selbst wenn bei Ihnen ein oder mehrere Bandscheibenvorfälle oder Vorwölbungen diagnostiziert wurden, heißt das noch nicht zwingend, dass Ihre Beschwerden auch daher kommen! Umgekehrt gibt es viele Menschen, die unerträgliche Rückenschmerzen haben, aber keinerlei Befund.

Häufig hört man jetzt, dass der Iliopsoasmuskel (ein großer Hüftbeugemuskel) schuld an praktisch allen Rückenschmerzen sei, dass er durch das viele Sitzen verkürzen würde und deshalb zu Problemen und Schmerzen führe. Das ist Blödsinn! Bei einer entspannten, aufrechten Sitzhaltung ist dieser Muskel auch entspannt, das hat die Natur so eingerichtet. Er kann allerdings tatsächlich verkürzen, wenn man sich irgendeine Gewohnheit zugelegt hat, bei der dieser Muskel eben doch halten oder stark verkürzen muss. Ein ständig beim Sitzen in den Hüftgelenken vorgebeugter Oberkörper, angezogene Beine, übereinandergeschlagene Beine oder auch ein ständig durchgedrückter Rücken kämen da zum Beispiel infrage.

Dann ist es dringend an der Zeit, die Sitzposition zu verändern, also den Arbeitsplatz zu optimieren, das Bindegewebe zu behandeln und Übungen für mehr Beweglichkeit in den Alltag zu integrieren, damit Sie bald wieder natürlich aufrecht sitzen können, wie ein kleines Kind ganz ohne Kraft und Zwang. Eben einfach natürlich. Und lassen Sie um Himmels willen die Kräftigungs- und Dehnübungen weg! Wir wollen die ohnehin verspannte Faszie ja nicht

noch mehr verspannen und erst recht nicht reißen! Einfach nur wieder beweglicher und geschmeidiger machen, das hilft wirklich nachhaltig auch bei schlimmsten Rückenschmerzen.
Um es noch mal zu verdeutlichen: Die Ursache für Rückenschmerzen ist eigentlich nie am Rücken selbst zu finden! Dort findet sich nur die schmerzende Verspannung, die man selbst über lange Zeit eben häufig durch verkehrtes Sitzen herangezüchtet hat. Die Ursache sind auch nicht die Bandscheiben! Sie sind tatsächlich eigentlich nur die Opfer einer zu starken Verspannung, denn dadurch werden sie geradezu rausgedrückt. Die wirkliche Ursache könnte das falsche Sitzen sein. Deshalb sollte eine sinnvolle Therapie auch genau hier ansetzen.
Faszien- und Bindegewebe »wächst« glücklicherweise an und es wächst mit seinen Aufgaben, mit Bewegung! Ein Grund mehr, direkt heute mit ganz einfachen Übungen zu beginnen, um wieder beweglicher und vor allem schmerzfrei zu werden. Und ja: Diese Übungen darf man auch machen, wenn man gerade Schmerzen hat, langsam und gefühlvoll und unter Umständen auch zu Beginn nur mit einem kleinen Bewegungsumfang. Sehr bald werden Sie merken, dass die Bewegungen und damit auch das richtige Sitzen Ihnen immer leichter fallen. Also: dranbleiben!
Haben Sie Fragen dazu oder das Gefühl, dass Sie allein überfordert sind, dann wenden Sie sich gerne an eine/n Pohltherapeut*in.
Die wohl besten Übungen, um wieder natürlich zu sitzen und ein Leben lang beweglich zu bleiben oder wieder zu werden und damit auch schmerzfrei zu sein, finden Sie hier:
Unbedingt regelmäßig (am besten täglich!) praktizieren.

***Playlist »Cat Stretch nach Thomas Hanna«***

***Playlist »Übungen für Rücken und Gesäß«***

## Einseitige Rückenschmerzen

Einseitige Schmerzen deuten immer darauf hin, dass irgendetwas auch einseitig gemacht wird. Eine leicht gedrehte Arbeitshaltung vielleicht? Zahnärzte kennen das Problem sehr gut. Der Monitor, der seitlich steht, der Taxifahrer, der sich während der Wartezeiten immer auf der Mittelkonsole abstützt, um bequemer mit seinem Handy rumzudaddeln. Einmal habe ich ein älteres Ehepaar betreut, beide mit einseitigen Rückenschmerzen, der eine links, die andere rechts. Sie haben viel Zeit des Tages am Küchentisch über Eck gesessen, immer dem anderen zugewandt, Gleiches in ihrer gemütlichen Sofaecke. Ich habe vorgeschlagen, doch mal eine Weile die Plätze zu tauschen. Das hat den beiden erst mal nicht gefallen, es war nämlich längst nicht so gemütlich. Tatsächlich hatte sich die Haltung bei beiden eingefleischt …

Und wie machen Sie es? Wir haben alle eine bevorzugte Seite, ein Spielbein und ein Standbein. Eine gewisse Asymmetrie ist normal. Aber wenn Rückenschmerzen einseitig auftreten und sowohl organmedizinisch als auch orthopädisch keine Ursache gefunden werden kann, dann beobachten Sie sich doch mal aufmerksam selbst, lassen sich filmen oder fotografieren! Vielleicht kommen Sie selbst dahinter. Checken Sie auch unbedingt noch mal die äußeren Faktoren. Zum Beispiel kann auch eine nicht oder schlecht korrigierte Fehlsichtigkeit zu Rückenschmerzen führen, weil sie einen immer wieder in eine Fehlhaltung zwingt.

Obacht bei der Diagnose Beckenschiefstand! Gerne werden ausgleichende Einlegesohlen für die Schuhe verordnet. Ein echter Beckenschiefstand entsteht, wenn tatsächlich ein Bein länger ist als das andere. Das kommt aber nur sehr selten vor! Meistens sind es Verkürzungen der seitlichen Rumpf- oder Hüftmuskulatur, die man sich durch jahrelanges verkehrtes (meist verdrehtes oder schiefes) Sitzen selbst zugezogen hat. Übergeschlagene Beine sind da vermutlich das beste Beispiel oder auch das Sitzen auf einem Bein.

Übungen gegen unechten Beckenschiefstand und einseitige Rückenschmerzen finden Sie hier:

**»Gegen Beckenschiefstand und Skoliose«**

## Schwächegefühl

Das Gefühl, dass der Rücken einen gar nicht halten kann, oder auch, dass man den Kopf gar nicht halten kann, obwohl die Muskeln dafür ja eigentlich vorhanden sind, wird nicht etwa durch tatsächlich zu schwache Muskeln ausgelöst, denn es braucht im Sitzen ja gar nicht viel Kraft, um sich zu halten. Sonst könnten ja Kleinkinder auch nicht aufrecht sitzen. Die Ursache findet sich im darüber liegenden Bindegewebe, das durch ständige Anspannung der Muskeln und fehlende ausgleichende Bewegung »zugemacht« hat und sich einfach nicht mehr so recht ansteuern lässt. Oft ist das bei denen zu finden, die sich die meiste Zeit bemühen, »schön« aufrecht zu sitzen. Das Ding mit »Bauch rein, Brust raus« oder »Setz dich gerade hin« eben.

**Probieren Sie es aus:** *Vielleicht erinnern Sie sich an das Beispiel mit der Faust? Drücken Sie die eine Hand für eine Minute zur Faust und hören dann auf zu drücken. Wenn Sie Ihre Hand betrachten, können Sie feststellen, dass sie immer noch eine Faust bleibt, obwohl die Muskeln gar nicht mehr arbeiten. Erst durch ein paar Bewegungen wird das Ganze wieder locker und geschmeidig.*

Genauso ist es mit allen anderen Muskeln. Tatsächlich sind es das umliegende Bindegewebe und auch die Faszienhülle, die den Haltejob brav übernommen haben. Wenn Sie die Faust jahrelang drücken, wird es etwas mehr brauchen als nur lockere Bewegung, um sie wieder geschmeidig zu bekommen. Und, eigentlich sehr logisch, es ist nicht die fehlende Kraft! Es braucht also kein Kraft-

training, aber viel Bewegung, gerne auch in Form von Pandiculations, die uns helfen, die verspannten Muskeln überhaupt erst mal wieder gezielt anzusteuern und somit auch loslassen zu können.
Oft geht das Schwächegefühl im Rücken vom verspannten Bindegewebe der Haut und Unterhaut aus, sodass die Rückenmuskeln nicht richtig anspringen. Hier hilft Ihnen ein Pohltherapeut/eine Pohltherapeutin.

## Schmerzen im »untersten Rücken«

Wo hört denn eigentlich der Rücken auf, und wo fängt das Gesäß an? Mit Schmerzen im »untersten Rücken« ist eigentlich schon das Gesäß gemeint. Tatsächlich reichen einige Rückenmuskeln bis ganz hinunter, fast bis zur Spitze des Kreuzbeins, genau genommen des Steißbeins, welches das unterste Ende unserer Wirbelsäule bildet. Genau dieser Bereich gehört definitiv schon zum Gesäß. Und trotzdem ist das Steißbein nicht zum Darauf-Sitzen geeignet. Zum Glück haben wir dafür aber ja die sogenannten Sitzhöcker. Wenn Sie entspannt aufrecht sitzen, können Sie die beiden Sitzhöcker deutlich spüren. Das Steißbein hat beim natürlichen Sitzen eigentlich keinen Kontakt zur Sitzfläche.
Besonders das Sitzen hinter den beiden Sitzknochen, also Sitzen mit rundem Rücken, und auch das halb liegende Sitzen, egal ob auf Stuhl oder Couch, kann zu Steißbeinschmerzen führen. Schmerzen in diesem Bereich finden sich auch gerne bei »Stehsitzern«, also beim Arbeiten im Stehen mit einer Stehhilfe oder bei Leuten, die mit »eingezogenem Schwanz« sitzen.
Schmerzen in der Steißbeingegend entstehen manchmal auch als Folge eines Sturzes, durch einen verkehrten Fahrradsattel oder nach einer schweren Geburt oder durch sehr verspannte Beckenbodenmuskeln (die Beckenbodenmuskeln ziehen fast alle am Steißbein). Ursache für Steißbeinschmerzen kann auch ein übertriebenes Kräftigungsprogramm für den Beckenboden sein, warum auch immer das zur Zeit so beworben wird (mehr dazu später).

Wer ständig eher hinter seinen Sitzhöckern sitzt, der bringt seinen Beckenboden und damit auch das Steißbein ganz schön in Not. Seltsamerweise tut es zu Beginn nicht weh, wenn man auf dem Steißbein sitzt. Erst wenn man dann aufsteht, macht sich der Bereich schmerzhaft bemerkbar, die Muskulatur kann dann tatsächlich so zumachen, dass eine Darmentleerung kaum mehr möglich ist, der Bereich taub wird und man irgendwann gar nicht mehr darauf sitzen kann, auch nicht mit dicken Polster. Es ist zum Verzweifeln!

## Taubheitsgefühl im Damm- oder Intimbereich

Der Bereich, auf dem wir sitzen (sollten), ist perfekt für das Sitzen ausgestattet. Wer tatsächlich entspannt aufrecht auf seinen beiden Sitzhöckern sitzt, der sitzt nämlich genau so, dass keinerlei Nerven, Gefäße oder Gewebe abgedrückt werden. Direkt vor, hinter und neben den beiden Sitzknochen finden sich allerdings Strukturen, die extrem empfindlich auf ständigen Druck reagieren. Auch mit einem weichen Polster wird es nach mehreren Stunden Sitzen unbequem. Wer sich jetzt nicht mal erhebt und eine Weile etwas anderes tut als zu sitzen, wird auf Dauer ziemlich sicher Probleme bekommen. Also bitte nicht falsch verstehen: Selbstverständlich darf man auch mal vor oder hinter oder neben den Sitzknochen sitzen! Probleme entstehen nur, wenn wir immerzu in die gleiche Fehlhaltung gehen und kein Ausgleich stattfindet.

Wenn es im Damm- oder Intimbereich taub wird und sich keinerlei organische Ursachen (wie z. B. ein Bandscheibenvorfall in der untersten Wirbelsäule) finden, liegt es ziemlich sicher an schädlichen Angewohnheiten, in diesem Fall vermutlich am Sitzen mit Hohlkreuz von unten oder auch am in den Hüftgelenken vorgebeugten Sitzen (zu weit weg vom Tisch?). Erstaunlicherweise also nicht am verkehrten Stuhl! Selbst auf den tollsten Stühlen, Sofas, Autositzen und Hockern kann man verkehrt sitzen!

# Magengegend, Bauch und Beckenboden

Es kann einem schon sehr zusetzen, wenn sich Symptome in diesem Bereich einstellen. Vor allem dann, wenn bei medizinischen Untersuchungen dafür gar keine Erklärung gefunden wird. Wir hätten da eine! Hier eine Anzahl häufig anzutreffender Symptome, die sich nachweislich auf eine Fehlhaltung beim Sitzen zurückführen lassen.

## Sodbrennen

Sodbrennen, meist verbunden mit lästigem Aufstoßen, kann tatsächlich eine Folge von Fehlhaltung sein. Wenn Sie andere Ursachen komplett ausschließen können, vermuten wir: Es ist die oben vorgebeugte, nach vorn eingerollte Körperhaltung, die zu Verspannungen und Verkürzungen auf der Körpervorderseite führen kann. Dadurch wird auch die natürliche Atembewegung wie auch die damit verbundene Auf-und-ab-Bewegung des Zwerchfells verhindert. Genau dieses Auf und Ab spielt aber für den ganzen Magen-Darm-Trakt bis hinauf zum Mund und bis hinab zum Beckenboden eine wichtige Rolle. Wird es verhindert, kann es tatsächlich zu Sodbrennen kommen. Oft helfen schon einfachste Übungen, um das Problem deutlich zu mindern, manchmal darf es aber auch etwas mehr sein (siehe Kapitel 5).
Oft geht das Sodbrennen von verspanntem Haut-Bindegewebe in der Magengegend, auf dem Brustbein und am Hals vorn aus.

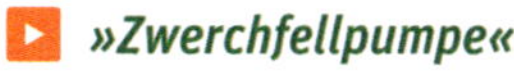

## Magenschmerzen

Der Magen braucht Platz! Er hat einen wichtigen Job zu erledigen, und dafür muss er sich, genau wie auch der Darm, bewegen können. Das Zwerchfell hilft ihm bei jedem Atemzug dabei. Zusätzlich zu seinen eigenen Aktivitäten (Peristaltik) bekommt er so noch eine ganz wunderbare Unterstützung bei jedem Atemzug, den wir tun. Zumindest, wenn Platz für diese Bewegung da ist. Ist er völlig überfüllt oder gefällt ihm das, was man da so gegessen hat, nicht oder hat er keinen Platz für seine Arbeit, beschwert er sich schon mal. Da helfen dann auf die Dauer auch keine Medikamente. Im Gegenteil, eine ganze Reihe von Medikamenten, die im Zusammenhang mit Magenschmerzen verordnet werden, können langfristig zu noch mehr Kummer führen.

Natürlich sollte man bei länger anhaltenden Magenschmerzen immer, wie bei allen anderen Symptomen auch, abklären lassen, ob nicht möglicherweise etwas Schlimmeres dahintersteckt. Sehr oft finden sich aber eben genau diese Verspannungen durch Fehlhaltungen beim Sitzen, wodurch der Magen einfach nur an seiner natürlichen Arbeit gehindert wird.

Wie Sie so sitzen können, dass auch Ihr Magen und Ihr Darm wieder richtig funktionieren können, erfahren Sie in Kapitel 4 über entspanntes und aufrechtes Sitzen.

Ein beherzter Griff ins Bindegewebe (greifen und sachte daran ziehen) direkt über der schmerzhaften Stelle, verbunden mit mehreren entspannten Atemzügen tief in den Bauch, kann manchmal schon akute Schmerzen unmittelbar lindern und Platz schaffen.

Damit der Magen und auch der Darm dauerhaft mehr Platz haben und wieder gut arbeiten können, bieten sich auch diese Übungen an:

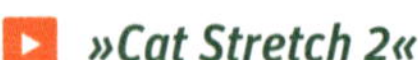

Das Ziel dieser Übungen ist es, Ihnen zu helfen, wieder entspannt natürlich zu atmen, zu sitzen und den Bauch besser loslassen zu können. Manchmal braucht es aber doch auch noch eine helfende Hand. Und nicht zu vergessen, passen Sie auch die äußeren Faktoren an, sonst rutschen Sie immer wieder in Ihr altes Muster.

## Verdauungsstörungen

Hier gilt im Grunde dasselbe wie für den Magen. Letztendlich ist der Darm ja nichts anderes als die Verlängerung des Magens. Er hat natürlich etwas andere Aufgaben, aber auch er braucht Platz für seine Arbeit – sonst kann er zum Beipiel mit Verstopfung und Schwierigkeiten beim Stuhlgang reagieren. In den letzten Jahren ist immer deutlicher geworden, dass der Darm eine wichtige Rolle für unsere Gesundheit und unser Wohlbefinden spielt. Wir sollten ihm also Aufmerksamkeit schenken und uns gut um ihn kümmern. Immerhin ist er, genau wie der ganze Rest des Verdauungssystems und noch einiges mehr, maßgeblich daran beteiligt, alles, was wir essen, in genau die Energie umzuwandeln, die wir dringend brauchen.

Wenn sich organmedizinisch keine Ursachen für Ihre Verdauungsstörungen finden lassen, könnte es tatsächlich mit Ihren eingefleischten Gewohnheiten beim Sitzen zu tun haben. Und manchmal ist es viel einfacher, als man denkt, daran etwas zu ändern. Voraussetzung ist erst mal die Wahrnehmung für das, was man seinem Darm antut.

## Blasenstörungen

Sie haben ständig Harndrang? Oder immer wiederkehrende Blasenentzündungen? Oder Probleme beim Wasserlassen? Es ist tatsächlich ein großes Feld von Störungen möglich. Und jede Person erlebt ihre Symptome auf ganz eigene Weise.

In der Praxis erleben wir dann aber, dass sie fast immer alle etwas gemeinsam haben. Nämlich eine extreme Verspannung am Unterbauch, genau da, wo sich dann ständig die Blase bemerkbar macht, direkt über dem Schambein. Das hat uns auf den Gedanken gebracht, zu untersuchen, was genau zu diesen Verspannungen führen könnte. Wir wissen aber auch, dass es nicht die Dinge sind, die wir hin und wieder mal machen, die üblicherweise zu solchen Verspannungen führen, sondern eher das, was wir viele Stunden des Tages machen: Sitzen. (siehe Kapitel 6)

Sitzen mit angespanntem oder eingeklemmtem Unterbauch, z. B. durch »Schwanzeinziehen«, ist sehr häufig die Ursache! Auch mit den Beinen kann man Verspannnungen »trainieren«, indem man sie zum Beispiel zusammenpresst (Adduktoren). Oft ist der Bauch so verspannt, dass die Betroffenen es selbst gar nicht wahrnehmen, es ist ja der Normalzustand! Erst durch Behandlung oder Übungen wird wieder spürbar, wie sich eigentlich ein entspannter Bauch anfühlt. Nur so kann richtig geatmet werden, können der Beckenboden und das Zwerchfell gut versorgt werden, kann der Druck von außen auf die Blase oder auch Prostata reduziert werden, bessere Durchblutung stattfinden, der Restharn besser entleert werden, der Bildung von krank machenden Bakterien vorgebeugt werden.

Sehr empfehlenswert ist in diesem Zusammenhang das Buch mitsamt Übungsprogramm unserer Kollegin Renate Bruckmann: »Unter der Gürtellinie: Unerklärliche Beschwerden im urogenitalen Bereich körpertherapeutisch verstehen und behandeln«.

Übungen finden Sie hier:

▶ ***Playlist unserer Kollegin R. Bruckmann: »Beckenbodenprobleme lösen – Unter-der-Gürtellinie-Übungen«***

## Beschwerden im Intimbereich

Sicher eher ein Sonderfall und eher bei Radfahrern oder Reitern bekannt: Durch eine lang anhaltende Fehlbelastung beim Sitzen kann es zu akuten, meist sehr schmerzhaften Symptomen an Beckenboden, Damm, äußeren Genitalien kommen. Drum prüfe, wer sich ewig bindet … an seinen Sattel (Pferd/Fahrrad), Autositz oder Bürostuhl/Sofa …

Wichtigstes Merkmal sollte sein, dass Sie mit beiden Sitzknochen Kontakt zur Sitzfläche haben und es nirgends drückt. Ist die Unterlage zu weich, bohren sich die Sitzknochen ins Polster, weshalb dann der Rest des Polsters sehr wohl auf das umliegende und deutlich stärker innervierte und durchblutete Gewebe drücken kann. Übrigens ein großes Thema bei Fahrradsätteln! Wer wirklich lange Touren machen will, sollte keinesfalls ein immer dickeres Polster und immer noch bessere Federungen wählen: Lieber einen festen Sattel mit gutem Sitzknochenkontakt und dann langsam daran gewöhnen, dann wird der Schmerz mit der Zeit völlig verschwinden.

Ansonsten ist es häufig das »Sitzen mit Hohlkreuz von unten«, das dazu führt, dass man sich ständig auf diese empfindlichen Teile drückt.

## Leistenschmerzen

Schmerzen in der Leiste, also in dem Bereich, wo der Rumpf aufhört und das Bein anfängt, sind sehr häufig anzutreffen und werden meistens (auch von Orthopäden) auf eine beginnende Arthrose im Hüftgelenk zurückgeführt. Sie stehen auf, um irgendetwas zu holen, und beim Aufrichten spüren Sie einen deutlichen Schmerz in einer oder auch beiden Leisten und können sich kaum aufrichten. Nach ein paar Bewegungen klingt der Schmerz meist ab, und ein aufrechtes Gehen ist doch möglich. Bei manchen strahlt der Schmerz auch deutlich aus, bei Männern auch gerne mal in den Hoden, denn genau durch die Leistengegend laufen auch versorgende Nerven desselben.

Hauptauslöser ist das »Sitzen mit Hohlkreuz von unten«, also mit gekipptem Becken, und das in den Hüftgelenken nach vorn gebeugte Sitzen. In diesem Kapitel finden Sie viele Möglichkeiten, wie dieser zu kleine Winkel zwischen Körper und Beinen entstehen kann.
Siehe auch die Falldarstellung des Zahnarztes bei »In den Hüftgelenken vorgebeugtes Sitzen«.
Lesen Sie in Kapitel 3 unbedingt noch mal nach, wovon es abhängt, ob man auf Dauer gut sitzen kann, und in Kapitel 4, wie natürliches und entspannt aufrechtes Sitzen aussehen sollte.
Unbeachtet könnte sich das Ganze tatsächlich irgendwann zu einer Arthrose entwickeln. Dann lässt sich der Schmerz auch nicht mehr so einfach durch ein paar Bewegungen wegzaubern.
Sie gehören zu denen, die auf der Couch den Laptop auf den Knien balancieren? Geht es viel besser, wenn man die Füße auf den Couchtisch stellt? Fühlt sich bequem an, oder? Auch hier sind die Hüftgelenke permanent weiter gebeugt als 90 Grad. Die für Sie bequemste Haltung hat vermutlich etwas mit Ihrem Problem zu tun. Wahrscheinlich ziehen Sie sogar nachts Ihre Beine an. Es schmerzt dann nicht in dieser Position, sondern erst, wenn Sie sich aufrichten wollen. Autofahrer kennen häufig genau das gleiche Problem: Nach einer langen Fahrt kann man sich kaum aufrichten. Schauen Sie sich doch mal Ihren Autositz an. Vielleicht hilft ein Kissen unter dem Po, um die Neigung auszugleichen. Bei manchen Autofahrern liegt es auch daran, dass sie sich die ganze Zeit in den Hüftgelenken nach vorn beugen, statt sich entspannt anzulehnen.
Merke: Die beiden Hüftgelenke sollten beim längeren Sitzen nicht weiter als 90 Grad gebeugt sein. Die Knie und Sprunggelenke übrigens auch nicht!
In Kapitel 5 steht, was Ihnen sehr schnell helfen könnte, das Problem effektiv anzugehen. Eine von vielen ganz wunderbaren Übungen gegen Leistenschmerzen finden Sie hier:

***»Cat Stretch 6 (Fußschaufel)«***

## Hüften, Beine, Knie, Füße

Welche Sitzhaltung macht hier Probleme? Da kommen eigentlich alle infrage. Ob Sie mit rundem Rücken oder mit Hohlkreuz, verdreht oder vorgeneigt oder sonst irgendwie schief sitzen, die Beine haben in jeder Sitzposition genügend Möglichkeiten, für dauerhaften Kummer zu sorgen. Hier ein paar Beispiele: Verquere Haltungen der Beine und Füße beim Sitzen.
Und was machen Sie mit Ihren Beinen? Unfassbar, wie viele Möglichkeiten sich bieten, um sich dauerhafte Anspannung, Gelenkschmerzen oder sogar Entzündungen »anzusitzen«. Beginnen wir oben:

### Hüftschmerzen

Ganz oft kommen Patienten und haben Schmerzen an der Hüfte außen und oben am Oberschenkel außen. Viele meinen dann, dass es das Hüftgelenk sein muss, das da so schmerzt, und wundern sich, wenn das Röntgenbild ohne Befund bleibt. An der Hüfte außen befindet sich jedoch nicht das Hüftgelenk, sondern der Große Trochanter, ein Knochen, an dem viele Muskeln ansetzen, die das Hüftgelenk bewegen: vor allem die Außenrotatoren und Innenrotatoren der Beine. Und darunter befindet sich am Oberschenkel außen die Fascia lata, die mit angespannt wird, wenn wir die Beine abspreizen oder nach innen rotieren.
Der Schmerz dort entsteht nicht selten durch ständig weit auseinandergespreizte Beine (Manspreading) oder aber auch durch übergeschlagene Beine oder sonstige Verdrehungen. Auch eine ständig gegen das Bein drückende Armlehne kann Kummer machen.
Das eigentliche Hüftgelenk sitzt ziemlich mittig in der Leistenbeuge, und wenn das Bein oben außen schmerzt, ist es glücklicherweise meistens nicht beteiligt, sondern der Schmerz ist eher auf Verspannungen zurückzuführen.

Hier finden Sie einfache Übungen, um diesen Bereich wieder beweglicher und entspannter und somit schmerzfreier zu bekommen.

*»Hüftgelenksbewegungen«*

*»Hüftgelenks- und Beckenbewegungen kombiniert«*

## Oberschenkelschmerzen

Es sind manchmal die seltsamsten Dinge, die man sich angewöhnt, ohne sich darüber im Klaren zu sein, welchem Stress man seinen Körper aussetzt. Wie hier zum Beispiel:

**Fallbeispiele:**
Eine Patientin berichtet vom Zusammenpressen der Oberschenkel bei stressigen Meetings: Wann immer ich in einer Besprechung mit hitzigen Diskussionen bin, spüre ich, wie ich meine Beine nicht nur übereinanderschlage, sondern auch stark zusammenpresse. Nach Feierabend hatte ich dann als Folge davon häufig schmerzende Beine, die ich mir zunächst nicht erklären konnte.
Ein 52-jähriger Ingenieur, der seine Zeit hauptsächlich im Sitzen vor dem PC verbrachte, bekam im Laufe der Corona- und somit für ihn Homeoffice-Zeit Schmerzen in beiden Oberschenkeln oben außen. Es stellte sich heraus, dass er zu Hause auf einem Stuhl mit relativ weit vorn sitzenden Armlehnen saß. Da er immer die Füße kreuzt und die Oberschenkel weit auseinanderfallen lässt, hatte er genau an der Stelle, wo die Beine gegen die Armlehnen gedrückt wurden, bald Beschwerden, teilweise sogar ein richtiges Taubheitsgefühl.

So kann genau eine Angewohnheit, nämlich seine Beine ständig zusammenzupressen, einfach nur angespannt zu halten oder übereinanderzuschlagen oder was auch immer, zu unfassbaren Schmerzen und auch noch zu diversen anderen Symptomen führen: Krampfadern, Beckenbodenverspannungen, Taubheitsgefühle, kalte Füße, einschlafende Beine oder auch Problemen mit der Blase, Durchblutungsstörungen, Nervenschmerzen etc. Lesen Sie dazu auch noch mal hier: Kapitel 5, Schädliche Sitzhaltungen.
Wer seine Angewohnheit erkannt hat und lernt zu spüren, was er da eigentlich tut, hat schon viel gewonnen. Die richtigen Übungen, achtsames Sitzen oder manchmal eben auch ein Besuch bei einem Pohltherapeuten/einer Pohltherapeutin erleichtern es ungemein!

## Knieschmerzen

Für schmerzende Knie gibt es zahlreiche Ursachen. Aber hätten Sie gedacht, dass man sich tatsächlich auch durch schädliche Angewohnheiten beim Sitzen richtige Beschwerden einhandeln kann? Selbst ein völlig gesundes Knie mag es nicht, wenn es über längere Zeit in einer extremen Haltung verharren muss.
Eine entspannte Haltung für die Knie ist sicherlich jede Position, bei der kein Zug oder Druck und auch keine Verdrehung auf sie wirkt, (siehe auch Kapitel 4 über die natürliche Beinhaltung beim Sitzen). So mögen sie es nicht, ständig komplett durchgestreckt zu werden (z. B., wenn man die Füße hochlegt) oder stark gebeugt zu sein (z. B. im Schneidersitz oder auch wenn man gerne ein Bein unter sich zieht). Auch das Aufstellen der Füße auf die Rollen des Bürostuhls führt dazu, dass die Knie deutlich stärker als 90 Grad gebeugt sind, und das oft über viele Stunden des Tages.
Zu Verdrehungen der Knie kommt es auch, wenn die Beine übereinandergeschlagen werden oder wenn man die Füße unter der Sitzfläche gebeugt überkreuzt oder gar um die Stuhlbeine wickelt. Manch einer weiß sich aber gar nicht anders zu helfen: Wohin mit den langen Beinen, wenn Stuhl oder Tisch nicht passen?
Hier werden die Knie-Außenbänder, je nachdem, welche Haltung

bevorzugt wird, entweder überdehnt oder ständig angenähert. Das Innenband ist direkt mit dem Innenmeniskus verwachsen, außerdem findet sich auf der Innenseite des Knies, etwas unterhalb vom Kniegelenksspalt, eine ganze Reihe von Muskelansätzen (Pes anserinus), die sich bei ständiger Fehlbelastung schmerzhaft melden.
Wenn Sie immer wieder Schmerzen im oder am Knie haben, beobachten Sie sich doch selbst einmal über den Tag hinweg. Was genau machen Sie beim Sitzen mit Ihren Knien? (Besonders dann, wenn es für Sie gerade so richtig bequem ist!) Nur um das noch mal klar zu stellen: Alles ist erlaubt! Sie können sitzen, wie Sie wollen! Wenn sich aber unerklärliche Beschwerden zeigen, dürfen Sie mal hinschauen, welche Haltung Sie besonders häufig einnehmen, denn genau da findet sich oft die Ursache des Problems.

## Wadenschmerzen, Wadenkrämpfe

So gemein! Meistens werden Wadenschmerzen mit Magnesiummangel in Verbindung gebracht. Kann helfen, manchmal wird es auch wirklich besser durch die Einnahme von entsprechenden Mitteln. Magnesium braucht der Muskel zur Entspannung. Aber auch für die Anspannung, weshalb bei viel Spannung auch viel Magnesium verbraucht wird.
Wadenschmerzen und immer wieder auftretende Wadenkrämpfe entstehen, wenn die Strukturen der Wade gar nicht mehr richtig loslassen können, also eigentlich immer unter Spannung stehen. Aber warum stehen sie immer unter Spannung? Machen Sie irgendeinen Sport, bei dem die Waden übermäßig viel angespannt werden? Nicht? Beim Radeln immer die Füße auf den Zehenspitzen? Nicht? Ach, Sie radeln gar nicht? Sondern haben einen Schreibtischjob? Aber Sie lieben Sport, zumindest vor dem Fernseher …
Woher kommen also die Spannungen in der Wade? Wenn Sie fleißig mitgelesen haben, können Sie es sich vielleicht schon selber denken: Sie scheinen irgendetwas zu machen, was die Waden unter Spannung setzt, und zwar über die meiste Zeit des Tages.

Obwohl Sie möglicherweise hauptsächlich sitzen (oder eben gerade deshalb). Beobachten Sie sich selbst, setzen Sie sich in Ihre typische Position und tasten mit den Händen an Ihren Waden. Na? Angespannt? Ertappt? Lesen Sie im Kapitel 4, wie Sie optimalerweise sitzen sollten. Und in Kapitel 2, warum Stehen keinesfalls eine gute Alternative ist.

Häufig findet sich dieses Problem nämlich auch bei Vielstehern, die ihr gesamtes Körpergewicht immerzu ein bisschen zu weit nach vorn legen. Dabei wird tatsächlich auch unmerklich die ganze Zeit die Wadenmuskulatur angespannt, manchmal werden sogar die Zehen gekrallt! Die stärksten »Zehenkrallmuskeln« sitzen übrigens auch in der Wade!

Selbstbehandlung und Übungen für entspannte Waden finden Sie hier:

▶ ***Playlist »Waden und Füße selbst behandeln«***

## Achillessehnenschmerzen

Sie gehören zu den Ballerinas? Ständig stellen Sie Ihre Füße auf die Zehenspitzen? Oder strecken den Fuß vom oberen überschlagenen Bein? Dass Achillessehnen Kummer machen können, wenn man immerzu High Heels trägt, wissen wir alle. Dass sich Probleme einschleichen durch falsches Schuhwerk oder einseitige oder übermäßige Belastung, wissen wir auch. Aber dass auch verkehrtes Sitzen zu fiesen Schmerzen in oder um die Achillessehne herum führen, kann ist neu, oder?

Die Angewohnheit, die zu diesem Problem führen kann, nennen wir den »Ballerinafuß«. Ständig steht der Fuß auf den Zehenspitzen oder ist einfach so gestreckt, auch noch abends auf der Couch beim Füßehochlegen!

Es geht tatsächlich auch andersherum: Der Fuß wird immerzu weit unter die Stuhlfläche gezogen und die Ferse in den Boden gedrückt. Das ist eher selten anzutreffen, kommt aber vor. Auch diese ständige Überdehnung der Sehnen kann auf Dauer Kummer machen. Also: Sprunggelenke, Knie und Hüftgelenke sollten optimalerweise maximal 90 Grad gebeugt sein. Alles andere ist selbstverständlich auch erlaubt und sogar der Abwechslung halber sinnvoll, aber eben nicht, wenn man es immerzu genau gleich macht.

Selbstbehandlung und Übungen für die Achillessehne finden Sie hier:

▶ ***Playlist »Waden und Füße selbst behandeln«***

## Fußschmerzen

Auf die gleiche Weise entstehen die meisten Fußschmerzen. Sollten Sie unerklärlich schmerzende Füße haben, beobachten Sie sich selbst. Oder noch besser: Lassen Sie sich mal eine Weile bei der Arbeit am Schreibtisch filmen! Mit Ihrem durch dieses Buch geschärften Blick ertappen Sie sich sicher schnell selbst.

Was machen Sie mit Ihren Füßen beim Sitzen? Zehen krallen? Zehen hochheben? Füße auf die Außen- oder Innenkanten stellen? Auf einen Fuß draufsetzen? Füße in den Boden stemmen? Auf einer Tischkante ablegen? Auf die Zehenspitzen stellen? Irgendwo einklemmen? Wenn Sie bei sich Gewohnheiten entdecken, die wir hier noch nicht aufgelistet haben, lassen Sie es uns sehr gerne wissen! Wir lernen gerne (und fast täglich) dazu.

Wie man so sitzen kann, dass man sich selbst keinen Schaden zufügt, lernen Sie hier (Kapitel 4):

▶ ***»Übung für bewegliche Füße und einen beweglichen Körper«***

## Fersenschmerzen

Legt man die Ferse auf die Tischkante (häufig beim Couchtisch) und möglicherweise das andere Bein noch oben drüber, lastet ein ganz erhebliches Gewicht auf der Ferse, und zwar genau an der Stelle, wo die Achillessehne ansetzt. Sämtliche Durchblutung ist eingeschränkt. Außerdem werden die Bänder innen und außen am Fuß auf eine, sagen wir mal, nicht artgerechte Weise belastet. Wenn das nun die bevorzugte Haltung ist (zugegeben: sehr bequem!), führt das unweigerlich zu Problemen. Da kann man sich noch so teure Schuhe oder Einlagen leisten und noch so gute Ärzte aufsuchen, das Problem und die Ursache ist die Angewohnheit beim Sitzen! Beobachten Sie sich doch mal selbst: Wie machen Sie es?

## Zehenschmerzen

Zehenschmerzen kann man oft schon von außen sehen und spüren. Die Zehen (vor allem die großen) sind steif und/oder verbogen. Sie passen oft kaum in die Schuhe. Wer denkt denn, dass solche Probleme durch schädliche Angewohnheiten beim Sitzen entstehen können? Hauptauslöser: Füße auf die Rollen vom Stuhl stellen! Oder auch einfach nur unter die Stuhlfläche, weil es möglicherweise gar nicht anders geht, und zurückgeklappte Beine (siehe Kapitel 7, »Füße auf die Zehen gestellt«).

Das Großzehengrundgelenk wird dabei stark abgeknickt (geht übrigens in beide Richtungen!) oder steif gehalten und kann sehr schmerzhaft werden. Es kann sogar den kompletten Abrollvorgang beim Gehen so stark beeinträchtigen, dass es nach und nach noch zu allen möglichen anderen Problemen kommen kann. Also sollte man frühzeitig tätig werden, um Schlimmeres zu verhindern.

Natürlich können auch alle anderen Zehen betroffen sein, aber meistens ist es der große Zeh, und der ist sicherlich auch der wichtigste von allen.

Lange war man der Meinung, dass zu enges Schuhwerk oder zu hohe Schuhe allein für das Elend verantwortlich seien. Das weiß man heute besser. Unserer Meinung nach spielt eine ganz wesentliche Rolle, welches Spannungsmuster im Fuß vorherrscht. Welche Muskeln sind verkürzt, welche sind möglicherweise vom Gehirn nicht mehr ansprechbar (sensomotorische Amnesie, siehe Kapitel 1)? Das muss ein/e Pohltherapeut*in zunächst herausfinden. Intensive Therapie (z. B. mit Pandiculations und Bindegewebsbehandlung) der entsprechenden Strukturen kann einiges verbessern.
Wer ständig beim Sitzen die Zehengelenke oder auch nur den Großzeh abknickt, egal ob nach oben oder nach unten, sorgt auf jeden Fall für Kummer. Wer sich nicht irgendwann mit Arthrose und/oder Schmerzen im Großzehengrundgelenk plagen möchte, sollte umso eher solche Angewohnheiten loswerden! Dazu gehört erst mal ein achtsames Wahrnehmen der momentanen Situation. Manch einer bemerkt es nämlich nicht mal, dass er das Gelenk über Stunden abgeknickt hält!

▶ ***»Übung für bewegliche Füße und einen beweglichen Körper«***

## Einschlafende Beine

Den Grund für einschlafende Beine können sich die meisten selber denken. Genau, es werden versorgende Gefäße durch zu viel Druck und zu wenig Polster (am eigenen Po oder auf dem Stuhl) abgedrückt. Manchmal sind es tatsächlich auch Nerven. Verhindern kann man das, indem man sich möglichst ganz auf den Stuhl setzt und nicht nur vorn auf die Kante. Sollte der Stuhl zu hoch sein, weshalb die Oberschenkel nun von der Stuhlkante unten punktuell gedrückt werden, bietet sich eine Erhöhung für die Füße an. Wird die 90-Grad-Regel beherzigt und hat der Stuhl (oder der Po) ein anständiges Polster, sollte das Problem behoben sein. Achten Sie darauf, dass Sie tatsächlich auf Ihren Sitzknochen sitzen und nicht davor (»Entenpopo«) oder dahinter (»eingezogener Schwanz«).

Schläft immer nur ein Bein ein, sitzt man vermutlich irgendwie schief oder hat zumindest mehr Last auf der einen Seite als auf der anderen, z. B. mit übereinandergeschlagenen Beinen.

Auch ständig angespannte Beinmuskeln könnten zu diesem Problem führen. Tatsächlich gibt es nach wie vor viele Menschen, die auf Stühlen mit einer hinten höheren Sitzfläche sitzen. Auch Stehhilfen sind oft nur mit einer deutlich höheren Grundspannung in den Beinen zu benutzen. Die Idee dahinter ist, dass der Rücken sich quasi von selbst aufrichten muss. Tatsächlich führt dieses Mitteldling zwischen Stehen und Sitzen aber dazu, dass man ständig die Beine anspannen muss, um einem Herunterrutschen entgegenzuwirken. Auf die Dauer führt das zu verspanntem Faszien-, Muskel- und Bindegewebe, was dann einschlafenden Beinen erst recht Vorschub leistet. (Werfen Sie Ihr Keilkissen nicht gleich weg, vielleicht taugt es noch, um Ihren Autositz zu optimieren. Autositze sind ja oft hinten tiefer als vorn, und manche Keilkissen gleichen diese Neigung perfekt aus!)

Achten Sie beim Sitzen darauf, dass Sie wirklich auf beiden Sitzknochen gleichermaßen sitzen und nicht davor, daneben oder dahinter, denn nur das Sitzen auf diesen Sitzknochen verhindert, dass Gefäße oder Nerven komprimiert werden. Bei sehr weichen Sitzpolstern sitzt man zwar erst mal bequem, aber auf Dauer sinken die Sitzknochen ein, und das Polster drückt dann eben doch auf das umgebende Gewebe, also wählen Sie für Ihren Bürostuhl lieber ein relativ festes Polster.

## Kalte Füße

Die Ursache ist ähnlich wie bei den einschlafenden Beinen! Beherzigen Sie unsere Tipps und machen Sie natürlich auch abwechslungsreiche und bewegungsintensive Pausen, und Sie werden mit warmen Füßen belohnt. Wir haben aber auch festgestellt, dass sich bei vielen Menschen mit unerklärlich ständig kalten Füßen häufig verspanntes Bindegewebe finden lässt, und zwar genau da, wo der Fuß als kalt empfunden wird. Ursache könnte sein, dass Sie beim Sitzen irgendetwas mit den Füßen oder Beinen machen, was auf die Dauer zu verspanntem Bindegewebe führt, z. B. die Füße immerzu auf die Außenkanten stellen oder auf die Zehenspitzen (Fuß auf die Rollen vom Bürostuhl) oder die Füße um die Stuhlbeine wickeln oder in stressigen Momenten die Zehen krallen oder anheben oder den Großzeh ständig hochheben oder runterdrücken … Erstaunlich, was man so alles machen kann! Beobachten Sie doch mal sich selbst, vielleicht kommen Sie darauf.

Manchmal kommt es auch zu interessanten, aber für den Betroffenen nervigen Missempfindungen, z. B. dem Gefühl, ständig irgendetwas unter dem Fuß zu haben, beispielsweise die Falten von den Socken – selbst wenn man gar keine Socken trägt.

Eine gründliche, leider zu Beginn oft nicht ganz schmerzfreie Behandlung des Bindegewebes am Fuß und am besten auch des ganzen Beines hat schon vielen deutliche Verbesserung gebracht! Was die Beine und Füße beim Sitzen eigentlich tun sollten, lesen Sie in Kapitel 4.

Diese einfache Übung sorgt für Abwechslung und für warme Füße:

▶ ***»Übung für bewegliche Füße und einen beweglichen Körper«***

# 10 Quellen und Tipps zum Weiterlesen

## Allgemein

*Haeckel, Ernst:* Anthropogenie oder Entwicklungsgeschichte des Menschen – Gemeinverständliche wissenschaftliche Vorträge über die Grundzüge der menschlichen Keimes- und Stammesgeschichte. Verlag Wilhelm Engelmann, Leipzig 1874

## Zur »Schädlichkeit des (langen) Sitzens«

Die meisten Literaturhinweise in dieser Unterrubrik stammen von David Rohkohl (siehe unten).

*Bailey, D. P., Hewson, J. L., Champion, R. B. & Sayegh, S. M.:* Sitting Time and Risk of Cardiovascular Disease and Diabetes: A Systematic Review and Meta-Analysis. American Journal of Preventive Medicine 57, 3: 408–416, 2019

*Boukabache, A., Preece, S.-J., Brookes, N.:* Prolonged sitting and physical inactivity are associated with limited hip extension: A cross-sectional study. Musculoskeletal Science and Practice 51, 2021

*Cao, Ch., Friedenreich, C. M., Yang, L.:* Association of Daily Sitting Time and Leisure-Time Physical Activity With Survival Among US Cancer Survivors. JAMA Oncology 8: 395–403, 2022

*Credeur, D., Miller, S. M., Jones, R., Stoner, L., Dolbow, D. R., Fryer, S. M., Stone, K., McCoy, S. M.:* Impact of Prolonged Sitting on Peripheral and Central Vascular Health. The American Journal of Cardiology 123, 2: 260–266, 2019

*Lim, S. S., Huang, C.-C., Hsu, P.-F., Lin, C.-C., Wang, Y.-L., Ding, Y. Z., Liou, T.-L., Wang, Y.-W., Huang, S.-S., Lu, T.-M., Chen, J.-W., Chan, W.-L, Lin, S.-J., Leu, H.-B.:* Prolonged sitting time links to subclinical atherosclerosis. Journal of the Chinese Medical Association 85, 1: 51–58, 2022

*Rohkohl, David:* Sitzen ist das neue Rauchen! Die Auswirkungen vom Sitzen im arbeitsbedingten Kontext auf die Gesundheit. Grin Verlag, 2018

*Stamatakis, E., Gale, J., Bauman, A., Ekelund, U., Hamer, M. & Ding, D.:* Sitting Time, Physical Activity, and Risk of Mortality in Adults. Journal of the American College of Cardiology 73, 16: 2062–2072, 2019

*Stamatakis, E., Ekelund, U., Ding, D., Hamer, M., Bauman, A., Lee, I.-M.:* Is the time right for quantitative public health guidelines on sitting? A narrative review of sedentary behaviour research paradigms and findings. British Journal of Sports Medicine 53: 377–382, 2019

*Starrett, K., Cordoza, G. und Starrett, J.:* Sitzen ist das neue Rauchen. München, Riva, 2017, 2. Auflage. Englischer Originaltitel: Deskbound: Standing Up to a Sitting World. Victory Belt Publishing, 2016

## Zur Sitzhaltung

*Garcia, J.-M., Duran, A. T., Schwartz, J. E., Booth* III, *J. N., Hooker, S. P., Willey, J. Z., Cheung, Y. K., Park, C., Williams, S. K., Sims, M., Shimbo, D. & Diaz, K. M.:* Types of Sedentary Behavior and Risk of Cardiovascular Events and Mortality in Blacks: The Jackson Heart Study. Journal of the American Heart Association 8, 13: e010406, 2019

*Gilman, Sander, L.:* Stand Up Straight!: A History of Posture. Reaktion Books, 2018

*Kwon, Y., Kim, J.-W., Heo, J.-H, Jeon, H.-M., Choi, E.-B., Eom, G.-M.:* The effect of sitting posture on the loads at cervico-thoracic and lumbosacral joints. Technology and Healthcare 26: 409–418, 2018

## Zu Stehen versus Sitzen

*Caldwell, A. R., Gallagher, K. M., Harris, B. T., Rosa-Caldwell, M. E., Payne, M., Daniels, B., Ganio, M. S.:* Prolonged standing increases lower limb arterial stiffness. European Journal of Applied Physiology 118, 10: 2249–2258, 2018

*De Caralho, D., Greene, R., Swab, M., Godwin, M.*: Does objectively measured prolonged standing for desk work result in lower ratings of perceived low back pain than sitting? A systematic review and meta-analysis. Work 67, 2: 431–440, 2020

*Greenlund, I.M., Suriano, P.E., Elmer, S.J., Carter, J.R., Durocher, J.J.*: Chronic Standing Desk Use and Arterial Stiffness. Journal of Physical Activity and Health 16, 11: 1022–1028, 2019

https://www.haufe.de/arbeitsschutz/sicherheit/

*Peddie, M.C., Kessel, C., Bergen, T., Gibbons, T.D., Campbell, H.A., Cotter, J.D., Rehrer, N.J., Thomas, K.N.*: The effects of prolonged sitting, prolonged standing, and activity breaks on vascular function, and postprandial glucose and insulin responses: A randomized crossover trial. Plos one 16, 1:e0244841, 2021

*Pulsford, R.M., Stamakis, E., Britton, A.R., Brunner, E.J., Hillsdon, M.*: Associations of sitting behaviours with all-cause mortality over a 16-year follow-up: the Whitehall II study. International Journal of Epidemiology 44, 6: 1909–1916, 2015

*Smith, P., Ma, H., Glazier, R.H., Gilbert-Ouimet, M., Mustard, C.*: The Relationship Between Occupational Standing and Sitting and Incident Heart Disease Over a 12-Year Period in Ontario, Canada. American Journal of Epidemiology 187, 1: 27–33, 2018

### Zum Dehnen

*Shrier, I.*: Does stretching improve performance? A systemic and critical review of the literature. Clin J Sport Med 2004 Sept; 14(5): 267–273

*Kadlec, Daniel und Matzka, Manuel:* Annahmen und Mythen des Dehnens – Beweglichkeitstraining unter der Lupe. MSK – Muskuloskelettale Physiotherapie 25: 9–14, 2021

*Riese, Daniel und Kluge, Marcel:* Dehnen: Sinn und Unsinn im Kontext evidenzbasierter Therapie. MSK – Muskuloskelettale Physiotherapie 25: 15–18, 2021

## Aus dem Internet:

Stretching und Dehnen – Ein Überblick
https://evidenzbasiertephysiotherapie.de/stretching-und-dehnen-ueberblick/

https://egym.com/de/blog/dehnen-verbessert-beweglichkeit#:~:text=3.,F%C3%A4llen%20(Klee%2C%202003)

## Zur Sensomotorischen Körpertherapie nach Dr. Pohl (Pohltherapie) und deren Grundlagen

*Helga Pohl:* Unerklärliche Beschwerden. Chronische Schmerzen und andere Leiden körpertherapeutisch verstehen und behandeln. Knaur, München 2010

*Bruckmann, Renate:* Unter der Gürtellinie. Unerklärliche Beschwerden im urogenitalen Bereich körpertherapeutisch verstehen und behandeln. Knaur, München 2020

*Bruckmann, Renate und Mörgen, Tilo:* Rückenschmerzen selbst behandeln mit der Pohltherapie. Mit einfachen Übungen endlich schmerzfrei werden. Knaur, München, 2021

*Hanna, Thomas:* Beweglich sein ein Leben lang. Die heilsame Wirkung körperlicher Bewusstheit. Mit einem Übungsprogramm. Kösel, München, 3. Aufl., 2016

# 11 Stichwortverzeichnis

**L**



**M**



**N**



**O**

**T**



**U**



**V**



**W**



**X/Y/Z**



**Übungs- und Playlist-Übersicht**

# 12 *Zu guter Letzt*

Jetzt wissen Sie alles übers Sitzen. Oder nicht?
Wir würden uns sehr freuen, wenn Sie uns Ihre Erfahrungen mit diesem Buch, eventuelle Kritik und Ergänzungen mitteilen würden. Zuschriften am besten an den Verlag.

Oder Telefon oder E-Mail
Dr. Helga Pohl: 08151-78171
dr.pohl@koerpertherapie-zentrum.de

Birgit Kaemper: 06021-8667406
physiokaemper@gmail.com

Helga Pohl

# *Unerklärliche Beschwerden?*

**Chronische Schmerzen und andere Leiden körpertherapeutisch verstehen und behandeln**

Viele Menschen leiden heute unter

- chronischen Schmerzen (an Rücken, Nacken, Bauch usw.)
- funktionellen Erkrankungen (wie Tinnitus, Schwindel, »Kloß« im Hals, Herz-, Magen- Blasenbeschwerden usw.)
- Ängsten und Depressionen (wie Panikattacken, innere Unruhe, Niedergeschlagenheit usw.)

und sind verzweifelt über Erklärungen wie »Da ist nichts«, »Sie haben nichts!« und »Es ist nur psychosomatisch«.

Helga Pohl, ehemals selbst Betroffene, fand heraus, dass es bei all diesen Leiden sehr wohl körperliche Befunde gibt, nämlich Dauerkontraktionen in Muskulatur und Bindegewebe, die sich durch körperliche Verletzungen, psychische Belastungen und »dumme Angewohnheiten« gebildet haben. Sie entwickelte ein revolutionär neues, körpertherapeutisches Konzept, mit dem sich die Leiden neurobiologisch verstehen und ohne Medikamente erfolgreich behandeln lassen.

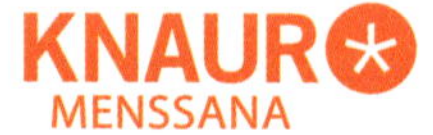

Renate Bruckmann

# *Unter der Gürtellinie*

**Unerklärliche Beschwerden im urogenitalen Bereich körpertherapeutisch verstehen und behandeln**

*Ganzheitliche Selbsthilfe für unerklärliche Beschwerden im Beckenbereich*

Die erfahrene Pohltherapeutin Renate Bruckmann gibt konkrete Hilfestellungen zur Selbsthilfe bei Körperfunktionsstörungen und Schmerzen, von Männern und Frauen, die oft als psychosomatisch gelten. Ihnen liegen sehr häufig Verspannungen zugrunde, die aus alltäglichen Gewohnheiten entstehen. Aus medizinischer Sicht ist alles in Ordnung, dennoch wird das Leben der Betroffenen stark beeinträchtigt.
Renate Bruckmann arbeitet seit vielen Jahren mit der Pohltherapie® im Spezialgebiet Beschwerden im urogenitalen Bereich und hat vielen Menschen geholfen, wieder schmerzfrei zu werden.

Mit präzisen Schritt-für-Schritt-Anleitungen, Fotos und Zeichnungen für die Selbstanwendung.

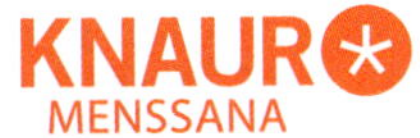

Renate Bruckmann

# *Rückenschmerzen selbst behandeln mit der Pohltherapie®*

**Mit einfachen Übungen endlich schmerzfrei werden**

Dieses Buch zeigt, woher Rückenschmerzen kommen, welche Muskeln verkrampft sind, und was die Betroffenen selbst ganz konkret dagegen tun können.

- Sie lernen, sich selbst zu helfen – durch einfache Übungen, Selbstbehandlung und Tipps für Alltag, Sport und Arbeit.
- Erste Hilfe für akute Beschwerden, dauerhafte Hilfe für chronische Beschwerden
- Mit 15-Minuten-Programmen Schmerzlinderung nach 4 Tagen
- Schritt-für-Schritt-Anleitungen mit 100 Fotos und 30 Zeichnungen
- Ampelsystem je nach Beschwerdegrad
- Dos and Don'ts für eine optimale Rückengesundheit
- Von den erfahrenen Pohltherapeuten und Schmerzexperten

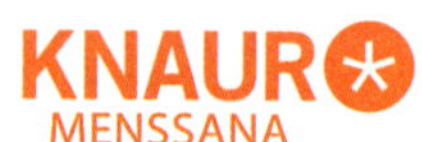

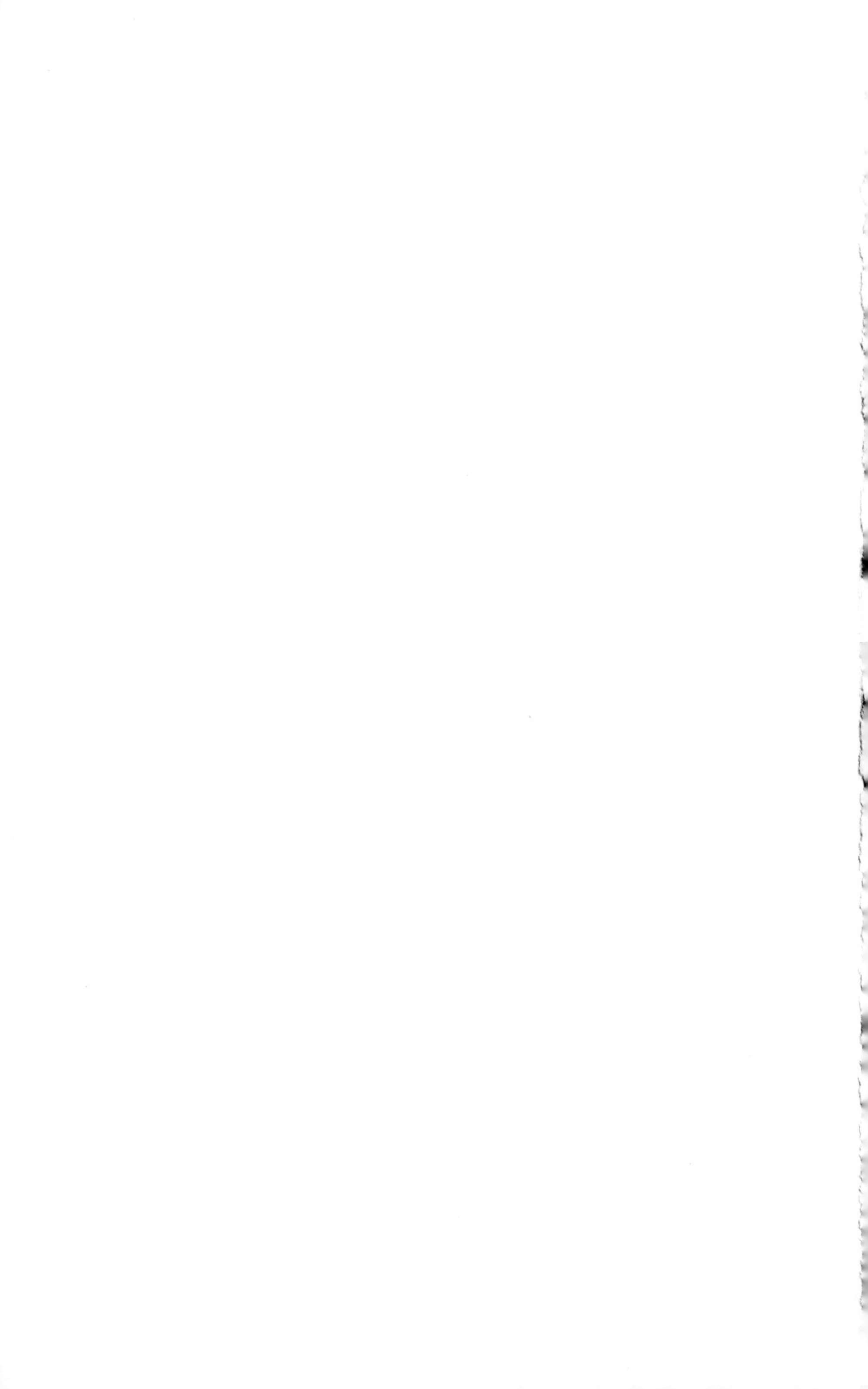